ARCHIVES

DE

PHYSIOLOGIE

DE

THÉRAPEUTIQUE ET D'HYGIÈNE

SOUS LA DIRECTION

DE

M. BOUCHARDAT,

Professeur d'hygiène à la Faculté de médecine de Paris.

N° 1. — Janvier 1854.

MÉMOIRE
SUR LA DIGITALINE ET LA DIGITALE;
Par E. HOMOLLE & QUEVENNE.

On souscrit à Paris,

CHEZ GERMER BAILLIÈRE, LIBRAIRE-ÉDITEUR,
RUE DE L'ÉCOLE-DE-MÉDECINE, 17.

A LONDRES ET A NEW-YORK, | A MADRID,
Chez H. BAILLIÈRE. | Chez CH. BAILLY-BAILLIÈRE.

1854.

ARCHIVES

DE PHYSIOLOGIE

DE THÉRAPEUTIQUE ET D'HYGIÈNE.

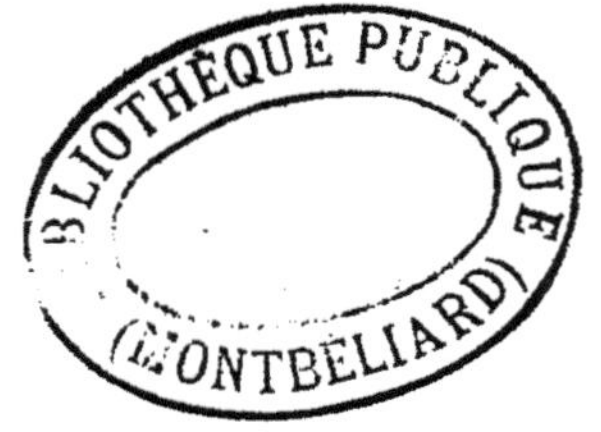

La presse médicale et pharmaceutique, par suite du nombre toujours croissant des publications qu'elle doit enregistrer pour tenir ses lecteurs au courant du mouvement scientifique, est forcée de n'accueillir que des travaux d'une étendue modérée. Les recherches exécutées sur une grande échelle, poursuivies pendant de longues années, qui contribuent si puissamment au progrès de la science, n'ont point de recueil spécial qui leur soit ouvert. C'est pour satisfaire à cette exigence que j'entreprends aujourd'hui la publication d'un nouveau recueil : *Les Archives de physiologie, de thérapeutique et d'hygiène.*

Bouchardat.

Mode de publication.

Les Archives de physiologie, de thérapeutique et d'hygiène sont publiées par numéros de 10 à 20 feuilles (150 à 300 pages) in-8°, paraissant tous les quatre mois.

Le prix de l'abonnement est de :

9 fr. pour Paris,
11 fr. pour les départements.

Chaque numéro, constituant un mémoire spécial avec sa table, se vendra séparément :

4 fr. pour Paris.   5 fr. pour les départements.

Le numéro prochain (mai) contiendra un Mémoire de M. Quévenne sur l'action physiologique et thérapeutique des préparations ferrugineuses.

Le troisième numéro (septembre) renfermera un travail sur la physiologie, la thérapeutique ou l'hygiène, par M. Bouchardat.

Paris. — Imprimerie de L. MARTINET, rue Mignon, 2.

MÉMOIRE

SUR

LA DIGITALINE ET LA DIGITALE

PAR

E. HOMOLLE,

Docteur en médecine,
Membre des Sociétés médico-pratique et médico-chirurgicale de Paris, etc.,

ET

T.-A. QUEVENNE,

Pharmacien de l'hôpital de la Charité.

DIVISION DU TRAVAIL.

PRÉAMBULE.

Isoler le principe actif de la digitale et en étudier les propriétés, tel est le problème que nous nous étions proposé, tel est le résultat que la Société de pharmacie a sanctionné, en décernant au mémoire de l'un de nous le prix proposé pour l'extraction de la digitaline.

Nous eussions pu borner là nos recherches. Mais différentes personnes, même parmi les plus convaincues de l'importance de cette découverte, ne tardèrent pas à nous présenter des objections plus ou moins sérieuses. Ainsi, par exemple : Quels étaient les autres corps qui accompagnent la digitaline dans la plante ? N'y en a-t-il pas parmi eux qui contribuent à l'action sédative ou diurétique de la digitale, ou bien la digitaline représente-t-elle à elle seule ces deux propriétés ?

D'autres se demandaient si ce principe offrait constamment l'identité désirable, et si le médecin pouvait compter, dans sa pratique, sur un degré suffisant de fixité ? Enfin l'énergie même de ce produit semblait pour quelques personnes, en raison des dangers possibles de son emploi, un obstacle à son admission dans la matière médicale.

A un autre point de vue, les chimistes objectaient que la digitaline, principe amorphe, pouvait ne pas être un produit pur, et qu'il serait peut-être possible de le débarrasser de quelque corps retenu en combinaison, et de l'obtenir par suite avec des propriétés nouvelles et mieux définies ?

Familiarisés plus que d'autres avec les difficultés de cette question à la fois chimique et médicale, nous étions les premiers à sentir la valeur de plusieurs de ces objections; à nous demander, par exemple, s'il n'y avait pas quelques uns des principes de la plante (autres que la digitaline) qui, seuls et par eux-mêmes, possédassent une action digne d'intérêt sur l'économie.

Nous nous sommes donc remis à l'œuvre, dominés par la volonté de n'introduire dans la thérapeutique qu'un médicament bien étudié.

Les expériences auxquelles nous nous sommes livrés nous ont conduits à la découverte de nouveaux principes immédiats, et ces investigations, jointes aux travaux publiés dans cet intervalle par d'autres expérimentateurs, ont eu pour résultat de nous faire mieux connaître la nature des diverses substances qui accompagnent la digitaline dans la plante, d'obtenir ce principe immédiat dans un état de pureté plus grand, et, par suite, de pouvoir mieux en étudier la nature et les propriétés au point de vue chimique.

Mais lorsqu'il s'est agi de l'extraction de ce principe pour les besoins de la médecine, nous avons cru devoir, après mûr examen expérimental, viser moins à une pureté chimique difficile et dispendieuse à obtenir, qu'à un état de fixité certain : fixité à laquelle nous attachons une importance telle, que si nous eussions conservé du doute sur la possibilité d'avoir la digitaline dans un état toujours identique et inaltérable, nous n'eussions pas balancé un instant à proposer nous-mêmes de renoncer à son emploi. Ce n'est donc qu'après avoir acquis la certitude de cette identité, que nous avons cru pouvoir nous occuper sérieusement des expériences thérapeutiques propres à fixer définitivement l'opinion du monde médical sur la valeur du nouveau médicament.

L'objection tirée de l'extrême énergie du produit ne nous a jamais beaucoup préoccupés. L'usage des médicaments énergiques ne fut pas introduit sans opposition dans la thérapeutique ; il fallut la hardiesse de Paracelse et l'exemple de ses succès pour vaincre l'hésitation des médecins de son époque, qui n'osaient employer les substances actives, telles que le sublimé, l'opium, etc. Et puis n'est-ce pas surtout aux agents tels que la digitaline que s'applique l'adage : *Ubi virus, ibi virtus?* Et d'ailleurs, en fait de médicaments de cet ordre, la seule question est d'avoir un dosage sûr (1) et exact. Il n'y a pas plus de difficulté pour le médecin à prescrire par milligrammes que par grammes ou multiples de celui-ci, et la sécurité est aussi grande pour le malade, lequel y gagne au moins de ne pas avoir à ingérer une masse de substance, toujours trop considérable lorsqu'il s'agit de médicaments.

Pour nous, il n'y avait donc plus qu'une question à résoudre : celle de savoir s'il y avait similitude de propriétés thérapeutiques entre la digitaline et la digitale.

Nous avions déjà en notre faveur des essais physiologiques faits depuis longtemps, d'abord sur des animaux, puis sur nous-mêmes ; nous avions les expériences que M. Martin-Solon avait entreprises à la demande de la commission de la Société de pharmacie (2), ainsi que celles de MM. Bouchardat et Sandras (3) ; plus tard nous avons eu celles de M. Hervieux, de M. Strohl, de M. Sandras ; expériences dont l'ensemble conduisait à cette conclusion : La digitaline offre bien en effet les propriétés de la plante dont elle est retirée et en vue desquelles on administre celle-ci.

Toutefois nous avons cru qu'il était nécessaire que le médicament fût étudié sur une plus vaste échelle, pour que, tous ces essais une fois réunis et coordonnés, on pût arriver à formuler nettement l'action de la digitaline sur l'homme malade, sa dose, son mode d'administration, et à lui assigner le rang qu'elle doit occuper dans la thérapeutique. Tel a été le but, tel a été le résultat du rapport de l'Académie de médecine.

(1) Ce qui comporte l'inaltérabilité.
(2) *Journ. de pharm. et de chim.*, 1845, t. VII, p. 92.
(3) *Ann. de thérap.*, de M. Bouchardat, 1845, p. 60.

D'autres travaux, d'autres témoignages sont encore venus appuyer les observations antérieures et étendre le champ de l'expérimentation : tels sont ceux de MM. Andral et Lemaistre, de M. L. Corvisart, de M. P. Duroziez, de M. Mandl. Nous donnerons un résumé de ces travaux divers.

Le mémoire que nous publions aujourd'hui n'est donc pas littéralement tel que nous l'avons présenté à l'Académie. Outre les publications postérieures dont nous venons de parler, nous avons fait nous-mêmes de nouvelles expériences sur la digitaline, entre autres celles qui ont pour but la recherche de cette substance mêlée aux matières organiques (1ʳᵉ part., § V). Nous avons dû faire entrer ces diverses notions dans notre travail, afin de le mettre autant que possible au niveau de l'état actuel de la science, et d'en faire un recueil où l'on trouve réunis les travaux divers qui ont servi de base à l'introduction de la digitaline dans la pratique.

HISTORIQUE

DE

LA DÉCOUVERTE DE LA DIGITALINE.

La découverte mémorable des alcalis de l'opium et du quinquina par Sertuerner, MM. Pelletier et Caventou (1816-1820), avait définitivement enrichi la chimie d'une classe de produits jusque-là inconnus, et doté la thérapeutique d'agents énergiques et sûrs, qui présageaient une ère nouvelle à cette dernière science. Aussi, à partir du moment de cette découverte, les chimistes se livrèrent à l'envi à la recherche des alcaloïdes ou des principes actifs des autres productions organiques de la matière médicale. C'est ainsi que l'on trouva la strychnine, l'émétine, la vératrine, l'atropine, etc.

Toutefois, quelques substances parurent se montrer réfractaires à ce genre de recherches, et l'on ne put parvenir à isoler le principe auquel elles devaient leurs propriétés médicinales : la digitale fut de ce nombre.

Un grand nombre de chimistes s'occupèrent de l'analyse de cette plante, dans le but d'en isoler le principe actif. Tels furent Rein, Haase, Leroyer, Planavia, Dulong d'Astafort, MM. Pauquy, Welding, Tromsdorff, A. Henry, Brault et Poggiale, etc. Beaucoup de ces expérimentateurs (il faut excepter notamment les deux derniers) crurent avoir découvert la digitaline ; en réalité ils n'obtinrent que des produits dans lesquels ce principe était plus ou moins concentré, mais n'avait point la forme cristalline ou pulvérente sèche qui caractérise la plupart des principes purs ; loin de là, ce n'étaient que des extraits d'un jaune brunâtre ou noirâtre, déliquescents, dans lesquels les prétendus cristaux de digitaline ne se composaient que de sels étrangers. On avait créé le nom, mais on n'avait pas la chose.

En 1835, la Société de pharmacie mit au concours la recherche du principe actif de la digitale. Le prix était de 500 francs.

Un seul mémoire fut envoyé, et la question non résolue (1).

En 1839, cette société remit la même question au concours. Six mémoires, au moins, lui furent adressés. Quelques concurrents étaient évidemment en progrès, mais loin encore d'avoir résolu le problème (2).

En conséquence, la question est mise pour la troisième fois au concours en 1840, et le prix porté à 1,000 francs.

« La digitale pourprée, dit l'exposé des motifs, étant un des médicaments héroïques dont la médecine se glorifie, on peut s'étonner que nous soyons encore dans l'ignorance sur sa composition chimique. Des chimistes habiles s'en sont occupés, sans que jusqu'à présent leurs travaux aient donné des résultats satisfaisants. Cette circonstance témoigne de la difficulté que présente l'analyse de cette plante; son utilité est cependant si positive, que la Société de pharmacie n'hésite pas à appeler encore une fois sur elle l'attention des chimistes et des pharmaciens. Il y a certainement dans la digitale un ou plusieurs principes auxquels cette plante doit son action spéciale sur la circulation. On a recherché ce principe actif par les méthodes ordinaires, dans la supposition qu'il pouvait appartenir à la classe des alcalis végétaux, des acides ou des matières neutres cristallisées; aujourd'hui il s'agit de se créer des voies nouvelles, et de poursuivre avec persévérance un

(1) *Journ. de pharm. et des sc. access.*, t. XXI, p. 64, et t. XXII, p. 375. M. O. Henry, rapporteur.

(2) *Journ. de pharm. et des sc. access.*, t. XXV, p. 74, et t. XXVI, p. 393. M. Mialhe, rapporteur.

corps qui a résisté si obstinément aux investigations de la chimie. La tâche est difficile, mais le mérite de la découverte n'en sera que plus relevé. »

Cinq mémoires furent envoyés; plusieurs des travaux, dit le rapport, se distinguent par des expériences nombreuses et un bon esprit.... L'un des concurrents est sorti du sentier battu...

Toutefois, la question étant toujours pendante, en 1842, on la remit au concours pour la quatrième fois (1).

Sur ces entrefaites, M. Homolle, qui s'occupait de recherches sur la digitale depuis deux ans, et qui était parvenu (en juin 1840) à fixer les bases d'un procédé d'extraction du principe actif, et M. Quevenne, qui, de son côté, s'était aussi livré à des expériences sur cette plante (2), se réunirent pour travailler en commun.

Leurs recherches leur permirent d'isoler enfin le principe actif, dont ils déposèrent, *sous cachet*, un échantillon à la Société de pharmacie le 28 juillet 1844 (3), dans le but de prendre date, en attendant qu'ils pussent en étudier plus amplement les propriétés.

Mais la santé de M. Quevenne l'ayant obligé à suspendre ses occupations pendant plusieurs années, M. Homolle étudia seul les propriétés du principe isolé et, avec l'assentiment de M. Quevenne, envoya plus tard un mémoire au concours.

Après deux rapports faits par M. Chatin, le 3 janvier et le 4 décembre 1844, au nom de la Société de pharmacie, ce mémoire obtint le prix (4).

(1) *Journ. de pharm. et des sc. access.*, t. XXVI, p. 434, et *Journ. de pharm. et de chim.*, t. I, p. 186. M. Pelletier, rapporteur.

(2) *Journ. des conn. méd.*, 1ʳᵉ série, t. V, p. 87 (décembre 1837).

(3) *Journ. de pharm. et des sc. access.*, t. XXVII, p. 586.

(4) *Journ. de pharm. et de chim.*, t. V, p. 164 à 166, et t. VII, p. 92 (janvier 1845).

MÉMOIRE

SUR LA

DIGITALINE ET LA DIGITALE.

PREMIÈRE PARTIE.

PARTIE CHIMIQUE ET PHARMACEUTIQUE.

§ I. — DIGITALINE.

Extraction. — Purification. — Propriétés. — Essai. — Forme sous laquelle
il convient de l'administrer.

A. — Extraction de la digitaline.

L'un de nous a fait connaître antérieurement (1) le procédé qui nous a permis d'isoler la digitaline ; nous le rappellerons ici en quelques lignes.

On traite par l'eau et par déplacement la poudre de
feuilles de digitale pourprée (*Digitalis purpurea*, L.). On précipite le liquide par le sous-acétate de plomb, qui entraîne
une grande quantité des corps étrangers à la digitaline.
L'excès de plomb resté en solution dans le liquide est séparé par un mélange de carbonate et de phosphate de
soude ; la chaux est éliminée par l'oxalate d'ammoniaque.
On ajoute dans le liquide filtré une solution de tannin. Le
précipité étant recueilli sur un filtre, on y mêle de la litharge, destinée à absorber le tannin, et l'on porte à l'étuve.

(1) *Journ. de pharm. et de chim.*, t. VII, p. 57 (1845) ; *Répert. de
pharm.*, t. I, p. 193 ; *Ann. de thérap. de M. Bouchardat*, 1845, p. 69.

Le produit, bien séché, est pulvérisé et traité par l'alcool à 90° c^x, qui dissout la digitaline, et en même temps quelques autres principes. On distille, puis on dessèche le résidu. On le traite par l'éther *très concentré*, qui ne dissout presque pas de digitaline, et enlève des matières étrangères au nombre desquelles se trouve la digitalose (voy. § II). La partie non dissoute constitue la digitaline.

Au lieu de se servir de litharge, comme nous venons de le dire, pour décomposer le tannate de digitaline et absorber le tannin, on peut employer au même usage diverses autres substances, telles que l'oxyde noir de fer, le protocarbonate de ce métal, le carbonate de zinc, le fer réduit par l'hydrogène, le noir animal, etc. Tous ces procédés, plus ou moins curieux ou importants au point de vue scientifique et analytique, nous ont paru jusqu'ici sans utilité pour la pratique: ils nous ont fourni des produits incomparablement moins beaux que celui obtenu en suivant la méthode que nous venons d'indiquer.

Racine et semences de digitale; plante fraîche; extrait aqueux; essai d'extraction de la digitaline.

Nous citerons succinctement quelques essais tentés pour extraire la digitaline :

1° De l'extrait aqueux de digitale ;
2° Du suc de la plante fraîche ;
3° De la racine ;
4° Des semences.

1° *Extrait aqueux.* — Une opération faite sur 250 grammes d'extrait aqueux de feuilles de digitale pourprée, préparé avec soin, repris successivement par l'alcool et par l'eau, puis traité par le procédé que nous venons d'indiquer, ne fournit qu'une très petite proportion de principe amer, coloré, incomplétement sec.

Un deuxième essai sur plusieurs kilogrammes d'extrait nous permit d'en retirer la digitaline, mais avec une perte considérable sur la quantité relative obtenue.

2° *Suc de digitale fraîche.*—Une opération faite en 1842, sur deux litres de suc de digitale fraîche, en suivant de point en point le procédé opératoire indiqué, nous donna un beau produit, mais dont la quantité n'atteignait pas 0,50.

3° *Racine de digitale.* — 600 grammes de racine de digitale sèche et concassée ayant été épuisés par l'alcool à 80° cˣ, la teinture obtenue, décolorée par le charbon, évaporée aux deux tiers, puis agitée avec 20 grammes de chloroforme, lui abandonna le principe amer sous forme d'un extrait jaunâtre résinoïde, non déliquescent, mais restant mou, du poids de 0,60, et n'offrant qu'une amertume de 5 (voy. plus loin, pour la signification de ce dernier chiffre, l'art. intitulé : *Essai de la digitaline*).

4° *Semences de digitale.* — 100 grammes de semences de digitale bien sèches, et séparées avec soin de toutes substances étrangères, ont été traités par l'éther sulfurique.

Le liquide, abandonné à l'évaporation spontanée, a laissé surnager une huile fixe, que l'on a séparée des eaux mères.

Cette huile, du poids de 5 ou 6 grammes, est jaune citron clair, sans amertume.

Les semences ont ensuite été traitées par 300 grammes d'alcool à 90° cˣ, employé en trois fois.

On a réuni à ce liquide les eaux mères laissées par l'éther, et l'on a abandonné le tout à l'air pour évaporer. Il s'est séparé un peu de matière grasse résinoïde, surnageante, que l'on a isolée.

Le résidu de l'évaporation, agité avec du chloroforme, lui a abandonné une matière amère qui, par l'évaporation de celui-ci, s'est présentée sous l'apparence d'une substance légèrement jaunâtre, de la consistance d'une résine molle, douée d'une amertume de 5 ; son poids était de 0,60.

Voici ce qui ressort de ces expériences :

1° L'extrait aqueux de digitale, le suc de cette plante fraîche, n'offrent aucun avantage pour l'extraction de la digitaline; au contraire, ces produits sont inférieurs, sous ce rapport, aux feuilles de la plante sèche.

2° Les racines n'ont donné qu'une faible proportion de digitaline.

3° *Semences*. Celles-ci n'ont pas fourni une proportion de digitaline telle, que pour cette raison, on doive leur accorder la préférence dans les usages thérapeutiques.

Il ne saurait y avoir avantage à les utiliser pour l'extraction de la digitaline, à cause de leur faible proportion, de leur volume exigu, et de la difficulté de les récolter.

Analyse des semences, du calice et des capsules de digitale, par M. Buchner (1).

Les faits qui ressortent du travail de ce chimiste sont :

Que les semences de digitale contiennent plus de digitaline que les feuilles.

Ce principe s'y trouve conjointement avec une huile et une résine : le tout est soluble dans l'éther et peut être extrait au moyen de ce liquide. On obtient ainsi environ 40 pour 100 du poids de la graine, du produit complexe huileux.

Les capsules et le calice sont bien moins riches en digitaline.

Digitale jaune (D. lutea, Linné ; D. parviflora, Lamarck).

La digitaline a aussi été extraite d'une autre espèce, la digitale jaune, par M. Kosmann (2), en suivant le procédé que nous avons indiqué au commencement de ce paragraphe. D'après l'auteur, cette digitale ne renfermerait pas de digitalin (principe dont il sera parlé au § II).

(1) Buchner, *Journ. de pharm. et de chim.*, t. XXI (1852), p. 432.
(2) Kosmann, *Journ. des conn. méd.*, 1re série, t. XIII, p. 67 (1845), et *Revue scientifique*, 2e série, t. IX, p. 123 (1846).

B. — Purification de la digitaline.

La digitaline, avons-nous vu, est peu soluble dans l'éther concentré; mais si ce liquide contient de l'alcool, même en faible quantité, son action dissolvante augmente dans une proportion très grande. Cette circonstance, mise à profit, nous a permis d'obtenir ce principe dans un plus grand état de pureté, et de mieux en connaître les propriétés. Voici comment nous opérons :

La digitaline ayant été obtenue suivant le procédé que nous avons décrit, au lieu d'être mise en contact avec l'éther concentré, est traitée par le même liquide ramené au moyen d'un peu d'alcool (1/10° environ) à une densité de 0,780 (50° B⁴, t. 15). Cet éther affaibli dissout non seulement la digitalose, mais, en outre, une forte proportion de digitaline, et laisse indissoute une autre matière (le digitalin).

On répète plusieurs fois ce traitement, de manière à laisser le moins possible de digitaline dans le résidu indissous.

Les solutions éthériques réunies sont distillées; le résidu, réduit en bouillie, est repris par l'alcool à 60°, bouillant, qui dissout avec facilité la digitaline, n'enlève que de petites quantités de digitalose, et laisse un résidu composé surtout de cette dernière. La solution alcoolique, abandonnée à une douce évaporation, se trouble et laisse peu à peu former un dépôt pulvérulent, qui ne tarde pas à se convertir en une masse d'aspect résinoïde : c'est la digitaline.

Ces traitements par l'éther alcoolisé, et ensuite par l'alcool à 60°, ont donc pour effet : 1° de séparer le digitalin mêlé à quelques matières extractives, primitivement retenues par la masse; 2° d'éliminer la digitalose qui reste pareillement sans se dissoudre.

Si l'on soumet une seconde fois la digitaline au double traitement que nous venons de décrire, on élimine encore une petite quantité des deux principes ci-dessus; mais il est difficile qu'elle en soit bien complétement exempte, tant est grande l'opiniâtreté avec laquelle elle retient les dernières traces de ces deux corps. Nous devons avertir, d'ailleurs, que cette purification ne se fait pas sans entraîner une assez grande perte de produit.

La digitaline, ainsi débarrassée du digitalin et de la digitalose, diffère sensiblement par l'aspect de celle que l'un de nous avait décrite antérieurement (travail cité), différence qui provient surtout de l'élimination plus parfaite du digitalin, principe blanc et pulvérulent qui communiquait en partie ses propriétés physiques à la digitaline primitivement obtenue, et la rendait blanchâtre; tandis que, mieux purifiée, elle offre une teinte jaunâtre pâle.

Nous avons fait de nombreuses tentatives pour faire cristalliser cette digitaline plus pure; et, cependant, nous n'avons pu arriver à une conclusion bien précise à ce sujet. Par exemple, lorsqu'on dissout ce produit dans l'alcool à 90°, et qu'on place la solution dans les conditions les plus favorables à la cristallisation, on observe souvent dans le résidu des rudiments de cristaux au microscope; mais ces cristaux imparfaits appartiennent-ils bien-réellement à la digitaline elle-même, ou bien sont-ils dus à une dernière trace de digitalose? Nous ne pouvons nous prononcer sur la question; seulement nous ferons remarquer que la digitaline perd d'autant plus de sa tendance à cristalliser qu'elle est mieux purifiée, et cela en apportant le plus grand soin à éviter toute altération du produit.

La forme que revêt de prédilection la digitaline pure, et que l'on retrouve le plus constamment dans les solutés alcooliques ou éthériques, *est celle de globules.* L'une de ces solutions, en effet, est-elle exposée à l'air, bientôt le liquide devenant plus aqueux, par suite de l'évaporation spontanée, on le voit se troubler. Si on l'examine alors au microscope, on aperçoit une multitude de globules, de diamètre variable, et qui ont souvent une grande ressemblance pour l'aspect et le volume avec ceux du lait. Ces globules ne tardent pas à se réunir et à s'attacher au fond du vase, sous forme de grains ou de masses d'aspect résineux.

C. — Propriétés de la digitaline.

Aussi pure que possible, la digitaline se présente sous forme d'écailles ou de masses (suivant la quantité) jaune-paille tendre, s'écrasant avec facilité, et formant alors une poudre légèrement jaunâtre.

Moins pure, les fragments sont rendus plus ou moins opaques par la petite quantité des autres substances retenues (digitalose, digitalin).

Elle possède une amertume intense : pour faire disparaître la saveur communiquée à l'eau par 1 centigramme de cette substance, il faut employer deux litres de liquide (1/200,000). Cependant, ce degré d'amertume est encore loin de celui de la strychnine, dont la même quantité (0,01) exige huit litres d'eau pour arriver au même résultat (1/800,000). La saveur de la digitaline solide est lente à se développer, à cause de sa faible solubilité dans l'eau.

Elle offre une légère odeur aromatique *sui generis*.

Elle provoque de violents éternuments lorsqu'on la pulvérise ou qu'on l'agite sans précaution, même en faible quantité.

Sa pesanteur spécifique est plus grande que celle de l'eau.

Nous venons de dire qu'il est fort douteux qu'elle cristallise.

Une fois isolée, la digitaline est inaltérable à l'air.

Chaleur. — Exposée dans un tube à la chaleur du bain d'huile, elle se ramollit d'abord, puis entre en fusion à un degré moindre que celui qui avait été primitivement indiqué, et qui est de 100° environ. Si l'on élève davantage la température, la digitaline se colore, s'altère peu à peu en perdant de son amertume, qui est remplacée par une saveur âpre astringente.

Chauffée sur une lame de platine, elle commence par s'y ramollir, se fond, puis prend feu et brûle vivement, mais avec une flamme un peu terne et fuligineuse.

Projetée sur les charbons incandescents, elle répand des vapeurs ayant une odeur pénétrante désagréable.

La digitaline en solution dans l'eau ou l'alcool est sans action sur le papier de tournesol rouge ou bleu ; c'est donc une substance neutre.

Brûlée dans un tube de verre, elle répand des vapeurs acides.

Une autre portion calcinée dans un petit tube avec du potassium, suivant le procédé de M. Lassaigne (*Comptes rendus de l'Institut*, n° 7, 1843 : — production de cyanure, s'il y a de l'azote, et de bleu de Prusse par l'addition d'un sel ferroso-ferrique), n'a pas donné de coloration bleue.

La digitaline est donc dépourvue d'azote.

Eau. — L'eau dissout à peu près 1/2000 de digitaline à froid, et 1/000 à chaud.

Alcool. — C'est le dissolvant par excellence de la digitaline. Il la dissout en grande proportion à froid et encore plus à chaud. L'alcool concentré dissout plus de digitaline que celui qui est faible ; cependant, celui-ci en dissout encore une assez forte proportion.

Esprit de bois. — La digitaline se dissout avec facilité dans ce liquide, et la solution abandonnée à l'air se trouble et laisse précipiter la digitaline sous forme de globules microscopiques, absolument comme avec l'alcool.

Éther. — 100 gr. d'éther pur (celui que nous avons employé avait été lavé à l'eau et rectifié sur du chlorure de calcium ; sa densité était de 0,720) ont dissous, dans deux expériences, 0,75 et 1,25 de digitaline pure, soit en moyenne 1/100 de son poids.

L'éther moins pur, moins concentré, celui qui retient de l'eau et surtout de l'alcool, dissout de plus fortes proportions de digitaline.

Chloroforme. — La digitaline pure se dissout avec facilité, complétement et pour ainsi dire en toutes proportions dans le chloroforme, même à froid. La solution, exposée à l'air, s'évapore sans se troubler, très différente en cela des solutés alcooliques ou éthérés, qui laissent précipiter ce principe sous forme pulvérulente, à mesure que le degré du liquide s'affaiblit. Après l'évaporation, la digitaline, lorsqu'on opère sur de petites quantités, reste sous forme d'un vernis parfaitement limpide, pouvant s'enlever en écailles.

Carbure de soufre. — Est sans action sur la digitaline, ou du moins n'en dissout que des traces.

Huile d'amandes.—A froid et surtout à chaud, elle dissout une petite quantité de digitaline. La présence de celle-ci est annoncée dans l'huile filtrée par une amertume très forte.

L'*acide oléique* agit comme l'huile d'amandes.

Acides. — Nous n'avons pu former aucune combinaison de digitaline avec les acides. Ce résultat était probable du moment où nous avions constaté la neutralité de ce principe aux papiers réactifs.

Acide sulfurique concentré. — Mise en contact avec ce liquide dans un tube bouché, la digitaline forme une solution brunâtre, prenant avec le temps une teinte enfumée, légèrement pourpre. L'eau, ajoutée dans ce liquide, en sépare des flocons olivâtres abondants.

Acide phosphorique. — La digitaline ne s'y dissout pas, et prend seulement, au bout de deux ou trois jours, une teinte légèrement verdâtre.

Acide nitrique pur et concentré. — La digitaline ne tarde pas à s'y dissoudre avec dégagement de vapeurs rutilantes, en lui communiquant une belle teinte jaune orangé. Les jours suivants le liquide passe au jaune doré, et y persiste.

Acide chlorhydrique. — La digitaline a pour caractère distinctif de former avec l'*acide chlorhydrique concentré* une solution trouble d'un *beau vert-pré* ou *vert-ciguë* in-

tense, suivant la proportion et la durée du contact. L'addition d'eau affaiblit la nuance sans la changer.

Mais il faut observer que la chlorophylle et la matière verte de la bile possédant aussi la propriété de colorer l'acide chlorhydrique en vert, le caractère dont nous parlons n'est distinctif pour la digitaline qu'autant que le produit a été soumis d'une part à l'action éliminatrice (pour la chlorophylle) de l'alcool à 30° centésimaux, et d'autre part à celle de l'éther concentré, qui dissout assez de digitaline pour un essai, et refuse de se charger du principe de la bile qui colore en vert l'acide dont nous parlons (1).

L'acide chlorhydrique au 1/10° (étendu de 9 parties d'eau) ne nous a pas semblé dissoudre plus de digitaline que l'eau pure.

Acide acétique à 10 *degrés.* — Dissout la digitaline sans la colorer et sans l'altérer, du moins aussi promptement que les acides minéraux concentrés.

Le même acide étendu d'eau (7 parties) ne dissout plus que très peu de digitaline.

Tannin. — La solution de tannin au 1/10°, versée dans de l'eau saturée de digitaline à froid et filtrée, y détermine la formation de flocons blancs caillebottés abondants.

Potasse. — Un peu de potasse caustique, mis dans une solution aqueuse de digitaline, en détruit peu à peu la saveur amère; si l'on chauffe le mélange, et surtout si on le dessèche, l'amertume disparaît bien plus promptement, et fait place à une saveur astringente.

Carbonates de potasse, de soude. — Agissent dans le même sens que la potasse caustique, mais d'une manière moins puissante.

Ammoniaque. — La digitaline forme avec l'ammoniaque une solution trouble, et par un contact prolongé perd une grande partie de son amertume, comme le démontre l'expérience suivante.

(1). Voy., pour plus de détails à ce sujet, § V, div. A.

1 gramme de digitaline, mis en contact avec 100 grammes d'ammoniaque pendant six jours, a laissé 0,008 d'un résidu indissous, lequel avait perdu les 4/5es de son amertume. La solution ammoniacale, neutralisée par l'acide acétique, a laissé précipiter des flocons jaune roux qui, lavés avec un peu d'eau et repris par l'alcool, ont fourni 0,39 d'un résidu s'enlevant en écailles jaunâtres, offrant les principales propriétés chimiques de la digitaline : insolubilité presque complète dans l'eau, faible solubilité dans l'alcool à 99 degrés, coloration en vert-ciguë par l'acide chlorhydrique, mais ayant perdu les 9/10es de son amertume. Les eaux mères, après la saturation par l'acide acétique, étaient à peu près dénuées d'amertume.

L'ammoniaque exerce donc, comme les autres alcalis, une action destructive sur la digitaline; mais cette action est moins énergique.

Iodure de potassium ioduré (réactif de M. Bouchardat pour les alcalis végétaux). — Avec une solution faible de ce réactif (1), le soluté aqueux digitaline n'a pas précipité; mais en solution plus concentrée (2), ce sel a produit un trouble prononcé.

Cyanure ferroso-potassique. — Ce sel, employé par M. Falken pour essayer la digitale, et qui trouble l'infusion de cette plante (3), est sans action sur la solution aqueuse de digitaline. Est-ce parce que celle-ci se dissout en trop faible proportion dans l'eau, ou bien l'action du réactif dans l'infusé de la plante se porte-t-elle sur d'autres corps?

Chromate de potasse. — Si à une dissolution de digitaline dans l'acide sulfurique on ajoute un peu de bichromate de potasse, on fait passer en peu de temps la couleur au vert intense; mais ce phénomène n'a rien de caracté-

---

(1) Iode, 2; iodure de potassium, 8; eau, 250.
(2) Iode, 10; iodure de potassium, 20; eau, 120.
(3) *Annuaire de thérapeutique de M. Bouchardat*, 1843, p. 104.

ristique, et il se produit avec beaucoup d'autres substances organiques.

Solutions salines diverses. — Presque aucun sel ne précipite la solution aqueuse de digitaline. Ainsi avec :

Deutochlorure de mercure.	Rien.
Protonitrate de mercure contenant un peu de deutonitrate	*id.*
Acétate et sous-acétate de plomb	*id.*
Nitrate d'argent.	*id.*
Perchlorure de fer presque neutre.	*id.*
Chlorure d'or.	*id.*
— de platine	*id.*
Acétate de cuivre	*id.*

Charbon animal. — La solution *aqueuse* de digitaline perd sa saveur amère si l'on y ajoute du noir animal. Dans ce cas la digitaline est simplement absorbée par ce corps, et si on le traite par l'alcool on retrouve celle-là intacte (1).

Fibrine, chair musculaire. — Le peu de digitaline qui se

(1) M. Lebourdais, de Nogent-le-Rotrou, qui avait observé depuis longtemps cette propriété du charbon relativement aux alcalis végétaux, a proposé, pour l'extraction de ces principes ainsi que pour la digitaline et plusieurs autres produits, un procédé basé sur cette propriété. Nous avons dit que nous considérions ce moyen comme important au point de vue des recherches analytiques en général, mais n'offrant pas d'avantages pour l'extraction pratique de la digitaline, qu'il fournit, au contraire, moins pure. (*Répert. de pharm.*, t. V, 1848, p. 101 à 107.)

Remarque. — Il serait possible, avec le noir, d'arriver au but cherché par deux moyens diamétralement opposés.

1° On peut, dans une solution aqueuse des principes de la digitale, fixer la digitaline sur le noir, puis la reprendre ensuite par l'alcool ; c'est ce que nous venons de dire.

2° A l'inverse, on pourrait préparer un soluté alcoolique des mêmes principes de la digitale, et faire agir dessus une masse de noir animal ; alors celui-ci entraînerait les principes différents de la digitaline et laisserait celle-ci en dissolution dans le liquide.

Mais dans l'un comme dans l'autre cas, la digitaline obtenue n'offre point l'aspect qui lui est propre, et elle reste mêlée de corps étrangers.

dissout dans l'eau est susceptible d'être absorbé par la fibrine, la chair musculaire, etc., et la saveur amère disparaît presque comme avec le noir animal. Dans la deuxième
partie, § II, nous reviendrons avec détail sur ces expériences, qui rentrent plus spécialement dans le domaine
de la physiologie et de la thérapeutique.

Sérum du sang. — La digitaline se dissout en petite
quantité dans le sérum du sang, sans y produire de changement apparent. La proportion dissoute semble être la
même que dans l'eau, du moins à en juger par la saveur
et à première vue. Cette saveur n'ayant pas diminué d'intensité après vingt-quatre heures, cela indique que la
digitaline n'avait pas éprouvé d'altération dans cet espace
de temps et à froid.

Ce que nous venons de dire de la solubilité de la digitaline dans le sérum du sang est tout à fait applicable au
sérum normal du lait (lait filtré) et au lait lui-même (nous
avons opéré sur du lait de vache.

Suc gastrique. — La digitaline paraît se dissoudre dans
le suc gastrique *filtré*, c'est-à-dire exempt de matières
alimentaires en suspension, comme elle le ferait dans l'eau.
Mais si l'on met ce principe en contact avec la bouillie gastrique brute (le chyme), la saveur amère disparaît comme
avec la chair musculaire.

En résumé, nous voyons :

Que le caractère distinctif de la digitaline est de former
une solution verte dans l'acide chlorhydrique concentré;

Que le soluté aqueux de ce principe actif n'est précipité
par aucun corps, si ce n'est le tannin, le réactif de M. Bouchardat, en solution concentrée, le charbon et certaines
matières alimentaires.

La transformation de la digitaline en un principe âpre
astringent sous l'influence de la chaleur sèche d'une part,
et de l'autre sous celle des solutions alcalines, jointe à une
légère altération que nous avons aussi observée pendant
des évaporations de simples solutions aqueuses de ce prin-

cipe, constitue autant de circonstances défavorables que l'on ne saurait avoir trop présentes à l'esprit, afin de les éviter dans les diverses manipulations que l'on peut avoir à faire subir à la digitaline.

D. — Essai de la digitaline ; moyens d'en assurer la qualité et l'identité.

La digitaline étant, comme nous l'avons dit plus haut, dépourvue de la propriété de cristalliser, on se trouve, par ce défaut, privé de l'un des moyens les plus efficaces d'obtenir les principes immédiats dans un grand état de pureté. Cependant la fixité dans le degré d'énergie d'un médicament est une chose tellement nécessaire en thérapeutique, surtout quand il s'agit d'une substance très active, et nous sommes, pour notre part, si bien convaincus de cette nécessité, avons-nous dit (*préambule*), que nous eussions plutôt abandonné la digitaline que de la livrer à l'emploi médical, sans être certains de son identité. La ponctualité à suivre toujours le même procédé de fabrication, l'extraction opérée en grand, (1) offrent bien une première et réelle garantie, car alors on obtient des produits peu variables, même lorsqu'on emploie des qualités de digitale très diverses. C'est ainsi que dans une occasion où nous avons opéré comparativement sur 100 kilogrammes de plante de première qualité, et sur 150 kilogrammes de très vilaine, mal desséchée et noirâtre, nous avons obtenu dans les deux cas une belle et bonne digitaline ; il n'y avait de différence que pour la quantité, la première nous ayant fourni, proportionnellement, plus du double de la dernière.

Toutefois, l'essai du produit est une chose nécessaire ; car on ne trouve pas toujours dans les propriétés physi-

---

(1) L'extraction de la digitaline est du nombre des opérations qui, comme la fermentation alcoolique, la cristallisation, etc., réussissent toujours mieux en grand qu'en petit.

ques de celui-ci une garantie suffisante d'identité. Nous avons vu, en effet, plus d'une fois des digitalines préparées en apportant des modifications aux procédés ordinaires, avoir un aspect assez analogue, et offrir cependant un état de pureté très différent. L'essai par l'acide chlorhydrique serait un moyen tout à fait illusoire comme garantie de qualité, puisque nous avons vu que la digitaline, altérée par les alcalis au point d'avoir perdu presque toute son amertume, n'en conservait pas moins la propriété de se colorer en vert par l'acide dont nous parlons.

Le moyen que nous employons pour apprécier l'identité, c'est-à-dire la qualité de la digitaline, a pour base la mesure de son degré d'amertume ; or, son degré d'amertume, nous ne croyons pas le fait contestable, c'est son degré d'énergie. Pour parvenir à faire cette appréciation d'une manière suffisamment exacte, il faut suivre une marche que nous croyons devoir indiquer avec détail.

Mode opératoire. — On dissout 1 *centigramme de digitaline dans* 2 *grammes d'alcool,* et l'on étend d'eau progressivement jusqu'à *disparition complète* ou *extinction de la saveur amère.*

Une digitaline, pour être réputée de bonne qualité, doit nécessiter pour en arriver là, 2 *litres d'eau,* ce qui équivaut à 10 *litres* ou 10 kilogrammes *pour* 5 *centigrammes* de digitaline. Commercialement parlant, et pour abréger, on peut dire alors que *la digitaline offre une amertume de* 10. S'il s'agissait d'une digitaline (impure ou altérée) qui ne nécessitât, pour perdre sa saveur amère, que 1 litre d'eau pour 1 centigramme, ce qui équivaut à 5 litres pour 5 centigrammes, on dirait qu'elle a une amertume de 5 (1).

(1) On comprend facilement que ce mode d'essai est surtout à l'usage du fabricant qui sait parfaitement qu'aucun principe étranger à la digitale n'a été introduit dans la matière à examiner ; mais il ne pourrait prémunir l'acheteur contre des mélanges de substances très amères, de strychnine, par exemple, ajoutées dans le but d'augmenter la saveur amère d'une digitaline de qualité inférieure. C'est donc un moyen d'appréciation

Dans l'essai dont nous parlons, on admet le produit comme bon, ou on le soumet à une nouvelle purification, suivant qu'il offre ou qu'il n'offre pas cette amertume de 10.

Nous sommes arrivés par ce moyen, que nous appellerons *méthode de dilution*, à constater des différences très grandes entre des digitalines de provenances diverses qui, goûtées pures, semblaient avoir une amertume également intense.

Il est nécessaire de remarquer que pour tirer tout le parti possible de cet essai, il ne faut pas faire celui-ci en quelques instants ; il exige certaines précautions. Ainsi, il est indispensable *d'opérer par comparaison avec un échantillon type, — de goûter plusieurs fois les solutions à des intervalles très longs*, à des heures postérieurement éloignées des repas, et surtout le matin, lorsque le sens du goût n'est pas encore émoussé.

En s'y reprenant de cette manière, à plusieurs reprises, on voit si les premiers jugements portés sur la saveur sont exacts, et on les rectifie au besoin.

Sans un échantillon type, on resterait toujours dans le vague, les saveurs ne pouvant guère s'apprécier d'une manière absolue. Avec un point de comparaison, on évite cet inconvénient ; et lorsque, en outre, on a acquis une certaine habitude, on porte des jugements que nous croyons satisfaisants.

Ce moyen d'apprécier l'intensité de la saveur des corps ne s'applique pas seulement à la digitaline, on peut l'employer pour beaucoup d'autres principes. Ainsi, tandis que la poudre de sulfate de quinine et celle de sulfate de cinchonine, goûtées pures, semblent aussi amères l'une

à l'usage du fabricant ; mais l'acheteur n'y trouverait qu'une garantie illusoire contre la fraude, sauf le cas cependant où le degré d'amertume obtenu serait inférieur à celui voulu. On peut donc dire de ce procédé qu'il n'a de valeur affirmative que pour le fabricant, mais qu'il a une valeur négative indistinctement dans tous les cas.

que l'autre, nous avons pu constater par cette méthode
que le premier sel est en réalité quatre fois plus amer que
le dernier ; que la salicine offre une amertume encore moitié moins forte que le sulfate de cinchonine, et ainsi d'autres produits (1). Nous avions même espéré pouvoir étendre cette méthode aux plantes elles-mêmes, et avoir par là
un mode d'essai très prompt de leur qualité ; mais nous
avons dû y renoncer, les autres matières qui se trouvent
avec le principe sapide dans la plante, et surtout les substances aromatiques, masquent trop la saveur de celui-là
pour qu'il soit possible d'arriver à quelque donnée positive. Cependant on peut encore obtenir, dans certains cas,
lorsque les différences sont tranchées, des notions très
utiles quoique vagues, comme nous le verrons dans la suite
de ce travail (§ III). Mais lorsqu'il s'agit de principes isolés et très sapides, cette méthode est bien plus facilement
et plus sûrement applicable.

Assurément il est regrettable qu'il ne soit pas dans la
nature de la digitaline de cristalliser, car on l'eût obtenue
plus facilement sans doute, et certainement plus pure. Mais,
si l'on veut bien se rappeler quelles difficultés présentent,
pour les obtenir dans un état de *pureté parfaite*, les substances qui ne sont pas susceptibles de former de combi-

(1) Un mode d'essai analogue ou semblable a déjà été employé par plusieurs personnes dans différentes circonstances. Depuis longtemps, par
exemple, on s'est servi de la dilution pour juger de la qualité de l'eau de
fleurs d'oranger, soit en étendant celle-ci d'eau, soit en la goûtant sur un
morceau de sucre, ce qui est un autre genre de dilution.

M. Personne, dans un travail sur les teintures couronné par la Société
de pharmacie, l'a employé pour apprécier la qualité comparative des extraits retirés de certaines teintures très amères, comme celles d'absinthe,
de gentiane, de rhubarbe. (*Journ. de pharm. et de chim.*, t. VII,
p. 410.)

Enfin on peut remarquer que la méthode de dilution, qui a ici pour base
la saveur, a aussi été employée relativement à la couleur ; c'est ainsi
qu'on a dosé, dans de certaines circonstances, le brome, l'iode, le cuivre
(à l'état de cuprate d'ammoniaque) : alors c'est un *dosage par la nuance.*

naisons définies, d'être isolées par la distillation, ou purifiées par une cristallisation facile, telles que l'albumine, le caséum, que la nature nous offre déjà cependant presque pures, on sera peut-être moins sévère au sujet de cette question de cristallisation et de pureté parfaite, et l'on pourra encore s'estimer heureux que l'on puisse retirer d'une association aussi complexe que celle présentée par la plante une digitaline qui, sans atteindre l'état de pureté chimique, peut au moins offrir une inaltérabilité parfaite, une identité incontestable.

D'ailleurs la forme cristalline, si précieuse qu'elle soit, est-elle donc tellement indispensable qu'il faille rejeter du domaine médical les corps qui n'en seraient pas doués ? — Personne assurément ne se chargera de soutenir une pareille thèse : des exemples trop frappants viendraient combattre cette manière de voir. Ainsi le tannin, la gomme-gutte, la résine de scammonée, etc., rendent chaque jour au praticien des services aussi marqués que d'autres corps parfaitement cristallisés. Est-ce que quelqu'un hésite à employer la vératrine parce qu'elle ne cristallise pas ? La plus grande objection à faire contre les corps non cristallisés consiste, suivant nous, dans la facilité qu'ils offrent aux sophistications ; car, bien que la forme cristalline soit loin d'être une garantie certaine contre la fraude, et la serve même quelquefois, cependant on ne peut se dissimuler que les fraudeurs ont, en général, les coudées tout autrement franches lorsqu'il s'agit de substances amorphes.

Du reste, outre les motifs de garantie qui précèdent, nous avons pensé qu'on pouvait offrir encore plus de sécurité, et nous avons eu recours à un moyen qui devait mettre la digitaline *même à l'abri du soupçon* et couper court, pour longtemps du moins, à toute espèce d'objection touchant l'identité.

Après avoir appliqué le mode d'essai dont nous venons de parler, à nos produits, à mesure de leur extraction, nous avons à la fin mélangé toutes les digitalines que nous avions obtenues dans des opérations successives : de telle sorte que nous ne pouvions manquer d'avoir, on le conçoit, la certitude la plus absolue sur l'identité du produit définitif, identité qui se trouve dès lors nécessairement aussi grande que s'il s'agissait du corps le mieux cristallisé que la chimie possède.

Nous ajouterons que nous avons opéré sur plus de 2,000 kilogrammes de digitale (2,119 kilogrammes) ; que nous avons, par suite (janvier 1850), une quantité de digitaline qui , relativement aux faibles doses auxquelles ce médicament s'administre, doit être considérée comme énorme. Cette provision peut durer 5, 6, 8, 10 ans peut-être, suivant que la consommation de ce produit prendra plus ou moins d'extension (1).

On conçoit facilement tout ce qu'offre d'avantageux pour les malades une pareille extraction en grand, puisqu'elle a pour conséquence de mettre à la disposition des praticiens un produit parfaitement identique et sur la fixité duquel ils peuvent compter.

En agissant ainsi, nous n'avons d'ailleurs fait que nous conformer à un vœu exprimé pour un autre produit. Voici en effet ce que disent Mérat et Delens, dont le témoignage est invoqué par M. Chevallier : « Il serait à désirer que chaque pharmacien eût une provision d'opium (essayé) assez abondante pour que, pendant plusieurs années, les praticiens qui s'en servent pussent en connaître l'activité (2). » Or si c'est là une chose utile pour l'opium, et il n'y a pas à en douter (les variations dans la qualité de celui-ci pouvant s'étendre de 1 à 10 pour 100, V. § IV),

____

(1) Nous indiquerons, si le besoin s'en fait sentir, le moyen de perpétuer cette identité.

(2) MÉRAT et DELENS, *Dict. de mat. méd.*, t. V, p. 50. — A. CHEVALLIER, *Journ. de chim. méd. et de tox.*, 1849, et *Journ. des conn. méd.*, 2e série, t. III, p. 108 (1849).

combien ne l'est-elle pas davantage pour un produit comme la digitaline, qui est bien autrement actif.

Aussi, ayant une fois adopté en principe de ne point viser à un état de pureté chimique difficile ou du moins dispendieux à obtenir, et d'une utilité contestable parce qu'il n'eût pas été entier, et nous étant contentés, comme nous venons de l'expliquer, d'arriver à l'identité parfaite, nous avons du moins voulu donner à celle-ci un caractère de généralité absolue sous tous les rapports. Ainsi l'échantillon que nous avons présenté à l'Académie avec notre mémoire, celui que l'on a pu voir à l'exposition des produits de l'industrie, à Paris en 1849 (et qui était de *un kilogramme*), celui que nous avons envoyé à l'exposition universelle de Londres en 1851, celui qui se trouve en ce moment (novembre 1853) à l'exposition de New-York, ceux que nous avons offerts à quelques savants, *proviennent tous du même flacon, tous ont été prélevés sur la digitaline que nous employons à confectionner nos granules.* Nous n'avons pas cru devoir purifier exprès et préparer des échantillons d'une beauté exceptionnelle pour les mettre en évidence; nous nous sommes fait une loi *de ne présenter que le produit même que nous étions en mesure de livrer au commerce.* Or, cette manière de procéder, toute naturelle qu'elle est, n'est pas si commune qu'il ne puisse nous être permis de chercher à nous en faire un mérite.

E. — Forme médicamenteuse sous laquelle il convient le mieux d'administrer la digitaline.

Une fois fixés sur le moyen d'obtenir la digitaline dans un état toujours identique, nous avions à nous préoccuper de la meilleure forme pharmaceutique à lui donner, au point de vue de la sûreté et de la commodité du dosage, de la bonne conservation et de la facile administration du médicament.

Cette question empruntait ici une importance particulière à l'extrême activité du produit, qui ne devant être administré que par milligrammes, ne pouvait guère se doser d'une manière directe et sans intermédiaire, comme on le fait pour le sulfate de quinine, le safran de mars et autres produits, dont le médecin prescrit une quantité quelconque à diviser par prises.

En raison de la dose minime à laquelle la digitaline s'emploie, il fallait, disons-nous, avoir recours à un intermédiaire : par exemple, le mélange avec une poudre inerte, ou la solution dans un liquide, moyen qui rendait ensuite le fractionnement plus commode et plus sûr en raison de la masse plus grande sur laquelle on opère.

Nous avions à choisir entre trois ou quatre formes pharmaceutiques.

La première qui s'est présentée à notre esprit a été celle de pastilles ou de tablettes ; mais celles-ci, à la dose de 1/2 milligramme seulement, étaient tellement amères, qu'il a fallu y renoncer, la première condition pour une pastille étant d'avoir un goût agréable ou tout au moins supportable.

Un autre moyen consistait à mélanger la digitaline avec du sucre en poudre, dans la proportion de 1/50 ou 1/100 de digitaline, par exemple, puis à faire des paquets contenant un ou plusieurs milligrammes de principe actif, à la volonté du médecin. Mais on eût retrouvé ici l'inconvénient des pastilles : une ingestion pénible pour le malade, en raison de l'intensité de l'amertume du médicament, et l'on ne fût arrivé qu'à une formule magistrale, nécessairement moins certaine pour le dosage qu'une préparation officinale faite à l'avance dans le calme du laboratoire, avec toutes les précautions nécessaires, et offrant les meilleures garanties d'une égale division du médicament.

Il y avait aussi le soluté alcoolique dans une proportion connue, 10 milligrammes pour 10 grammes, nous supposons. 1 gramme de cet alcoolé eût représenté 1 milligramme de digitaline ; le médecin en eût prescrit dans une potion un poids ou un nombre de gouttes déterminé. Mais quant à ce dernier mode de dosage (les gouttes); on sait qu'il n'a pas toute la précision désirable, que le poids des gouttes varie avec les dimensions de l'ouverture du flacon d'où elles tombent (1). D'ailleurs, la forme ultime du médicament se retrouvait encore ici magistrale comme dans le dernier cas.

Nous avions encore le sirop. C'est un genre de préparation qu'on eût pu adopter, cependant nous avons cru qu'il y avait mieux à faire (2).

La forme pilulaire nous a semblé préférable, et comme

(1) Nous avons constaté expérimentalement que, suivant la forme du goulot, l'épaisseur de ses bords, les dimensions du flacon, la quantité de liquide renfermée dans celui-ci, la position du bouchon pendant l'écoulement des gouttes, le poids de celles-ci peut varier de moitié, c'est-à-dire :: 100 : 150, et même plus. Cette inexactitude de dosage et les inconvénients qui pourraient en résulter pour un médicament énergique avaient déjà été sentis antérieurement : Darwin, Schwilgué en ont parlé spécialement pour la teinture de digitale. (Bidault de Villiers, *Essai sur la digitale*, 3ᵉ édition, p. 38.)

Du reste, le dosage par pilules a aussi ses inégalités. Nous avons examiné, sous ce rapport, les pilules réputées, dans le monde pharmaceutique, pour leur régularité, et qui, en effet, à l'œil, semblaient, au premier abord irréprochables. Cependant, lorsque nous sommes venus à les peser à une balance sensible au milligramme, nous avons pu saisir, en opérant sur une centaine, des inégalités entre chacune allant à 1/5, 1/4, et même 1/3.

De sorte que c'est peut-être moins par la régularité que ce dosage l'emporte sur celui des gouttes que par la sûreté de la numération, la possibilité du contrôle, choses qui manquent entièrement pour les gouttes. Or, en tout, le caractère permanent, visible pour tout le monde, susceptible de vérification, est toujours préféré au signe fugace.

(2) Le sirop de digitaline, pouvant avoir son utilité dans des cas donnés, nous observerons qu'il ne faudrait pas le clarifier au blanc d'œuf. En effet, dans une expérience comparative que nous avons faite à ce sujet, nous avons vu que la portion ainsi clarifiée était un peu moins amère, soit que l'alcali du blanc d'œuf, secondé par l'ébullition, eût suffi pour altérer une petite quantité de digitaline, soit qu'une partie de celle-ci, que nous savons peu soluble dans l'eau, eût été enlevée avec l'écume par l'effet de la coagulation de l'albumine; toujours est-il que le sirop ainsi clarifié était quelque peu moins amer. Il faut donc s'abstenir de ce moyen

variété de cette forme, il en est une qui nous a paru l'emporter, c'est celle de très petites dragées, où la matière active se trouve enveloppée sous une couche de sucre, de telle sorte que le malade, en raison de leur très petit volume, peut les avaler facilement sans les mâcher, et dès lors sans avoir d'autre perception que celle du sucre qui les recouvre. Nous avons donné à ces dragées, en raison de leur petit volume, le nom de *granules*.

Avec cette forme de médicament, nous trouvons un grand nombre d'avantages réunis : un dosage sûr, facile à faire, facile à contrôler pour le médecin comme pour le malade (et l'on ne saurait avoir trop de moyens de contrôle et de garantie pour les médicaments actifs), puisqu'il ne s'agit que de compter le nombre des granules, dont chacun renferme un milligramme de digitaline (1). Ils ont aussi le très grand avantage d'une conservation à laquelle nous ne connaissons pas de terme jusqu'ici.

Quelques objections se présentaient cependant à l'esprit relativement à cette forme pharmaceutique de la digitaline : ces petits granules, fort durs, n'étaient-ils pas très longs à se dissoudre dans l'estomac? La dose de digitaline qu'ils renferment, quoique très minime, ne pouvait-elle pas, ainsi réunie sous un petit volume, exercer une action locale irritante sur cet organe? Enfin, le fait d'être présentée non dissoute par avance à l'influence du suc gastrique, n'était-il pas défavorable à son action?

Pour la première objection on pouvait répondre qu'un de ces petits granules, uniquement composés de sucre et de digitaline, ne demandait que quelques minutes pour se dissoudre dans de l'eau chaude. Mais nous avons été à même

de préparation, et se contenter d'ajouter la solution alcoolique de digitaline au sirop clarifié et filtrée par avance.

(1) Ils se composent de 1 milligramme de digitaline uni à 5 centigrammes de sucre. Nous en avons publié la formule dans l'*Annuaire* de M. Bouchardat (1845), et elle se trouve dans les éditions subséquentes du *Formulaire* du même auteur.

de résoudre plus directement la question. En effet , ayant
un chien à fistule stomacale, nous lui avons introduit dans
l'estomac, par la canule, pendant la digestion , trois granules de digitaline renfermés dans un nouet de gaze retenu
par des fils pendants au dehors, et qui permettaient de le
retirer à volonté. Un quart d'heure après, ce nouet ayant
été sorti de l'estomac, on n'a plus trouvé la moindre trace
de granules.

Ainsi, en moins d'un quart d'heure, ceux-ci avaient été
complétement dissous.

Il ne peut donc y avoir d'entraves par suite de la lenteur
de dissolution des granules, et la digitaline que ceux-ci
renferment doit commencer, presque aussitôt après leur
ingestion, à se dissoudre dans le suc gastrique.

Quant aux deux autres objections, à savoir : l'action irritante locale de la part des granules, ou une action plus
lente et moins efficace qu'avec une dissolution préalable
du médicament, voici quelques expériences à ce sujet.

Première expérience. — Sachant par avance, d'après des
expériences qui seront rapportées dans le § II de la deuxième
partie, que la digitaline, administrée progressivement jusqu'à dose toxique, produisait des vomissements pour ainsi
dire à point nommé, nous avons administré à un chien de
moyenne taille, pendant trois jours, à midi (le déjeuner
ayant eu lieu vers huit heures), deux granules de digitaline ; les deux jours suivants, trois granules chaque jour ;
le sixième et le septième jour quatre granules, et le huitième cinq granules, en tout vingt-cinq (25 milligrammes
de digitaline). Alors les vomissements sont survenus, le
chien a rendu une partie de ses aliments : l'intoxication
commençait, nous avons dû nous arrêter là.

Deuxième expérience. — Après un repos de plusieurs jours,
nous avons recommencé à administrer à ce même chien la
digitaline, mais sous forme de sirop, celui-ci renfermant
un milligramme de digitaline pour 10 grammes. Nous
avons suivi ici le même ordre de progression, c'est-à-dire

2 milligrammes de digitaline chacun des trois premiers jours, puis 3, puis 4, et enfin 5 milligrammes le huitième. Ce jour-là les vomissements sont survenus comme avec les granules, après l'administration de 25 milligrammes du principe médicamenteux.

Troisième expérience. — Dans ces derniers temps, l'un de nous, dans une série d'expérimentations sur lui-même, dont il sera parlé ailleurs (2e partie, § II, et 7e *tableau récapitulatif de la 1re série*, à la fin du mémoire), a constaté que le sirop de digitaline n'offrait pas de différence fondamentale dans son action comparativement aux granules ; seulement on n'a pu supporter aussi facilement les doses élevées, et l'expérimentateur a été un peu plus incommodé qu'avec les granules, sans qu'il y ait eu d'action plus marquée sur la circulation.

Ainsi, dans les deux premières expériences, le chien n'a semblé ni plus ni moins incommodé avec les granules qu'avec le sirop, et les vomissements se sont produits à la même dose.

L'expérience faite sur l'homme (troisième) semblerait indiquer qu'avec le sirop on a plus de chance de voir apparaître les phénomènes d'intolérance, sans rien gagner du côté de l'action sur la circulation.

D'où il suit que, non seulement l'état solide sous lequel la digitaline se trouve dans les granules n'a pas d'inconvénient, comparativement à la forme liquide ; mais que s'il devait y avoir une différence, elle serait plutôt à l'avantage des granules.

D'ailleurs l'action de la digitaline à l'état de granules, c'est-à-dire sous forme solide, fût-elle un peu moins prompte, il n'est pas démontré à nos yeux qu'il y eût là inconvénient pour la médication. En effet, nous concevons bien que lorsqu'il s'agit d'un remède qui doit, par sa nature, produire une action brusque sur l'économie, comme un vomitif, un purgatif, il puisse y avoir avantage à recourir à la forme liquide, qui, offrant le remède à l'état de dissolution, permet aux organes de l'absorber plus tôt et plus rapidement. Mais cet avantage ne nous paraît plus exister pour les médicaments qui doivent exercer une action lente et profonde sur l'économie tout entière, comme les toniques, les ferrugineux, la digitaline, etc. Peut-être même, dans beaucoup de cas, devrait-on donner la préférence à la forme solide et lentement soluble, comme se prêtant mieux au mode général de la nature, qui procède presque toujours dans ses actes d'une manière lente, mais continue, insensible chaque jour, mais puissante avec le temps (1).

Une seule objection peut être faite contre les granules ; elle a trait aux accidents que pourrait entraîner leur similitude avec les bonbons. Ainsi n'est-il pas à craindre que dans la maison où l'on fera usage de ce médicament, un enfant s'empare du flacon renfermant les granules, et mange ceux-ci pour des bonbons ? A cela on peut répondre : 1° que la chose ne pourrait arriver qu'autant que l'enfant les avalerait sans les mâcher ; car, pour peu qu'il en écrase un sous sa dent, il sentira une amertume telle, qu'il crachera aussitôt le tout (2) ; 2° qu'il est assez peu probable que la digitaline puisse produire, à la suite *d'une seule ingestion,* des accidents bien sérieux chez une personne en bonne santé, attendu que ce principe porte en quelque sorte en lui-même son contre-poison : l'un de ses premiers effets toxiques étant ordinairement le vomissement. (V. pour d'autres développements à ce sujet, 2ᵉ partie, § II, art. *Action éméto-cathartique et toxique.*)

_____

(1) Pour plus de détails au sujet de l'action comparative du sirop de digitaline et des granules, voir le septième tableau récapitulatif de la première série, analysé deuxième partie, § II, et qui se trouve à la fin du mémoire.

(2) Cette question étant importante, nous avons plusieurs fois soumis des enfants à cette expérience, en leur présentant un granule, et en effet ils ont bientôt rejeté avec dégoût le soi-disant bonbon.

Résumé.

1° Nous avons obtenu par les moyens indiqués (traitements successifs par l'éther faiblement alcoolisé, puis par l'alcool à 60°) la digitaline dans un état de pureté plus grand, qui nous a permis de mieux en étudier les propriétés. Voici ses principaux caractères :

Substance de couleur *paille tendre*, d'aspect résinoïde, *très friable*, se réduisant facilement en une *poudre jaune pâle, très amère*, neutre, incristallisable, ou du moins n'offrant, au microscope, que des rudiments douteux de cristaux ; peu soluble dans l'eau, un peu plus dans l'éther concentré, et davantage dans l'éther faible ; soluble .dans l'alcool à tous les degrés, d'où elle se précipite par l'évaporation spontanée sous forme globuleuse ; caractérisée par la propriété de former avec *l'acide chlorhydrique concentré une solution verte.*

2° La digitaline, à cause de son état incristallisable, et de sa facile altérabilité pendant l'extraction, étant bien plus difficile à obtenir pure que la plupart des autres produits chimiques, nous sommes arrivés à conclure, après de nombreuses expériences, qu'il n'y aurait pas d'avantage pour la thérapeutique, dans l'état actuel des choses , à recourir au moyen long et dispendieux qui permet de se procurer la digitaline pure, et qu'il fallait se borner à tâcher de l'obtenir dans un état toujours le même, c'est-à-dire identique.

Les moyens à employer, pour arriver à ce résultat, peuvent se résumer dans les circonstances suivantes :

A. — Un procédé toujours le même, patiemment étudié et consacré par une longue habitude ;

B.—Des opérations en grand, lesquelles réussissent toujours mieux qu'en petit ;

C. — Appréciation de l'intensité de la saveur amère, par la méthode de dilution, suivant les précautions minutieuses que nous avons indiquées ;

D. — Mélange de tous les produits provenant des opérations successives; approvisionnement par masses.

3° La forme médicamenteuse qui nous a paru la plus convenable pour la digitaline, au point de vue de la sûreté et de la commodité du dosage, de la bonne conservation du médicament, comme de sa facile administration, est celle de dragées auxquelles nous avons donné, en raison de leur petit volume, le nom de *granules*.

§ II. — PRINCIPES DIVERS, AUTRES QUE LA DIGITALINE, RETIRÉS DE LA DIGITALE.

Digitalose.

La digitalose est un principe assez abondant dans la digitale; on la retrouve en proportion plus ou moins grande mêlée aux divers produits que l'on extrait de cette plante, et dont on peut la retirer en appropriant le mode d'extraction à la nature du mélange sur lequel on opère. Voici comment nous procédons pour obtenir celle qui accompagne la digitaline.

La digitaline brute ayant été traitée par l'éther faiblement alcoolisé (environ 1/10 d'alcool, densité 780), comme nous l'avons dit précédemment en parlant de la purification de ce principe, on évapore la solution en consistance pultacée. Le résidu consiste en un mélange de digitalose, de digitaline et d'une petite quantité de matière grasse On reprend par l'alcool à 60° bouillant, qui dissout la seconde substance et touche à peine aux deux autres. On traite le nouveau résidu indissous par l'alcool à 35° c^x bouillant; on recueille la partie indissoute sur un filtre, et on la comprime avant de la soumettre à un nouveau traitement. On continue un grand nombre de fois ces traitements jusqu'à ce que le produit, essentiellement composé de digitalose, soit bien complétement dépourvu de saveur amère; alors il est déjà d'une grande blancheur et offre un aspect argentin mat. On le reprend par l'alcool à 90°, on ajoute quelque peu de noir animal lavé à l'acide chlorhydrique, on porte à l'ébullition et l'on filtre bouillant. Par refroidissement le liquide se remplit d'une belle cristallisation en paillettes micacées brillantes ou en fines et courtes aiguilles : c'est la digitalose. On la purifie par une ou deux nouvelles cristallisations.

Propriétés de la digitalose. — D'un blanc de neige éclatant, inodore, insipide, d'un aspect micacé brillant ou cristallin aiguillé. Sa pesanteur spécifique est plus grande que celle de l'eau. Elle entre en fusion vers 200° centig., et constitue alors un liquide incolore si elle est bien pure, et légèrement jaune si elle retient la plus légère trace de matière étrangère ; encore moins pure elle ne fond qu'à un degré bien plus élevé. Ce principe, pur, commence à jaunir à 230° ; à 280° il devient brun ; au-dessus de ce degré il répand des fumées blanches acides, d'une odeur aromatique pénétrante, mais sans âcreté. Ces vapeurs, recueillies dans un tube courbe, s'y condensent en un liquide huileux jaunâtre, acide, sirupeux, épais, d'une saveur âcre empyreumatique, insoluble dans l'eau. Projetée sur des charbons iucandescents la digitalose y répand des fumées blanches et une odeur d'encens. Fondue sur du papier, elle y forme une tache transparente, mais qui diffère de celle produite par les corps gras, en ce qu'on peut écrire dessus avec facilité.

Insoluble dans l'eau froide ou bouillante, soluble dans l'alcool à 90°, surtout à l'aide de l'ébullition, et cristallisant par le refroidissement. Déjà bien moins soluble dans l'alcool à 70°, et de moins en moins à mesure que le liquide s'affaiblit. La solution est neutre aux deux papiers de tournesol.

Soluble en assez grande proportion dans l'éther ; facilement soluble dans le chloroforme à froid ; par évaporation elle reste sous forme d'une couche cristalline grenue.

L'*huile d'amandes* en dissout une petite quantité à l'aide

de la chaleur du bain-marie, et la laisse en grande partie déposer par le refroidissement sous forme de très fins cristaux.

L'essence de térébenthine la dissout au point d'ébullition, et la laisse déposer par le refroidissement en flocons ténus qui, vus au microscope, se montrent composés de très fines et courtes aiguilles isolées eu réunies en boules rayonnées.

Acide sulfurique à 66°. — La digitalose forme avec cet acide une dissolution limpide, *de couleur paille citron ;* en ajoutant une très petite quantité d'eau à la solution, il se précipite des flocons jaunâtres ternes. Si, au lieu d'employer pour cette expérience de l'acide très concentré, on le prend *un peu dilué*, contenant, par exemple, 2/5 d'eau en poids (et refroidi), ou encore de l'acide affaibli par son exposition à l'air, les cristaux ne se dissolvent plus que partiellement, et chose curieuse, la solution, qui *était jaune-paille avec l'acide concentré*, prend *avec l'acide dilué une teinte rose* assez belle.

Acide nitrique. — Les cristaux de digitalose, mis en contact avec de l'acide nitrique dans un tube, sont restés incolores après vingt-quatre heures. Seulement une certaine portion de ceux-ci, de lamelleux qu'ils étaient dans le principe au microscope, se sont transformés en faisceaux de fines aiguilles, sans que la masse cristalline ait sensiblement augmenté de volume.

Acide chlorhydrique fumant. — L'acide et les cristaux, placés dans un tube bouché, restent pareillement incolores. Ceux-ci augmentent de volume, et au bout de vingt-quatre heures sont en grande partie transformés en faisceaux aiguillés. Les cristaux, ainsi traités et bien lavés, ne retiennent aucune portion d'acide : on s'en est assuré en les brûlant avec un peu de carbonate de soude, et constatant l'absence de chlore dans le résidu.

Acide acétique cristallisable. — Les cristaux semblent d'abord y diminuer de volume, puis plus tard s'y gonflent en changeant de forme, comme avec les deux acides précédents ; seulement la cristallisation, examinée au microscope, est beaucoup plus belle : ce sont de superbes aiguilles longues et fines, la plupart du temps disposées en faisceaux ou en vastes amas rayonnés. L'acide acétique, séparé de ces cristaux par compression et filtration, additionné d'eau, laisse former des flocons blancs.

Si, au lieu de mettre la digitalose pure avec l'acide acétique, on ajoute préalablement à la première environ partie égale de digitalin, alors la dissolution est complète. Ainsi la présence du dernier favorise la dissolution de la première dans l'acide acétique. Cependant cette dissolution ne s'accomplit que dans de certaines limites, car on peut se servir de cet acide pour séparer la digitalose et le digitalin, à l'état brut où ces corps se trouvent mêlés ; l'acide dissout de préférence le digitalin et laisse pour résidu des cristaux de la première, qu'il suffit de laver à l'eau et de faire cristalliser dans l'alcool pour les avoir purs.

La solution alcoolique de digitalose n'est point précipitée par celle de potasse caustique, ni par celle de chlorure de barium, d'acétate de plomb neutre (toutes ces solutions faites dans l'alcool), ni par la solution aqueuse de nitrate d'argent.

Bouillie avec une solution aqueuse de carbonate de soude en excès, la digitalose ne s'y est point dissoute. Le mélange évaporé à siccité et épuisé par l'alcool bouillant, on a retrouvé les 9/10 de la matière.

Elle ne se dissout pas davantage en la faisant bouillir avec une solution aqueuse faible ou concentrée de potasse caustique, et elle ne se colore nullement. L'alcali ne paraît rien lui enlever, car le liquide filtré et saturé par l'acide acétique ne s'est pas troublé.

Délayée avec de l'alcool et un grand excès d'oxyde de plomb humide précipité du nitrate par l'ammoniaque, puis le mélange desséché, l'oxyde métallique n'a retenu que fort peu de digitalose, et l'on a pu en retirer au moyen de l'alcool les 8/10 de la quantité employée.

La même expérience, répétée avec de la litharge, on a retiré les 9/10 du produit.

Enfin, en mélangeant une solution alcoolique de digita-lose et une solution pareillement alcoolique d'acétate de plomb cristallisé, évaporant à siccité, lavant à l'eau pour enlever le sel de plomb, et reprenant le résidu indissous par l'alcool, on a obtenu toute la quantité de matière employée, preuve qu'il n'y avait nulle combinaison.

On voit d'après cela que la digitalose est une substance neutre qui ne se combine point aux acides, et ne s'unit à certains oxydes qu'en très minime proportion.

Elle est dépourvue d'azote.

Si l'on recherche ses analogies, on trouve qu'elle n'est pas sans quelques points de ressemblance avec la matière blanche résineuse qui existe sur certains fruits pulpeux (prunes, raisin, etc.) et qui a été obtenue par Berthemot (1) : ainsi elle a un point de fusion très élevé, elle est insoluble dans les alcalis ; mais elle en diffère sous beaucoup de rapports, et surtout en ce qu'elle cristallise très bien, tandis que la résine de Berthemot est amorphe.

Lorsque la digitalose cristallise avec la forme micacée, ce qui lui arrive le plus ordinairement, elle offre une res-semblance frappante avec la cholestérine : elle en a l'as-pect brillant et nacré ; comme celle-ci elle est insipide, insoluble dans l'eau, soluble dans l'éther, soluble dans l'alcool bouillant, qui en laisse déposer une partie par re-froidissement, inattaquable par les alcalis. Mais elle en diffère par un point de fusion plus élevé, et en ce qu'elle donne à la distillation un liquide sirupeux acide, tandis que la cholestérine, en pareil cas, en fournit un qui n'est ni acide ni alcalin.

____

(1) *Journ. de pharm. et de chim.*, t. IX, p. 177 (1840).

La digitalose paraît aussi avoir de la ressemblance avec le produit appelé *lactucone* (1).

On en saisira mieux, du reste, les analogies lorsque l'analyse élémentaire en aura été faite.

Matière cristalline un peu différente de la digitalose obtenue dans une circonstance particulière.

Nous avons retiré dans une circonstance spéciale une substance fort analogue à la digitalose, mais en différant toutefois par quelques propriétés.

Vers 1841, un teinture de digitale faite avec de l'alcool faible (50° cˣ.), étant devenue inutile pour le but qu'on se proposait, fut placée dans une carafe bouchée avec un simple cornet de papier, et mise de côté. Cette teinture est ainsi restée jusqu'en 1845 sans qu'on s'en soit occupé. On a trouvé, à cette époque, presque tout le liquide évaporé ; il restait seulement au fond du vase une partie sirupeuse grenue, de couleur caramel, très amère, et sur les parois, au-dessus de la première, une couche blanche mamelonnée, sèche, insipide. La couche sirupeuse amère renfermait évidemment la digitaline ; le défaut de sapidité de la couche blanche indiquait que celle-ci était exempte de ce principe.

Cette dernière couche, enlevée séparément, lavée à l'eau, puis avec de l'alcool à 35° cˣ, a été reprise par de l'alcool à 90° bouillant. Celui-ci laisse former par le refroidissement un dépôt cristallin d'un blanc parfait. Ces cristaux offrent une partie des propriétés de la digitalose ; ainsi ils sont dépourvus de saveur, insolubles dans l'eau, solubles dans l'alcool ; mais ils en diffèrent par un point de fusion plus élevé (255°), par leur insolubilité dans l'éther, et surtout parce qu'ils se combinent en proportion beaucoup plus forte avec l'hydrate de plomb (la partie

(1) *Journ. de pharm. et de chim.*, t. XI, p. 457 (1847).

non combinée avec l'oxyde offre les mêmes propriétés que
la masse primitivement employée).

Les eaux mères alcooliques provenant de la dissolution
du dépôt mamelonné primitif ont fourni par évaporation
une matière blanche farineuse analogue au digitalin.

Il est indubitable que la matière cristalline ci-dessus a
une origine commune avec la digitalose ; mais les différences signalées proviennent-elles de ce que pendant cette
longue exposition de la teinture à l'air (quatre ans), il se
sera opéré vers la fin de l'évaporation, et lorsque le liquide
est devenu plus aqueux, quelque modification ? Provien-
draient-elles de ce que le véhicule employé comme dissolvant primitif était l'alcool au lieu d'eau ; de ce qu'il y avait
là quelque matière étrangère retenue en combinaison, du
digitalin par exemple, malgré la forme parfaitement nette
des cristaux ? Ou enfin la différence dépend-elle, au contraire, d'une réaction exercée par les sels de plomb dans
le procédé ordinaire d'extraction de la digitalose ? Cela ne
semble guère probable, puisque nous venons de dire que
la partie non combinée avec l'hydrate de plomb n'avait
pas été modifiée dans ses propriétés. Mais enfin des expériences ultérieures peuvent seules permettre de répondre
à ces questions.

Digitalin.

Lorsqu'on traite la digitaline brute par l'éther faible,
dans le but de dissoudre ce principe ainsi que la digitalose,
comme nous l'avons dit aux articles *Digitaline* et *Digitalose*,
ce liquide laisse indissoute une matière blanchâtre amorphe pour laquelle nous adoptons le nom de *digitalin*, donné
par M. Kosmann à un produit tout à fait analogue dont
nous parlerons plus loin.

Pour purifier ce résidu, on le lave avec un peu d'eau
froide, puis avec de l'alcool à 35° c^x bouillant. On enlève ainsi les dernières traces de digitaline, de matières
extractives, et une substance légèrement âcre, strangu-

lante, rendant l'eau mousseuse par l'agitation lorsqu'elle est en solution concentrée, et qui paraît être indépendante du digitalin lui-même. Après ces lavages, et lorsque le résidu, goûté en solution alcoolique, est insipide ou offre tout au plus un peu d'âcreté, on le sèche et on le traite de nouveau à plusieurs reprises par l'éther, afin d'enlever le plus complétement possible les dernières portions de digitalose, qu'il retient avec une grande opiniâtreté. Le résidu séché est dissous dans l'alcool à 90° bouillant, et décoloré par le charbon animal lavé à l'acide chlorhydrique. La solution, filtrée et abandonnée à une douce évaporation, fournit un résidu blanc mat farineux, amorphe à l'œil nu.

Voici les propriétés que nous a le plus généralement offertes ce corps :

Blanc farineux, non cristallin à l'œil nu ; au microscope poudre quelquefois amorphe ; d'autres fois offrant des mamelons aiguillés confus ; inodore, insipide lorsqu'il est goûté à l'état solide, très légèrement âcre lorsqu'on le goûte à l'état de demi-dissolution que lui fait éprouver l'eau bouillante.

Exposé à l'action de la chaleur, il commence à devenir gris vers 200°. A mesure que la température s'élève, il se colore de plus en plus, noircit, se ramollit en se boursouflant, et éprouve une fusion imparfaite vers 270°. A une température plus élevée il répand des vapeurs acides, d'une odeur aromatique non pénétrante, et laisse former quelques stries huileuses sur les parois du tube.

Une petite portion, jetée sur des charbons incandescents, y répand une odeur qui rappelle un peu l'encens, mais qui est bien moins agréable et moins prononcée qu'avec la digitalose.

Le digitalin est insoluble dans l'eau froide, mais il cède presque toujours à l'eau bouillante une proportion variable d'une matière qui la rend mousseuse vers la fin de l'évaporation, et reste sous forme d'un vernis transparent, s'enlevant en écailles blanches, d'une saveur légèrement âcre (1). La partie laissée indissoute par l'eau bouillante, reprise ensuite par l'alcool, fournit un produit plus opaque et plus cristallin que la matière primitive, mais à peu près aussi insoluble dans l'éther.

Le chloroforme en dissout une partie à froid, et un peu davantage à chaud.

Insoluble dans l'éther.

Le digitalin se dissout avec facilité dans l'alcool à 90, surtout à la faveur de l'ébullition, et ne s'en sépare pas par le refroidissement. Il est pareillement très soluble dans l'alcool à 70° ; mais celui-ci en laisse déposer une partie par le refroidissement. Ces solutions alcooliques, concentrées et abandonnées à elles-mêmes, acquièrent par le refroidissement une consistance gélatineuse; il ne faut même qu'une faible proportion de digitalin pour produire cet effet.

Acide sulfurique à 66° : le dissout en formant une solution ambrée caramel, d'où l'eau le précipite sous forme de flocons gris fauve. Le même acide un peu plus aqueux donne lieu à une solution pourpre ou couleur de sang.

Acide nitrique : le dissout à froid, et la solution contracte à peine une teinte verdâtre pâle ; étendue d'eau, elle ne laisse rien précipiter.

Acide chlorhydrique : ne le dissout point, et lui communique seulement une teinte gris sale, puis lie de vin.

Acide acétique à 10° : le dissout, et la solution est précipitée par l'eau.

La solution provenant du traitement du digitalin par l'eau bouillante, simplement décantée après deux heures de repos et restée opaline, a offert les propriétés suivantes :

(1) Cette propriété de rendre l'eau mousseuse, rapprochée de la saveur légèrement âcre de cette partie du digitalin, porte à se demander s'il n'y aurait pas là une petite quantité d'un principe analogue à la saponine, à l'acide polygalique, produits qui offrent, à un degré très prononcé, les deux propriétés dont nous parlons.

Réaction nulle sur les deux papiers de tournesol.

Acétate et sous-acétate de plomb : n'augmentent que d'une manière fort légère l'opalinité du liquide.

Chlorure ferrique, } le rendent à peine plus opaque.
Nitrate argentique, }

Acide sulfurique étendu de 9 parties d'eau : n'éclaircit pas le liquide, même à l'aide de l'ébullition.

Solution de carbonate de soude : ne rend pas le liquide transparent, même par l'ébullition ; et après un repos suffisant, il laisse séparer des flocons plus vite que la portion du liquide sans addition.

La solution alcoolique de digitalin offre cette particularité, qu'elle est précipitée par la solution alcoolique ou aqueuse de potasse caustique. Elle n'est point troublée par les solutions alcooliques d'acétate de plomb, de chlorure de calcium, de barium, de zinc.

Bouilli avec de la lessive des savonniers étendue de partie égale d'eau, le digitalin s'est dissous partiellement ; le liquide filtré et sursaturé par l'acide sulfurique, a laissé précipiter des flocons blancs.

Mélangé, soit avec de la litharge, soit avec de l'oxyde de plomb précipité du nitrate par l'ammoniaque, et le tout desséché, le digitalin ne s'est combiné avec ces oxydes que dans des proportions fort minimes. (On a retiré par l'alcool les 9/10es de la matière employée.)

Le digitalin n'offre donc que des propriétés électro-négatives très faibles, et l'on doit le ranger aussi dans la classe des corps neutres.

Cette matière, que nous avons préparée un grand nombre de fois, ainsi que la digitalose, nous a offert quelques variations dans ses propriétés, comme de se dissoudre dans l'eau bouillante en proportion différente, d'être plus ou moins amorphe ou cristalline, plus ou moins réfractaire à la fusion ; mais toujours elle s'est montrée insoluble dans l'éther, facilement soluble dans l'alcool, d'une affinité presque nulle pour les oxydes de plomb.

Elle est très analogue au produit que M. Kosmann a fait connaître en 1845, sous le nom de digitalin : aussi nous sommes-nous dispensés de créer un nom nouveau pour notre produit, et cela d'autant mieux que la matière obtenue par nous, de même que celle que nous a fournie le procédé de M. Kosmann, et dont nous allons parler, ne sont point des substances chimiquement pures : l'aspect différent de la partie enlevée par l'eau, et de celle qui refuse de s'y dissoudre, la variation dans les propriétés du produit, selon le mode d'extraction suivi, en sont des preuves évidentes.

Il est à remarquer que le digitalin et la digitalose se trouvent toujours ensemble, et qu'ils sont l'un et l'autre assez abondants dans la digitale ; là où nous avons trouvé l'un, nous avons rencontré l'autre ; et s'il est facile de séparer une forte proportion de la deuxième, soit au moyen de l'éther pur, qui ne dissout que celle-ci, soit par l'alcool bouillant, qui la laisse cristalliser par le refroidissement ; si l'on peut, par ces moyens, purifier complétement le dernier principe, il est au contraire fort difficile d'arriver à débarrasser entièrement le digitalin des dernières traces de digitalose : il semble qu'il n'y ait pas seulement mélange, mais combinaison avec les dernières traces de la matière restante. Ainsi, on remarque que le point de fusion de la digitalose s'abaisse successivement vers 200°, à mesure que celle-ci est mieux purifiée par des cristallisations répétées ; tandis que, d'un autre côté, le digitalin se ramollit d'une manière d'autant plus marquée vers 270°, qu'on y a observé plus de cristaux au microscope ; de telle sorte qu'on est fondé à se demander si le digitalin ne renferme pas toujours une petite quantité de digitalose opiniâtrément retenue, et qui en masquait plus ou moins les propriétés réelles.

La digitalose et le digitalin existent aussi dans le précisité brut formé par le sous-acétate de plomb, dans les traitements aqueux que l'on fait subir à la digitale pour l'ex-

traction de la digitaline, et c'est même de ce précipité
qu'il est le plus facile de l'extraire. Il suffit pour cela de
laver le dépôt brut, de le traiter, après dessiccation, par
l'alcool à 90°, et de distiller jusqu'à réduction à 1/5e environ. Le liquide restant fournit, par suite du refroidissement, un abondant dépôt blanc, plus ou moins cristallisé,
que l'on isole par filtration et qu'on lave avec de l'eau,
puis de l'alcool à 35° c^r, comme il a été dit ci-dessus.
Le résidu cristallin, micacé, blanc, séché et traité par
l'éther, fournit, d'une part, la digitalose en solution ;
tandis que le résidu indissous est surtout constitué par le
digitalin. On purifie ces deux substances de la manière indiquée.

Digitalin de M. Kosmann.

Dès le mois de février 1845, nous avions obtenu la
substance que nous venons de décrire, et nous en avions
déposé un échantillon cacheté à la Société de pharmacie,
en attendant que nous eussions terminé notre travail. Au
mois d'août de la même année, M. Kosmann faisait connaître, de son côté, une substance analogue à laquelle il
donnait le nom de *digitalin* (1), nom que nous avons nous-
mêmes adopté ultérieurement, comme nous l'avons dit au
précédent article.

Nous avons préparé ce produit en suivant le procédé indiqué par l'auteur ; c'est-à-dire qu'ayant mis de côté le
précipité brut jaunâtre, formé par le sous-acétate de plomb
dans un soluté aqueux de digitale, nous l'avons traité par
une solution de carbonate de soude à la température de
l'ébullition. Le liquide filtré, nous l'avons sursaturé par
l'acide sulfurique étendu ; le précipité produit a été lavé,
séché et traité par l'alcool à 85° bouillant, qui a fourni par
évaporation un résidu cristallin que l'éther a séparé en
deux parties, dont l'une, indissoute, est le digitalin à l'état

---

(1) *Journ. des conn. méd.*, 1re série, t. XII, p. 377, 2e div., et *Revue
scientifique*, 2e série, t. IX, p. 119 (1846).

brut ; tandis que la partie dissoute contient la matière huileuse appelée par l'auteur, *acide digitoléique*, mêlée avec
d'autres substances.

Le digitalin purifié nous a offert sensiblement les propriétés indiquées par l'auteur, avec quelques variantes
qu'explique l'état complexe du produit (1).

Digitalide.

Dans le but de mieux nous rendre compte de ce qui se
passait dans les diverses phases de l'extraction de la digitaline, nous avons essayé de procéder à une élimination
successive des divers principes de la plante, par des
moyens qui nous permissent de recueillir ceux-ci au fur
et à mesure de leur élimination, jusqu'à ce que nous fussions arrivés à n'avoir plus que la digitaline devenue libre.

Ainsi nous avons fait agir tour à tour, et successivement
sur de l'extrait aqueux de digitale préparé avec le plus
grand soin, d'abord du carbonate de plomb, puis de la litharge, et enfin un lait d'hydrate de plomb obtenu en
précipitant le nitrate par un excès d'ammoniaque (2) ;
chaque mélange desséché a été épuisé d'abord par l'alcool,
qui fournissait par l'évaporation un extrait exempt de
plomb, représentant la matière brute employée, moins les
principes restés unis au plomb. La partie indissoute, c'est-
à-dire le composé de plomb, était ensuite lavé à l'eau ; et
cette eau de lavage, ainsi que le résidu plombique lavé,
soumis séparément à l'action de l'hydrogène sulfuré, pour
éliminer le plomb et avoir isolément les produits.

Sans entrer ici dans des détails dont l'importance ne
ustifierait pas la longueur, nous dirons que les principes
que l'on élimine d'abord par le carbonate de plomb et la
litharge sont surtout du tannin, des matières colorantes et

(1) Berzelius (*Ann.* de 1848, p. 284) avait considéré le digitalin de
M. Kosmann comme paraissant être de la salicine ; c'est une erreur.
(2) Composé qui retient, comme on le sait, de l'acide nitrique.

extractives, et sans doute de l'acide digitalique ; puis des matières dont l'aspect et les principales propriétés se rapportent à la digitalose et au digitalin, tous corps déjà connus ; enfin, en faisant agir l'hydrate de plomb, on isole une substance blond roux, ayant l'aspect d'une gomme colorée, mais offrant des propriétés différentes, et dont nous allons parler sous le nom de *digitalide*. Le produit ultime, après ces éliminations successives, est la digitaline elle-même.

Extraction de la digitalide. — Après avoir fait agir successivement le carbonate de plomb, puis la litharge sur l'extrait aqueux ou alcoolique de digitale, comme il vient d'être dit, ou mieux encore sur le dépôt qui se forme spontanément dans les solutés aqueux de digitale très chargés, dont nous parlerons plus loin, on mêle au dernier produit obtenu par l'alcool, et en partie décoloré par ces traitements même, un grand excès d'hydrate de plomb en bouillie ; on laisse en contact pendant une journée, puis on dessèche à l'étuve. Ce résidu, très friable, est épuisé par l'alcool à 90°, qui dissout la digitaline, en même temps qu'une portion de digitalin et de digitalose qui n'avait point d'abord été enlevée par les premiers composés de plomb employés. Le résidu d'hydrate de plomb, bien épuisé par plusieurs traitements alcooliques pour tâcher d'enlever les dernières traces de digitaline (ce qui est très long), est délayé dans l'eau et soumis à un courant d'hydrogène sulfuré. Le liquide filtré et bouilli est additionné de carbonate de soude, pour neutraliser l'acide nitrique provenant du composé plombique employé ; on le soumet ensuite à une douce évaporation. On lave rapidement le résidu avec très peu d'eau pour enlever les sels déliquescents ; on dessèche de nouveau, et l'on reprend par l'alcool à 85°. Celui-ci, évaporé, donne finalement une petite quantité d'un produit en écailles blondes, que nous désignons sous le nom de *digitalide*, et dont une certaine portion a sans doute été d'abord entraînée par les sels de plomb, et perdue avec les matières extractives.

Propriétés de la digitalide. — Écailles blondes, saveur douceâtre, avec un arrière-goût âcre un peu amer (dernière saveur qu'elle doit sans doute à une trace de digitaline retenue) ; peu soluble dans l'alcool à 90° ou au-dessus, soluble en plus forte proportion dans l'alcool à 80°, et encore davantage dans celui qui ne marque que 60 ou 50° ; forme avec l'eau une solution légèrement trouble, neutre. Cette dernière solution additionnée de tannin, d'acétate de plomb neutre ou basique, donne lieu à des flocons blancs ; le perchlorure de fer lui donne une teinte brunâtre et la trouble un peu davantage ; le cyanure ferroso-potassique, le nitrate d'argent, le carbonate de soude, l'acide sulfurique étendu au 1/10°, ne troublent pas cette solution. La solution alcoolique est précipitée par celle de potasse caustique. L'acide sulfurique à 66° dissout la digitalide, en prenant un aspect rouge de sang terne ; l'eau sépare de cette solution une petite quantité de flocons gris roux.

Chloroforme. — Ce liquide, même à l'ébullition, n'enlève presque rien à la digitalide.

Elle est soluble dans l'acide acétique cristallisable, d'où l'eau ne la précipite pas. Brûlée dans un tube de verre, elle répand des vapeurs acides, ce qui tend à faire penser qu'elle est dépourvue d'azote.

Cette substance nous a paru se rapprocher de la partie du digitalin soluble dans l'eau, dont nous avons parlé en son lieu ; mais elle est plus colorée. Ce rapprochement s'appuie sur l'analogie d'une partie des réactions, et surtout sur cette propriété peu commune, ou du moins peu souvent signalée parmi les matières organiques, d'être précipitée de sa solution alcoolique par la potasse caustique, même en solution peu concentrée.

La digitalide offre de l'analogie avec la substance que M. Lepage a extraite des écorces de hêtre, et à laquelle il n'a pas donné de nom, substance qui se rapproche ellemême de la corticine de M. Braconnot (1). Mais pour lui

(1) *Journ. de pharm. et de chim.*, t. XII, 1847, p. 181.

assigner au juste une place dans la série des principes
immédiats, il faudrait l'avoir obtenue en plus grande
quantité que nous n'avons eu le temps et la possibilité de
le faire jusqu'ici , et avoir été à même d'en étudier plus
amplement les propriétés.

Il est à noter que c'est seulement à partir du moment
où cette matière a été séparée de la digitaline que celle-ci,
mise en liberté , et ainsi débarrassée de l'un des derniers
principes avec lesquels elle est unie dans la plante, a re-
vêtu les propriétés qui la caractérisent. Ainsi, jusque-là
soluble dans l'eau, et peu soluble dans l'alcool à 96°, elle
subit une inversion de ces deux propriétés par le fait même
de la séparation de la digitalide ; elle est, dès lors, devenue
peu soluble dans l'eau, très soluble dans l'alcool à tous
les degrés, même à 99°, et son amertume a acquis une
plus grande intensité.

Acide digitoléique.

La digitale renferme une matière grasse acide, que nous
avions souvent rencontrée dans nos manipulations sur
cette plante, sans avoir constaté d'autres propriétés que
sa nature grasse acide. M. Kosmann, ayant de son côté
obtenu cette substance, en a étudié et fait connaître les
propriétés sous le nom d'*acide digitoléique* (1).

M. Kosmann a obtenu cette matière dans la même opération qui lui avait fourni le digitalin. Quant à nous, nous
l'avons retirée par un autre procédé, qui consiste à apporter une légère modification au mode opératoire par lequel
on se procure la digitalose. La digitaline brute, en effet,
ayant été traitée par l'éther alcoolisé, celui-ci dissout la
digitalose, la digitaline et l'acide digitoléique, et les laisse
par évaporation. Ce résidu est repris par l'alcool à 60°, qui
dissout la digitaline, comme il a déjà été dit à l'article *Di-*

(1) Kosmann, *Journ. des conn. méd.*, 1re série, t. XII, p. 277 (1845),
2e div. du vol.

gitalose. On a dès lors un résidu indissous composé de ce dernier principe et de matière grasse. On le fait sécher, puis on l'étend en couche mince dans du papier non collé, et on l'expose à l'étuve à une température d'environ 40° c. Le corps gras est absorbé par le papier, qu'il suffit ensuite de traiter par l'éther pour avoir le produit cherché.

Nous lui avons trouvé les propriétés suivantes : teinte jaune pâle, consistance onguentacée, légèrement grenu; laisse voir au microscope des cristaux prismatiques, ou en forme de grosses et courtes aiguilles (ceux-ci sont-ils de nature grasse, ou appartiennent-ils à la digitalose, que nous savons être soluble dans les corps gras?); saveur un peu âcre, odeur rance ; fond vers 30° c^x. Rougit le papier bleu de tournesol; insoluble dans l'eau, soluble dans l'alcool et dans l'éther qu'il rend acides. La solution alcoolique forme des flocons blancs dans la solution également alcoolique d'acétate de plomb, et aussi, mais plus légèrement, dans celle de chlorure de barium. Ce sont bien là les caractères principaux de l'acide digitoléique, donnés par M. Kosmann.

Acide pectique.

En traitant par une solution de carbonate de soude de la poudre de digitale successivement épuisée par l'eau, l'alcool et l'éther, on en retire, en se conformant au reste du procédé indiqué en pareil cas, une matière d'aspect gélatiniforme offrant les principales propriétés de l'acide pectique.

Matière colorante orangée cristalline.

Une teinture de digitale, préparée avec de l'éther d'une densité d'environ 0,756, ayant été distillée, et le résidu abandonné à l'air, on a obtenu un liquide épais, sirupeux, vert noirâtre. En examinant ce résidu au microscope, on y découvre des cristaux d'une belle teinte orangée rougeâtre, ayant la forme de prismes allongés terminés en bi-

seau, souvent disposés en X ou même groupés en faiscèaux.
Il est probable que ces cristaux sont analogues ou semblables à ceux que M. Nativelle a observés dans une teinture
alcoolique de cette plante, qui avait été longtemps exposée
à l'air dans un flacon simplement bouché avec du papier.
Nos cristaux ne se trouvaient qu'en petite quantité dans le
liquide, et nous n'avons pu les isoler.

C'est sans doute cette matière colorante qui donne aux
solutés.de digitale la teinte rougeâtre caramel qui leur est
spéciale, et qui est surtout apparente lorsqu'on fait agir
l'eau ou l'alcool sur de la poudre préalablement débarrassée de la chlorophylle par l'éther pur.

Matière albuminoïde.

En faisant agir l'eau sur la poudre de digitale préalablement épuisée par l'éther, puis par l'alcool, on a obtenu
un liquide de couleur ambrée feuille-morte, de saveur
fade sans amertume, ne se troublant nullement par
l'ébullition. Mais concentré par l'évaporation, il a laissé
former des flocons grisâtres, lesquels, isolés par filtration
et brûlés dans un tube de verre, ont donné une odeur de
pain grillé et des vapeurs très alcalines. Cet ensemble de
caractères se rapporte à une matière albuminoïde ou ca-
séeuse.

D'un autre côté, nous avons aussi constaté que le suc
de digitale fraîche, filtré à plusieurs reprises pour en
séparer les dépôts formés spontanément, puis soumis à
l'ébullition, donnait lieu à la formation de flocons.

Dépôt formé spontanément dans les solutés aqueux de digitale très chargés.

Lorsqu'on traite la digitale par l'eau et par la méthode
de déplacement, de manière à avoir directement un soluté
très concentré, celui-ci ne tarde pas à se troubler, surtout
si la digitale est de bonne qualité. Il s'y produit des flocons qui se réunissent sous forme d'un dépôt assez abon-

dant, d'aspect brun verdâtre résinoïde lorsqu'il est desséché. En soumettant ce dépôt aux traitements successifs par les composés de plomb, que nous avons indiqués en parlant de la digitalide, on constate qu'il renferme les mêmes principes que l'extrait aqueux ou alcoolique : seulement ils s'y trouvent dans des proportions toutes différentes. Ainsi les matières colorantes et extractives y sont peu abondantes, tandis que le tannin et la digitaline, la digitalose, le digitalin et la digitalide y prédominent. Ce produit se prête bien à l'extraction du dernier principe.

Traitement de la digitale par l'alcool après l'eau.

De la digitale épuisée par l'eau a été traitée par l'alcool à 85°. Nous avons obtenu pour résidu de la distillation de celui-ci une masse assez abondante d'un vert noirâtre foncé, de consistance de cire, insoluble dans l'eau, d'une odeur forte, rappelant la digitale, entrant en fusion à 80° et n'offrant qu'une légère amertume.

En reprenant cette masse par un peu d'eau, celle-ci en extrait une petite quantité de matière amère, jaunâtre, limpide, extractive. Ainsi privé du peu de digitaline que ce résidu contenait, on l'a soumis aux traitements successifs par les oxydes de plomb indiqués à l'article *Digitalide*, On est arrivé par ce moyen à en retirer une forte proportion de digitalose et de digitalin, et à peine une trace de digitalide ; une petite quantité de matière huileuse acide (acide digitoléique), indépendamment de la matière verte proprement dite (chlorophylle).

La propriété offerte par ce produit à l'état brut, de fondre à 80°, avait tout d'abord fait présumer qu'il renfermait de la cire ; cependant nous n'avons pu y constater l'existence de celle-ci ; le degré de fusion peut très bien résulter de la présence simultanée de la digitalose et de l'acide digitoléique.

Traitement de la digitale par l'éther après l'eau et l'alcool.

A l'eau et à l'alcool par lesquels on avait traité la digitale, nous avons (après dessiccation) fait succéder l'éther. Celui-ci s'est coloré en vert et a laissé pour résidu une matière vert noirâtre fort analogue à la précédente, mais en quantité beaucoup moindre. Comme celle-ci elle offrait une odeur rappelant la digitale, et elle était peu sapide; mais elle fondait à une température plus basse, ce qui indique qu'elle devait renfermer plus de matière huileuse.

Ce fait d'une certaine portion de matière verte que l'alcool n'avait pu dissoudre, mais qui a ensuite été enlevée par l'éther, coïncide avec l'observation maintes fois faite de l'impossibilité de jamais décolorer entièrement la poudre de digitale (en tant que couleur verte) par l'alcool, tandis qu'on y parvient très bien avec l'éther.

Coup d'œil général; procédés divers.

Si après avoir exposé les faits et les expériences qui précèdent, nous essayons de jeter un coup d'œil d'ensemble sur les différents produits obtenus, d'examiner dans quel état ceux-ci peuvent se trouver dans la plante, quel rôle jouent les composés employés pour les obtenir , et par suite, quels doivent être les meilleurs moyens d'extraction de la digitaline, nous sommes conduits aux considérations suivantes.

D'abord il est de toute évidence que plusieurs des principes existants dans la digitale, par exemple la digitaline et la digitalose, qui, une fois isolées, sont à peine ou nullement solubles dans l'eau, se trouvaient primitivement dans la plante à un état tel, qu'elles pouvaient être dissoutes par ce véhicule, puisque l'opération initiale et fondamentale de notre mode d'extraction consiste en un traitement aqueux. Il y a seulement une certaine portion de ces matières qui reste indissoute dans la digitale, et qu'on retrouve dans les produits subséquents obtenus au moyen de l'alcool et de l'éther.

Le corps auquel il nous a paru que l'on devait surtout rapporter la propriété de favoriser la dissolution dans l'eau de la digitalose et de la digitaline, et en particulier de celle-ci, est la digitalide. Nous avons vu, en effet, à l'article de cette dernière, que c'est ce corps que la digitaline retient avec le plus d'opiniâtreté, et que malgré la tendance de la digitalide à se combiner avec l'oxyde de plomb, on parvient difficilement à l'enlever, du moins en totalité ; et tant qu'on n'y est point parvenu, on n'obtient qu'un produit plus ou moins décoloré, se présentant après la dessiccation sous forme d'écailles d'apparence extractive ou gommeuse, partiellement solubles dans l'eau, peu solubles dans l'alcool concentré, et ne se précipitant point par l'effet de l'évaporation spontanée des solutions alcooliques avec la forme pulvérulente ou floconneuse qui distingue tout d'abord la plupart des principes immédiats non cristallisables des matières extractives. Il est possible que ces dernières, ainsi que l'acide digitalique (obtenu par M. P. Morin), contribuent aussi à maintenir à l'état de dissolution dans la plante les corps dont nous parlons.

L'affinité que nous connaissons à la digitaline pour le tannin semble indiquer que celle-ci doit se trouver dans la plante à l'état de tannate, et, en effet, le dépôt qui se forme spontanément dans les solutés aqueux de digitale renferme une assez forte proportion de cet acide. Cependant les résultats obtenus en préparant des extraits de digitale par le chloroforme, et dont il sera parlé ailleurs (§ III), autorisent des doutes à ce sujet.

Si l'on éprouve de la difficulté pour arriver à cette élimination complète de toutes les matières étrangères à la digitaline, cela provient peut-être des faibles affinités de ces substances pour les bases métalliques employées, et aussi de ce qu'il n'y aurait pas seulement mélange entre ces principes dans la plante, mais combinaison, du moins, entre plusieurs : — combinaison incomplète et mal définie sans doute, en rapport avec les faibles affinités de ces matières, et dont les effets deviennent surtout manifestes lorsqu'on enlève les dernières portions de l'une d'elles à la masse d'une autre.

Quoi qu'il en soit, il est certain que dans les différents traitements que l'on fait subir à la digitale, on retrouve partout ces mêmes corps, mais dans des proportions sujettes à varier.

Par exemple, dans le dépôt qui se produit si promptement au contact de l'air dans les solutés aqueux de digitale très chargés, nous avons vu une assez forte proportion de digitaline, de digitalide, de digitalin et de digitalose, peu de matières colorante et extractive.

Dans l'extrait aqueux on retrouve les mêmes substances, mais les matières extractives et colorantes y prédominent (sans compter les sels minéraux renfermés dans la plante).

L'extrait par l'alcool concentré est composé des mêmes éléments, mais la matière colorante verte (chlorophylle brute), et sans doute la digitalose et le digitalin, s'y trouvent en proportion plus grande que dans l'extrait aqueux, qui est à peu près exempt de chlorophylle.

Ancienne digitaline ou digitaline noire.

Lorsqu'on fait réagir sur les extraits de digitale des agents chimiques faibles, comme la litharge, ou des sels de plomb en petite quantité et très dilués, on élimine promptement une certaine partie des matières extractives les plus foncées en couleur, ainsi que les acides tannique et digitalique, et sans doute plus ou moins de digitalide : tous corps qui, en raison de leurs tendances électro-négatives plus ou moins prononcées, se combinent les premiers avec l'oxyde de plomb, et l'on obtient par évaporation, après s'être débarrassé de l'excès de métal dans le cas où l'on a employé les sels, un résidu extractiforme d'un aspect caramel brunâtre ou noirâtre, déliquescent, mêlé de sels étrangers ; c'est ce produit qu'on nommait autrefois digitaline, et que jusqu'à l'époque de notre travail on a livré sous ce nom au commerce. (Voy. l'*Historique.*)

Si l'on fait réagir plus fortement et en plus grande proportion les sels ou l'hydrate de plomb sur les extraits de digitale, on élimine encore une plus grande quantité de matières extractive et colorante, et l'on obtient un produit blond jaunâtre ou verdâtre, retenant, entre autres corps, une certaine proportion de digitalide, à la faveur de laquelle la digitaline peut encore se dissoudre plus ou moins bien dans l'eau.

Pour parvenir à séparer ce reste de matières étrangères, il faut faire agir encore plus énergiquement les composés de plomb sur la digitale, mettre par exemple un grand excès d'hydrate de plomb précipité par l'ammoniaque : alors on obtient un produit bien moins abondant, il est vrai, mais plus riche en digitaline. En un mot, tant que l'on ne fait agir sur les produits bruts retirés de la digitale que des oxydes ou des sels de plomb en faible quantité, ou dans des conditions de réaction défavorables, on ne parvient point à éliminer la totalité des principes étrangers ; il faut, pour arriver au but, faire agir de fortes proportions de sels de plomb, quitte à altérer et à perdre une portion de digitaline, pour avoir ce qui en reste dans un plus grand état de pureté.

D'après ces faits on s'explique, d'une part, pourquoi certains procédés qui ont été proposés pour l'extraction de la digitaline ne donnent que des produits de qualité inférieure ; et d'autre part, on peut aisément saisir les circonstances dans lesquelles on doit se placer pour obtenir un produit de bonne qualité.

Question de la préexistence des produits obtenus.

Quelques mots, avant de terminer, pour répondre à certaines objections.

Tous les produits que nous venons d'énumérer et qui ont été obtenus, soit par nous, soit par d'autres, préexistent-ils dans la digitale? Ou bien quelques uns d'entre eux auraient-ils pris naissance par l'effet de réactions opérées pendant les manipulations employées pour l'extraction de ces corps?

Disons, d'abord, que nous croyons à la préexistence des principaux. En effet, pour ce qui est de la digitalose et du digitalin, M. Kosmann dit avoir vu les cristaux de son digitalin dans l'infusion aqueuse de digitale examinée au soleil et à la faveur du reflet des rayons lumineux (ce devait plutôt être de la digitalose).

De notre côté, nous rappellerons que nous avons obtenu d'une teinture alcoolique, simplement exposée à l'air, une substance blanche cristallisée, ne différant que légèrement de la digitalose ; et dans les eaux mères de la solution alcoolique de celle-ci, une matière blanche offrant l'aspect du digitalin.

Non seulement la préexistence de ces matières cristallines blanches nous semble évidente; mais une partie s'y trouve indépendante de la digitaline, puisqu'on en a retiré une assez forte proportion de la partie verte à peine amère de la plante. (Voy. précédemment, article *Traitement de la digitale par l'alcool après l'eau.*)

L'acide digitoléique a été retiré, non seulement du mélange de matières blanches (digitalose et digitalin) et de digitaline, c'est-à-dire après la réaction du sel de plomb ; mais aussi après la seule action de l'oxyde de ce métal sur l'extrait vert noirâtre insipide, dont nous venons de parler. Il faut donc aussi admettre sa préexistence dans la plante sèche, ou tout au moins celle d'une oléine qui lui aurait donné naissance.

L'acide digitalique préexiste aussi, suivant M. P. Morin (Journ. de pharm. et de chim., 1845, p. 299).

Pour la digitaline, tout nous porte à croire qu'il en est de même. En effet, si l'on se guide sur l'amertume, on voit qu'elle reste toujours de même nature, il n'y a que l'intensité qui varie; et en suivant cet indice, pas à pas, durant le cours des manipulations, on retrouve constamment cette saveur amère, augmentant à mesure que les corps associés à la digitaline sont éliminés.

Que dans le traitement de la digitale, on commence par faire agir l'eau, l'alcool, l'éther ou le chloroforme (voy. § III), peu importe, on obtient toujours un extrait amer, dans lequel l'état de concentration de la digitaline varie suivant la proportion des autres principes enlevés simultanément par le liquide, mais dont on peut toujours parvenir à retirer une digitaline de même nature.

Quand on laisse exposé à l'air un soluté aqueux de digitale très concentré, il s'y opère quelques modifications qui changent promptement les conditions de solubilité du composé digitalique amer, dont une partie se sépare bientôt sous forme de flocons; mais ces modifications ne peuvent être que légères, et semblent porter surtout sur la proportion des composants; on en retire, d'ailleurs, une digitaline offrant les mêmes propriétés.

Que pendant le traitement employé pour obtenir la digitaline, il y ait une portion de celle-ci de décomposée et de transformée en d'autres corps, dont certains se perdent peut-être dans les eaux mères, cela est possible ou plutôt certain; mais cette perte de produits ne se retrouve-t-elle pas, à des degrés divers, pour tous les principes d'origine organique, à commencer par le sucre de betterave, dont la fabrication a cependant été si attentivement étudiée depuis trente ans par un grand nombre d'hommes habiles et expérimentés, et portée à un si haut degré de perfection par leurs efforts successifs. Or si, malgré cette pratique longue et éclairée, on n'est encore parvenu à retirer que la moitié ou à peu près du sucre contenu dans cette racine, doit-on s'étonner que nous n'obtenions pas toute la digitaline renfermée dans la plante? A part ces chances de perte, qui rentrent, disons-nous, dans la classe des causes générales d'altération attachées à l'extraction des principes immédiats, et qui seulement sont plus grandes, jusqu'à ce moment, pour la digitaline, nous obtenons la partie inaltérée de celle-ci dans un état (intrinsèque) que tout nous annonce devoir être celui où elle se trouve dans le végétal.

Cette constance, cette identité dans la nature des produits obtenus par des moyens divers, ne devrait pas s'observer si ce principe ne préexistait pas lui-même dans la plante. Les choses ne se passent pas ainsi avec les amandes amères, avec les semences de moutarde, et l'on voit apparaître des phénomènes divers, des corps différents, suivant les véhicules et les réactions auxquels on soumet ces substances.

Si, d'un autre côté, on examine la nature des corps employés à l'extraction de la digitaline, on n'y rencontre pas de modificateurs puissants que l'on soit habitué à voir opérer des transformations organiques.

En effet, nous n'avons recours ni aux alcalis caustiques, ni aux acides minéraux, ni à l'action de la chaleur ; un sel de plomb, du carbonate et du phosphate de soude, de l'oxalate d'ammoniaque, du tannin, de l'oxyde de plomb, voilà nos agents. Ils sont, comme on le voit, peu énergiques de leur nature ; et il faut encore ajouter que, le tannin excepté, aucun d'eux n'entre en combinaison avec la digitaline, mais bien avec les corps étrangers qn'ils doivent éliminer ; quant au tannin, il ne viendra à l'idée de personne qu'il puisse modifier celle-ci, lui qui existe naturellement dans la plante en combinaison ou mélangé avec cette substance.

Les considérations que nous déduisons de l'observation des faits, comme celle que nous empruntons à l'examen des propriétés générales des corps, nous conduisent donc à une même conclusion: — Que la digitaline, telle que nous l'obtenons, préexiste réellement dans la plante, et qu'elle n'est nullement le produit d'altérations survenues pendant les manipulations. Les expériences physiologiques et thérapeutiques viendront plus tard appuyer ces conclusions (2ᵉ partie).

Enumérations des principes jusqu'ici extraits de la digitale ou signalés dans cette plante, et qui nous paraissent en effet y exister.

1° La digitaline;
2° La digitalose;
3° Le digitalin;
4° La digitalide;
     quatre principes qui se classent parmi les substances neutres.

5° L'acide digitalique ;
6° L'acide antirrhinique ;
7° L'acide digitoléique ;
8° L'acide tannique ;
9° L'amidon ?
10° Le sucre ;
11° La pectine;
12° Une matière azotée albuminoïde ;
13° Une matière colorante rouge orange cristallisable ;
14° De la chlorophylle ;
15° Une huile volatile.
Plus le ligneux, qui forme la trame de toutes les plantes.

La digitale pourprée a fourni à M. Wrightson 10,89 pour 100 de cendres (1).

100 gram. de ces cendres se composaient de :

Acide carbonique.	13,15
Charbon et sable	10,94
Silice.	09,58
Chlore	04,09
	37,76

(1) WRIGHTSON, *Revue scientifique*, 2ᵉ série, t. VII, p. 80 (1845).

Report.	37,76
Oxyde ferrique.	01,46
Chaux.	11,82
Magnésie.	04,90
Potasse.	32,64
Soude.	06,39
Acide phosphorique.	02,39
— sulfurique.	02,84
Total.	100,20 (1)

Nota. — Une partie de la potasse fournie par l'incinération devait se trouver dans la plante à l'état de *nitrate.* En effet, la présence de *nitrate de potasse* y a été rendue évidente par des personnes qui, antérieurement, l'ont isolé sous forme de beaux cristaux, croyant avoir ainsi la digitaline (2).

Caractères distinctifs des principaux produits autres que la digitaline.

DIGITALOSE (Homolle et Quevenne).

Bel aspect blanc cristallin, presque toujours micacé ; point de fusion très élevé (200) : se dissout dans l'*acide sulfurique à 66°,* en lui communiquant une *simple teinte jaune-paille,* tandis que, avec *le même acide un peu dilué,* elle forme une *solution rose.* Elle est neutre, insipide, soluble dans l'éther et dans l'alcool, insoluble dans l'eau.

(1) De notre côté, nous avons obtenu, avec des échantillons de poudre dont il sera parlé dans les §§ III et IV, les quantités de cendres suivantes, pour 100 gram. de poudre de digitale.

Échantillon A (première poudre).	8,44.
Échantillon B (dernière poudre).	9,30.

Ces cendres nous ont paru contenir un peu de manganèse.

(2) *Bulletin de thérapeutique,* t. VI, p. 288 (1834) ; *Journ. de phar.* 2e série, t. XXI, p. 130 (1835).

DIGITALIN (découvert en même temps, d'une part, par M. Kosmann, et de l'autre, par Homolle et Quevenne).

C'est une matière neutre, farineuse blanche, offrant des indices de cristallisation au microscope, insoluble dans l'éther, soluble dans l'alcool, insipide ou du moins très peu âcre, fournissant à l'eau une matière transparente dans laquelle réside surtout cette légère âcreté ; caractérisée par sa *forme pulvérulente blanche*, et la propriété de sa *solution alcoolique d'être précipitée par la potasse caustique*.

DIGITALIDE (Homolle et Quevenne).

Aspect d'une gomme blonde en écailles, neutre ; soluble dans l'eau et mieux dans l'alcool faible, très peu dans celui à 90° ou au-dessus ; insoluble dans l'éther, saveur d'abord douceâtre, puis arrière-goût âcre ; propriétés électro-négatives un peu plus prononcées que les précédentes. Elle n'est peut-être que la partie du digitalin soluble dans l'eau, mais retenant quelques corps étrangers qui la colorent. — *La digitalide*, comme le digitalin, *est précipitée de sa solution alcoolique par la potasse caustique ; elle se distingue du dernier par sa forme d'écailles blondes.*

ACIDE DIGITALIQUE (P. Morin).

Blanc, *cristallisable*, saveur acide, *odeur particulière, pouvant devenir suffocante par l'effet de la chaleur* ; soluble dans l'eau, l'alcool et un peu dans l'éther. Remarquable par *la facilité avec laquelle il se décompose à l'air, en se colorant en brun ;* la lumière, la chaleur, les alcalis favorisent cette décomposition (1).

ACIDE ANTIRRHINIQUE (P. Morin).

S'obtient par la distillation des feuilles de digitale, à la

____
(1) *Journ. de pharm. et de chim.*, t. VII, p. 297 (1845).

manière de l'acide valérianique. Incolore, *d'apparence huileuse ; saveur désagréable, odeur rappelant la digitale fraîche*, pouvant occasionner le mal de tête et même des étourdissements, si on le respire à plusieurs reprises ; *volatil* (1).

ACIDE DIGITOLÉIQUE (Kosmann).

C'est un *acide gras fixe*, *analogue à l'acide oléique*; saveur et odeur rances.

Parmi ces matières, celles qui ont été obtenues le plus
pures, et ce grâce à leur propriété de cristalliser, sont la
digitalose et l'acide digitalique. Viennent ensuite la digitaline, l'acide antirrhinique et l'acide digitoléique.

Quant au digitalin et à la digitalide, ils n'ont été obtenus que mons purs ; leurs caractères sont dès lors plus
difficiles à déterminer, et leurs propriétés sujettes à varier
légèrement suivant les matières étrangères retenues. Toutefois, dans les diverses manipulations qu'on fait subir à la
digitale, on retrouve sans cesse ces produits avec leurs propriétés les plus saillantes.

Un seul des principes retirés de la digitale importe au médecin, c'est la digitaline. C'est elle qui offre les propriétés
organoleptiques les plus prononcées, et que nous avons le
plus longuement étudiée. Les autres ne nous ont présenté
qu'une action insignifiante sur l'économie, et n'ont d'intérêt qu'au point de vue de la constitution chimique de la
digitale; peut-être même quelques uns, ceux qui ont une
odeur désagréable, comme l'acide digitalique, l'acide antirrhinique, l'huile essentielle, exercent-ils une action
nuisible. Nous reviendrons sur ce dernier sujet (2e partie,
§ VII).

(1) *Journ. de pharm. et de chim.*, p. 300.

§ III. — EXTRAITS ET TEINTURES PAR L'EAU, L'ALCOOL, L'ÉTHER, LE CHLOROFORME. INFUSIONS.

Appréciation de la valeur thérapeutique comparative de ces préparations en se basant sur des notions pharmaceutiques, chimiques et
organoleptiques.

Traitement de la digitale par l'eau. Extrait aqueux.

Lorsqu'on traite la digitale par l'eau, non seulement la
quantité absolue, mais aussi la proportion respective des
principes dissous varie aux différentes époques du traitement. Cela est surtout sensible quand on épuise la plante
par la méthode de déplacement. En effet, les premières
portions du liquide écoulées dans ce dernier traitement
sont très chargées de principes dissous, tandis que les dernières le sont peu ; mais, par contre, celles-ci sont proportionnellement plus riches en digitaline, ce qu'indique tout
d'abord la forte amertume du liquide.

Les deux exemples suivants rendront palpable le fait
dont nous parlons.

Premier exemple. — 50 gram. de poudre de digitale, d'un
assez beau vert, ont été épuisés par déplacement au moyen
de l'eau ; à mesure de l'écoulement, les liquides ont été
fractionnés en trois portions, qui ont été évaporées séparément, d'abord au bain-marie, et en agitant, jusqu'à environ 80 gram., puis à l'étuve jusqu'à dessiccation complète.

On a ainsi obtenu :

	Quantité d'extrait obtenu.	Pour 100.	Degré d'amertume (1).
1re portion du liquide écoulé = 1 l. 1/2	15,31	30,62	2 décil.
2e — = 1 l.	6,78	13,56	2,50
3e — = » 1/2	0,41	0,82	3
3 lit.	22,50	45,00	2,16 (2)

La même poudre, traitée ensuite par l'alcool à 50 c., a encore fourni une petite quantité d'extrait sec, terne, olivâtre, pesant. 2,29   4,58   1

Total des extraits aqueux et alcoolique. 24,79   49,58   »

La première portion d'extrait aqueux ci-dessus avait été évaporée en consistance pilulaire très ferme ; elle offrait dans les couches minces un bel aspect caramel limpide.

(1) Les chiffres de cette colonne indiquent la quantité d'eau qui a été nécessaire pour faire disparaître ou éteindre la saveur amère de 0,05 d'extrait.

Cette quantité est ici appréciée en décilitres et centièmes de ceux-ci ; ou bien, si l'on veut considérer les chiffres en masse, on peut dire qu'ils représentent des centimètres cubes ou des grammes (ce qui pour l'eau est, comme on le sait, la même chose). Par exemple, le chiffre 2,50 qui exprime l'amertume de la deuxième portion d'extrait, signifie que pour éteindre la saveur amère de 0,05 de ce produit, il a fallu employer une quantité d'eau de 2 décilitres et 50 centièmes de ceux-ci, ou 2 décilitres et demi, soit un volume de 250 centimètres cubes, ou, en poids, 250 grammes.

Nous avons préféré représenter ainsi ces quantités par des décilitres, afin que l'on puisse mieux saisir le rapport de cette amertume avec celle de la digitaline. (Voy. § I, art. *Essai de la digitaline.*)

Or, sachant d'après l'article que nous venons de citer, que pour faire disparaître l'amertume de 0,05 de celle-ci il faut 10 litres d'eau, on a tout de suite une idée de l'étendue de la différence, lorsqu'on voit que la même quantité d'extrait ici essayée n'a exigé que 2 décilitres 1/2 de ce liquide pour qu'on arrivât au même résultat.

(2) Ce chiffre 2,16 (2 décilitres et 16 centièmes ou 216 grammes) exprime l'amertume moyenne, c'est-à-dire celle des trois extraits supposés réunis.§

Les deuxième et troisième portions étaient plus ternes et plus sèches.

On voit par ce tableau que l'amertume se prononce davantage à mesure qu'on épuise la digitale. Toutefois, grâce à la forte proportion d'eau ici employée, on avait fini par enlever assez complétement toute la digitaline contenue dans la poudre, puisque l'alcool, par lequel on a ensuite traité celle-ci, n'a plus fourni qu'une petite quantité d'extrait, faible en amertume (1).

Deuxième exemple. — 30 gram. d'une autre poudre de digitale d'une assez belle apparence, soumis, comme dans le cas précédent, à un traitement aqueux par déplacement, ont fourni :

		Quantité d'extrait obtenu.	Pour 100.	Degré d'amertume.
1ᵉʳ liquide écoulé	= 500 gram.	12,20	»	1,50 (2)
2ᵉ —	= 300	0,70	»	3
3ᵉ —	= 625	0,70	»	3
	1425	13,60	45,33	1,70

Nous retrouvons ici les mêmes résultats différentiels que

(1) Ces différences d'amertume ne doivent être considérées ici que comme vaguement approximatives. En effet, la méthode de dilution, nous l'avons déjà dit (§ I, p. 33), ne peut offrir quelque sûreté qu'autant qu'on opère sur des principes isolés, et ne peut être, à beaucoup près, considérée comme exacte lorsqu'il s'agit de matières complexes, surtout si elles sont aromatiques comme dans le cas présent. Cette méthode ne pourrait permettre alors de saisir de petites différences ; mais lorsque celles-ci sont tranchées, elle donne le moyen de s'en faire une idée et de l'exprimer par des chiffres. On est bien sûr, par exemple, qu'entre deux extraits, dont l'un a donné une dilution de 4 et l'autre de 2, il y a une différence très réelle ; mais on n'a plus le même degré de certitude si les chiffres trouvés sont 2, 2 1/4 ou 2 1/2. Cependant la constatation de différences, même légères, acquiert une certaine valeur si on la retrouve à plusieurs reprises dans le même sens : tel est le cas de la plupart des expériences que nous rapportons ici.

(2) L'évaporation de cet extrait ayant été faite avec un peu moins de soin que dans le premier exemple, il est possible que le principe amer

dans le premier exemple, c'est-à-dire une amertume plus prononcée dans les derniers produits que dans les premiers.

Cette différence nous paraît devoir être attribuée à deux causes : 1° à ce que les premières quantités d'eau qui passent sur la plante se chargent d'abord des principes les plus solubles (sucre, matières extractives, sels déliquescents, etc.), tandis que la digitaline est retenue, comme nous le verrons plus loin, dans une combinaison moins attaquable par l'eau ; 2° à la facile altération de ce dernier principe sous l'influence combinée des autres éléments de la plante, des sels et de la chaleur. Or les premières portions écoulées étant les plus riches en principes divers étrangers à la digitaline, ces principes forment une masse qui exerce une action destructive plus prononcée sur cette substance pendant l'évaporation.

Infusion de digitale.

Ce que nous venons de voir de l'action de l'eau sur la digitale est surtout relatif à la préparation des extraits de cette plante, comme à tous les cas où il s'agit d'en obtenir les principes solubles sous le plus petit volume possible. D'un autre côté, nous avons voulu voir comparativement ce qui arrive lorsqu'on prépare une infusion de digitale dans les conditions de dosage où elle s'emploie ordinairement en médecine.

Pour obtenir cette infusion, on se sert tantôt de feuilles entières, tantôt de poudre ; d'autres fois, au lieu d'employer l'infusion, on a recours à la macération.

Le tableau suivant permet d'apprécier d'un même coup d'œil les résultats obtenus en se plaçant, pour préparer le soluté des principes de la digitale, dans des conditions diverses.

ait subi une plus grande altération, et qu'il faille attribuer à cette circonstance une partie de l'abaissement du chiffre de l'amertume ici trouvée.

Pour ces expériences, on a employé les mêmes feuilles de digitale, dont une portion avait été pulvérisée, tandis que les autres avaient été conservées entières.

Ces dernières, comme la poudre, avaient été exposées à une température de 50°, pour bien les dessécher au même point avant de les peser.

Tableau récapitulatif sur les différents modes d'infusion de la digitale.

(On a employé pour chaque expérience 1 lit. eau distillée, et les liquides, d'abord passés à travers un linge, ont ensuite été filtrés au papier.)

Nos D'ORDRE	ÉTAT de LA DIGITALE.	MODE D'ARRANGEMENT.	MODE OPÉRATOIRE.	EXTRAIT	
				pour 2 gr. de poud.	pour 100 gr.
1	Feuilles ent.	Libres dans le liq.	Infusion de 1 h. de durée, agitée 4 fois à interv. ég. .	0,79	39,22
2	Id.	Renfermées dans un nouet de gaze. . .	Infusion. Repos absolu . .	0,80	40,00
3	Poudre. . .	Renfermée dans un nouet de gaze. . .	Id.	0,56	18,00
4	Id.	Libre . . . . ,	Infusion de 1 h. de durée, sans agitation	0,91	45,50
5	Id.	Id.	Infusion de 1 h. de durée, agitée 4 fois à interv. ég. .	0,94	47,00
6	Id.	Id.	Infusion de 1/2 h. de durée, agitée deux fois	0,94	47,00
7	Id.	Id.	Macération de 4h. de durée, agitée 8 fois à interv. ég. .	0,92	46,00

NOTA. — Tous ces extraits ont été amenés, par l'exposition à l'étuve, à l'état sec et cassant.

Les feuilles nos 1 et 2, et surtout la poudre n° 3, conservaient, après l'expérience, une saveur amère plus ou moins marquée, tandis que les poudres qui avaient servi aux expériences suivantes en étaient dépourvues.

L'amertume des extraits nos 1, 5 et 7 seulement a été déterminée; elle a été trouvée, dans les trois, de 2 décilitres, c'est-à-dire sensiblement égale à celle de l'extrait aqueux obtenu dans le premier exemple rapporté au commencement de ce paragraphe. (Voyez aussi les extraits nos 1, 2 et 3 du tableau de la fin de ce paragraphe.)

Principaux faits qui ressortent de ce tableau.

1° Dans l'expérience numéro 3 , la disposition de la poudre *sèche* dans un nouet a été évidemment très défavorable pour l'infusion, cette poudre aura été mal pénétrée par l'eau, et le libre renouvellement de la portion de liquide environnante ne se sera pas fait assez facilement.

2° Les feuilles entières, soit à l'état de liberté dans le liquide, soit renfermées dans un nouet (expér. n°s 1 et 2), ont fourni par infusion une quantité d'extrait sensiblement égale, et inférieure d'environ 1/9 à ce qui a été obtenu par infusion de la poudre, en se plaçant dans des conditions favorables comme nous allons le voir.

3° Dans l'expérience numéro 5, comparée à numéro 4 (poudre et infusion), on voit que l'on a retiré un petit avantage de la précaution d'agiter la poudre tous les quarts d'heure.

4° L'expérience numéro 6, comparée à numéro 5, prouve qu'une infusion de demi-heure de durée est suffisante, et qu'on ne gagne rien en la portant à une heure.

5° Enfin l'expérience numéro 7 fait voir que la macération prolongée pendant quatre heures dissout presque aussi bien ce principe que l'infusion.

D'après cela :

Il est préférable d'employer la poudre de digitale, plutôt que les feuilles entières, pour préparer l'infusion ;

Il faut agiter au moins deux fois pendant la durée de celle-ci, qui doit être de demi-heure.

Il va sans dire que l'on doit avoir soin de se débarrasser complétement, à la fin de l'opération, de la poudre restée en suspension, soit qu'on laisse suffisamment reposer, soit, ce qui est plus sûr, que l'on recoure à la filtration.

Traitement de la digitale par l'alcool à divers degrés.

Alcool à 56° c^x (1).

30 gram. de poudre de digitale (même que pour le deuxième exemple d'extrait aqueux précédent.

1 lit.   alcool à 56° cx.

On traite par déplacement, et les produits fractionnés,

(1) Degré de l'alcool employé par le Codex pour la préparation de l'extrait.

au fur et à mesure de leur écoulement, sont évaporés,
d'abord au bain-marie, puis à l'étuve, jusqu'à consistance
sèche et cassante.

	Quantité d'extrait obtenue.	Pour 100.	Degré d'amertume.
1ᵉʳ liquide écoulé = 278 gr.	14,20	47,33	2 décil. (1)
2ᵉ — = 296	0,47	1,56	0,20
3ᵉ — = 220	0,21	0,71	0,20
	14,88	49,60	

Ces résultats montrent que la digitale a été ici bien plus
promptement et plus complétement épuisée que par l'eau,
puisque les premiers 278 grammes de liquide écoulés avaient
entraîné à peu près tout ce que cette poudre renfermait de
soluble et d'amer. Les deuxième et troisième extraits différaient non seulement par leur faible degré d'amertume,
mais aussi par leur aspect; en effet, tandis que la première portion d'extrait (14,20) consistait en une masse
brun verdâtre, très amère, d'une odeur rappelant la digitale, les dernières n'étaient formées que par une couche
verdâtre à odeur de digitale bien plus prononcée, mais
pour ainsi dire sans amertume.

Alcool à 50° cx.

Si au lieu d'alcool à 56° on emploie ce liquide à 50° seulement, les résultats sont à peu près les mêmes; cependant
l'extrait tire un peu moins au verdâtre, il offre, vu en
couche mince, une teinte caramel.

Dans une expérience sur 50 grammes de poudre de digitale de qualité supérieure (échantillon qui servira à plusieurs expériences dans le cours de notre travail et sera
désigné (§ IV) sous le nom de *digitale* A), nous avons obtenu 23,94 (soit 47,88 pour 100) d'extrait d'une consistance sèche et pouvant se réduire en poudre, dont 0,05 cen

(1) Pour dissoudre les 0,05 d'extrait nécessaires pour ces essais on a
employé 2 gram. d'alcool à 56°.

tigrammes exigeaient pareillement 2 décilitres d'eau pour éteindre l'amertume.

Alcool à 80° c_x.

Première expérience. — Extrait de digitale.

30 gr. de poudre de digitale (la même que pour l'alcool à 56°).
1 lit. alcool à 80° c^x.

On épuise par déplacement, et l'on obtient 14,25 (47,50 pour 100) d'un extrait de consistance pilulaire très ferme, d'un vert noirâtre. vu en masse, et d'un vert ciguë vu en couche mince ; à odeur prononcée de digitale. La poudre restante est dénuée d'amertume. Comme pour les extraits par l'alcool à 50 et 56°, il a fallu 2 décilitres d'eau pour éteindre l'amertume de 0,05 de cet extrait.

Deuxième expérience. — Teinture de digitale du Codex (1); *quantité de principes qu'elle renferme.*

De la teinture de digitale avait été préparée suivant les recommandations du Codex, avec la poudre A, déjà indiquée à l'article *Alcool à 50°*.

20 grammes de cette teinture ont fourni par évaporation au bain-marie 1,50 d'extrait de consistance pilulaire ferme, d'un vert moins intense que celui obtenu ci-dessus, et dont le degré d'amertume est pareillement représenté par 2 décilitres. Ces 1,50 d'extrait rapportés à 400 grammes de teinture, lesquels équivalent à 100 grammes de poudre, donnent la proportion de 30 pour 100, au lieu de 47,50 obtenus avec l'alcool au même degré, mais par déplacement. Il y avait donc eu environ 1/3 en moins de principes dissous.

Si cet extrait est d'un vert moins intense que le premier, cela tient à ce qu'on avait employé la macération, tandis qu'en prolongeant les traitements alcooliques par déplacement, ce liquide, après s'être chargé des principes les plus solubles, continue encore à enlever à la poudre de

(1) 1 partie de digitale, 4 d'alcool à 80, 15 jours de macération.

petites quantités de chlorophylle, dont la proportion se trouve ainsi finalement augmentée dans l'extrait.

Alcool à 96°.

30 gr. même poudre de digitale que pour les extraits par l'alcool à 56° et à 80°.

1 lit. alcool à 96° c^x.

On épuise par déplacement et l'on fractionne les produits en trois, à mesure de l'écoulement ; chaque portion est distillée jusqu'à 30 grammes de résidu environ, et l'évaporation achevée à l'étuve jusqu'à consistance sèche. Voici les produits obtenus :

	Quantité d'extrait obtenue.	Pour 100.	Degré d'amertume.
1er liquide écoulé = 330 gr.	6,50	24,66	4
2e — = 230	0,86	2,86	1,50
3e — = 210	0,47	1,56	1,50
Totaux . . . 770	7,83	26,08	3,50

Le premier extrait était d'un noir olivâtre vu en masse, jaunâtre avec stries verdâtres vu en couche mince sur les parois. Le deuxième et le troisième avaient un aspect jaune caramel légèrement verdâtre. Les uns et les autres offraient une odeur prononcée de digitale, surtout le premier.

La poudre ainsi traitée par l'alcool à 96° est moins complétement décolorée que par l'éther (voy. plus loin p. 88). Séchée, elle pèse 23,50.

Elle a été reprise dans un appareil à déplacement par 250 grammes alcool à 50° c^x, ou environ 10 fois son poids. Le liquide évaporé, d'abord au bain-marie, puis à l'étuve, on a obtenu 7,15 d'un extrait sec, caramel foncé, se réduisant par la pulvérisation en une poudre couleur aloès, d'une saveur amère âpre, laissant de l'astriction dans le gosier. Son degré d'amertume est représenté par 70 grammes ou environ 2/3 de décilitre.

En le réunissant au premier extrait on a donc :

	Quantité d'extrait obtenue.	Pour 100.	Degré d'amertume.
770 gr. traitement par l'alcool à 96°.	7,83	26,08	3,50
250 — à 50°.	7,15	23,83	0,70
	14,98	49,91	»

Ainsi nous voyons que l'alcool à 96° avait dissous à peu près tout le principe amer contenu dans la plante, en même temps que la plus grande partie de la matière verte, mais en laissant beaucoup de parties extractives âpres ou âcres.

Comme pour l'alcool à 56°, nous voyons les premières portions de celui à 96° se charger de la plus grande partie du principe amer, et les suivantes ne plus fournir qu'une très faible proportion d'extrait moins amer. Dans cet extrait le principe amer était d'ailleurs plus concentré que dans ceux obtenus par l'alcool à 80, à 56 ou à 50°, en raison de l'élimination des parties extractives laissées dans la plante.

Action de l'éther sur la digitale.

Lorsqu'on traite la poudre de digitale par l'éther, celui-ci fournit à la suite de l'évaporation un résidu vert noirâtre, offrant une réaction acide, attirant l'humidité de l'air, renfermant en faible quantité une partie jaunâtre amère, séparable par l'alcool, et d'autant moins abondante que l'éther employé était plus concentré ; ce dernier fait avait déjà été signalé par l'un de nous antécédemment (1). Toutefois nous devons dire qu'on n'avait pas remarqué alors une circonstance dont il est tout à fait nécessaire de tenir compte, c'est la proportion assez élevée de digitaline qui se trouve dans cette petite quantité d'extrait jaunâtre.

(1) *Journ. des conn. méd.*, 1ʳᵉ série, t. V, p. 87 (décembre, 1837).

Première expérience. — Grande quantité d'éther très concentré; déplacement.

> 50 gr. poudre de digitale A (voy. § IV, pour la qualité de cette poudre).
> 1700   éther à 61° Bé, temp. 15 (densité 0,732).

On a obtenu 3,32 ou 6,64 pour 100 d'extrait vert noirâtre, dont le degré d'amertume est exprimé par 4 décilitres pour 0,05 de produit.

On a continué de faire passer de l'éther au même degré sur cette poudre, et l'on a ainsi retiré 164 grammes d'un liquide jaune-paille qui, évaporé, a fourni 0,15 ou 0,30 pour 100 d'un extrait jaunâtre ayant une amertume de 8 décilitres.

Deuxième expérience. — Éther au même degré, mais en moindre quantité.

> 125 gr. même poudre de digitale.
> 500   éther au même degré.

On a fait passer lentement l'éther sur la poudre dans un appareil à déplacement.

Produit 4,50 extrait (3,68 pour 100), d'une amertume de 3 décilitres.

Troisième expérience. — Éther au même degré et en même quantité, mais par macération.

> 125 gr. même poudre.
> 500   même éther.

On met en contact pendant cinq jours en agitant souvent, et l'on filtre en vases fermés. La quantité de liquide passée est de 387 grammes, qui donnent par évaporation 1,67 d'extrait de consistance ferme; ce qui correspond, en supputant la quantité contenue dans les 113 grammes de liquide restés dans la poudre, à 2,41 ou 1,92 pour 100.

Son degré d'amertume est pareillement de 3 décilitres.

Quatrième expérience. — Traitement par l'éther faible.

125 gr. même poudre.
500   éther à 55° Bé, temp. 15" (densité 0,760).

On épuise par déplacement comme dans la deuxième expérience. La quantité d'extrait obtenue est de 8,38 (6,71 pour 100), et le degré d'amertume de 6 décilitres.

Malgré cette proportion d'extrait bien plus forte et le degré d'amertume plus élevé, toute la digitaline contenue dans la plante n'avait cependant pas été dissoute et la poudre conservait une saveur amère âcre marquée. Dans les première, deuxième et troisième expériences, la poudre de digitale offrait aussi après le traitement une saveur amère, et même celle-ci était encore plus marquée.

On savait par avance que l'éther, employé par déplacement, devait enlever plus de principes solubles à la digitale, que par macération ; les traitements numéros 2 et 3 indiquent quelle peut être l'étendue de cette différence.

La quatrième expérience fait voir, comparativement avec les deuxième et troisième, qu'en employant de l'éther affaibli on enlève bien plus de matières solubles et une plus forte proportion de digitaline à la plante qu'avec de l'éther plus concentré.

La première expérience montre qu'en faisant passer de grandes quantités d'éther concentré sur la poudre de digitale, on finit par lui enlever une assez forte proportion de principes solubles. Les premières portions passées sont surtout riches en chlorophylle ; les dernières, d'une couleur jaune-paille, contiennent une quantité de digitaline proportionnellement plus forte.

Cinquième expérience. — Éther faible ; produits fractionnés.

30 gr. même poudre de digitale que pour les extraits précédents par l'alcool à 56, 80 et 96°.
1 lit. éther à 54°, 5 Bé, temp. 15 (densité 0,762).

On traite par déplacement et en ne laissant l'éther s'écouler que lentement. On fractionne les produits en deux, et on les évapore séparément. Voici les résultats :

	Quantité d'extrait obtenue.	Pour 100.	Degré d'amertume.
1er liquide écoulé = 300 gr.	2,96	9,83	5
2e — = 365	0,72	2,37	2
	3,67	12,20	4,50

Les deux extraits sont très fermes. Le premier consiste en une masse noirâtre, tirant au vert dans les couches minces, avec quelques stries caramel surtout visibles sur les parois du vase, d'une odeur nauséeuse de digitale extrêmement forte.

Le deuxième est caramel roux jaunâtre, et s'enlève en écailles limpides.

La poudre de digitale, séchée après ce traitement, n'offre plus qu'une saveur d'abord douceâtre un peu sucrée, puis légèrement âcre à la gorge après quelques instants, sans amertume sensible.

Contrairement à ce que nous avions observé dans la première expérience, nous trouvons ici l'amertume moins prononcée dans le deuxième extrait que dans le premier. Il est probable que cette différence tient à ce que l'éther, lorsqu'il est affaibli par de l'alcool comme celui de la dernière expérience, se rapproche, par le fait même, des conditions d'action dissolvante de celui-ci sur les éléments de la digitale. Or nous savons (art. *Alcool* à 56° et à 96°) que ce liquide enlève de prime abord le principe amer de cette plante, et que les derniers traitements sont de moins en moins amers.

Sixième expérience. — Teinture éthérée de digitale.
Le Codex n'indique pas le degré de l'éther à employer pour la préparation de la teinture de digitale, mais on doit considérer 56° Baumé comme étant implicitement prescrit, puisque c'est là le degré de l'éther officinal.

Dans le but de nous éclairer sur la valeur thérapeutique de cette teinture, dont l'action médicale est très controversée, nous avons préparé ce médicament en nous conformant aux recommandations du Codex, de la manière suivante :

    30 gr. poudre de digitale.
    120   éther à 56° B^é, temp. 15° c. (densité 0,755).

On tasse fortement la poudre dans un petit appareil à déplacement au-dessus d'un tampon de ouate préalablement lavé à l'éther. On verse le liquide par petites portions sur la poudre et en rendant l'écoulement intermittent, de manière à ne laisser passer tout l'éther qu'en vingt-quatre heures. Les dernières portions sont encore vertes, bien que la poudre soit fortement décolorée. Cette poudre séchée conserve encore une odeur prononcée de digitale et une amertume très marquée.

La teinture ainsi obtenue est distillée, puis évaporée à l'étuve. Le résidu, de consistance pilulaire ferme, d'un noir verdâtre intense, à odeur forte de digitale, pèse 1,27, ce qui correspond à 4,23 pour 100. Degré d'amertume, 6 décilitres.

Si l'on multiplie la quantité d'extrait ici trouvée par le degré d'amertume, on a : $4,23 \times 6 = 25,38$; ce qui correspond à 6 gram. pour 100 d'extrait d'une amertume de 4 décilitres 1/2 ; c'est-à-dire à la moitié du poids de celui de la cinquième expérience, où la digitale avait été complétement épuisée.

En d'autres termes plus précis, cette teinture contenait la moitié environ de la digitaline renfermée dans la plante.

(Nous avons vu que la teinture alcoolique en renferme les 2/3.)

Septième expérience (extraits analytiques).

Mettant à profit les actions dissolvante et éliminatrice de l'éther et de l'alcool faible constatées par les expériences précédentes, nous avons eu la pensée d'obtenir, réunis en trois parts de nature différente, tous les principes renfermés dans la digitale. Tel a été l'objet de l'expérience suivante, dont les produits devaient surtout nous servir pour des essais physiologiques (voy. 2ᵉ partie, § II, fin de la div. B, art. *Extraits analytiques*).

50 gr. de poudre de digitale A.

On tasse fortement dans un appareil à déplacement, et l'on traite par l'éther à 64° Bᵉ, temp. 15°, en s'arrangeant de manière à rendre l'écoulement très lent, jusqu'à ce que la poudre soit parfaitement privée de couleur verte, même dans les parties inférieures. Sa teinte est alors rousse rouillée. On a ainsi employé 1550 gram. d'éther. Les dernières parties de liquide écoulées étaient jaune-paille.

Sur la poudre ainsi privée de matière verte on a continué de verser de l'éther, mais d'une densité moindre (52° Bᵉ, temp. 15° C., dens. 0,773); le liquide qui s'écoule alors est d'un beau jaune-paille doré. On a ainsi fait passer de cet éther sur la poudre jusqu'à ce que le dernier liquide écoulé n'offrît plus qu'une faible nuance jaunâtre, et que 100 grammes évaporés ne laissassent plus qu'une très petite quantité d'extrait d'une amertume peu prononcée, et plutôt âcre. On a consommé 1500 grammes de ce nouvel éther, ce qui fait un total de 3,050.

Partie verte. — Les liquides provenant des traitements par l'éther à 61° sont distillés jusqu'à environ 100 grammes de résidu. On ajoute à celui-ci suffisante quantité d'alcool à 50° pour précipiter la partie verte; on fait bouillir quelques instants, puis on laisse refroidir et déposer, et l'on filtre le liquide surnageant, qui est jaune-paille. Le résidu vert resté dans la fiole ou sur le filtre a été redissous dans l'éther, puis la solution, distillée en partie, a été précipitée comme la première fois par l'alcool à 50° et filtrée. La matière verte, ainsi précipitée à deux reprises, a encore été redissoute une troisième fois par l'éther, alors la solution est évaporée à siccité. Le résidu, séché à l'étuve, pèse 1,40.

Ce produit est noirâtre vu en masse, de consistance pilulaire, d'une odeur désagréable rappelant incomplétement la digitale; saveur nauséeuse, sans amertume sensible. Insoluble dans l'eau ainsi que dans l'alcool à 85°, qu'il colore cependant en jaunâtre; l'alcool à 96° en dissout une petite quantité et se colore en jaune verdâtre enfumé. La solution de carbonate de soude au 1/10 le désagrége et le dissout imparfaitement. Avec l'eau chargée de potasse caustique, il donne lieu à une solution roussâtre trouble; l'acide acétique faible ou concentré ne l'attaque pas du tout.

Cette matière, qui devrait, il semble, représenter la couleur verte de la digitale, n'offre plus, lorsqu'on la redissout dans l'éther, qu'une solution brun verdâtre, au lieu de la belle couleur vert-ciguë primitive. Ce changement de couleur n'est point le résultat d'une modification opérée sous l'influence de la chaleur, il s'accomplit brusquement lorsqu'on précipite par l'alcool le résidu de la distillation de la solution éthérique, et nous n'avons pu reproduire la couleur verte en mélangeant une solution d'extrait jaune amer avec celle de la matière noirâtre dont il s'agit.

Partie jaunâtre amère séparée de la matière verte. — Les traitements de la digitale par l'éther à 52° ont été distillés comme ceux avec l'éther à 61°. On a réuni au résidu les lavages par l'alcool à 50° de l'extrait vert obtenu par l'éther à ce dernier degré (61) et dont nous venons de parler; le tout a été évaporé à l'étuve à une température entretenue entre 40 et 50°. Le produit final a consisté en une masse sèche du poids de 4,65.

Propriétés de cette matière. — Teinte caramel roussâtre, vue en masse; s'enlève à la pointe du couteau en fragments écailleux. Peut être pulvérisée et présente alors un aspect analogue à la poudre d'aloès; attire l'humidité de l'air à la longue. Odeur *sui generis*, rappelant un peu celle. de la croûte de pain, se développant par la pulvérisation et devenant alors forte, pénétrante et désagréable. Son degré d'amertume est très élevé : il est représenté par 13 décilitres, toujours pour 0,05 de matière, ce qui indique dans le produit environ 1/8 de digitaline. Exposée à la chaleur, cette matière commence à se ramollir à 45°; de 60 à 80° elle devient très molle, et de 80 à 90° elle éprouve une sorte de demi-fusion.

L'alcool à 99° la dissout incomplétement, en laissant en suspension un partie pulvérulente inattaquée.

— à 96°, comme celui à 99, pas mieux.

— à 90° la dissout entièrement.

— à 85° la dissout entièrement et assez vite.

— à 70° la dissout entièrement et très vite.

— à 60° la dissout encore assez bien, mais moins facilement que celui à 70.

— à 50° forme une solution incomplète, restant légèrement trouble.

Chloroforme,— n'en dissout qu'une petite portion, en se colorant en jaune-paille. Le principe amer se trouve plus concentré dans la partie dissoute.

Eau,— n'en dissout que peu, et le liquide reste fort trouble. La solution offre une réaction très acide.

La solution de 0,05 de cette matière dans 2 grammes d'alcool étendus de 10 gram. d'eau, et offrant par suite de cette addition un aspect opalin, présente les propriétés suivantes :

Perchlorure de fer, — produit une teinte verdâtre sans troubler le liquide.

Solution de tannin, — nébulosité blanchâtre sans flocons distincts.

Acétate de plomb, — flocons fins jaune-serin.

Cyanure ferroso-potassique, — la nébulosité naturelle du liquide est fortement augmentée.

Ammoniaque, — y développe une couleur jaune dorée intense.

M. P. Morin a retiré de la digitale un produit qu'il a désigné sous le nom de principe amer. Cette matière paraît très analogue à celle dont nous parlons ici, autant du moins qu'on peut en juger d'après le peu de mots que l'auteur en a dit dans le *Journal de pharmacie* (t. VII, 1845, p. 295).

Cette matière est curieuse à plus d'un titre, et surtout en ce qu'elle semble représenter, ou à peu près, l'état dans lequel la digitaline se trouve dans la plante.

D'après ce que nous venons de voir ses caractères essentiels sont les suivants :

Aspect jaune-caramel roussâtre ;

Saveur amère intense ;

Réaction franchement acide ;

Coloration en verdâtre par le perchlorure de fer ;

Trouble peu prononcé par le tannin ;

Léger précipité jaune-serin par l'acétate de plomb ;

Incomplétement soluble dans l'alcool très concentré ou dans l'eau ;

Légèrement soluble dans l'éther, et d'autant plus que celui-ci est moins concentré ;

Son dissolvant par excellence est l'alcool compris entre 60 et 85° cˣ.

Les faits analytiques rapportés § II, ainsi que les réactions qui viennent d'être exposées, nous autorisent à considérer *théoriquement* cette matière comme formée surtout de digitaline à l'état de mélange ou de combinaison avec de la digitalose, du tannin, tout ou partie des acides digitalique et antirrhinique, de la digitalide, de l'huile essentielle.

Traitement par l'alcool à 50° de la digitale préalablement épuisée par l'éther. — La poudre de digitale, épuisée comme nous venons de le dire, par l'éther, et privée par ce moyen de ses matières verte et amère, a été séchée et remise dans l'appareil à déplacement.

On fait passer dessus très lentement (6 à 8 gouttes par minute) 500 grammes d'alcool à 50°, ou environ dix fois son poids. Le liquide écoulé offre une belle nuance cara-mel, qui va de plus en plus en s'affaiblissant à mesure que les principes solubles sont enlevés.

Les liquides évaporés, d'abord au bain-marie, puis à l'étuve, on obtient 15,50 d'un extrait ferme, cassant à la surface, de couleur caramel, à odeur légèrement extrac-tive.

Insoluble ou très peu soluble dans l'alcool à 85°;

Promptement et complétement soluble dans celui à 50°;

L'eau le dissout presque aussi bien que ce dernier.

La solution offre les propriétés suivantes :

Saveur âpre, astringente avec arrière-goût âcre, sans amertume ;

Action nulle sur les deux papiers de tournesol ;

Perchlorure de fer : teinte jaune virant au vert ;

Solution de tannin : nébulosité prononcée ;

Acétate de plomb : flocons jaune terne ;

Cyanure ferroso-potassique : — rien ;

Ammoniaque : fonce la couleur en jaune doré enfumé.

On voit que cet extrait offre les propriétés fondamentales du produit complexe et variable, plus ou moins abondam-ment répandu dans les végétaux, et désigné sous le nom d'*extractif*.

Résumé de la septième expérience par l'éther.

50 gr. de poudre. 3,050 éther.	Quantité d'extrait obtenue.	Pour 100.	Degré d'amertume.
1° Matière verte.	1,40	2,80	«
2° { Matière jaunâtre amère, ou extrait éthérique privé de matière verte. }	4,65	9,30	13 (1)
3° Extrait par l'alcool à 50°, ou matière extractive. .	15,71	31,42	«
	21,76	43,52	

Ce qui distingue les résultats de ce traitement, c'est l'état de grande concentration dans lequel on a obtenu la matière amère.

Mais à l'article suivant nous allons voir celle-ci bien plus concentrée encore.

Traitement de la digitale par le chloroforme.

30 gr. de poudre de digitale A.
300   chloroforme.

On tasse fortement la poudre dans un appareil à déplacement et l'on verse dessus le chloroforme, qui la pénètre peu à peu et la traverse lentement. Les premières portions écoulées sont d'un vert intense, et les dernières d'un jaune légèrement verdâtre. Après l'entier écoulement du liquide, on déplace avec un peu d'eau ce qu'il en reste dans la poudre, qui a complétement perdu sa couleur verte pour en prendre une caramel foncé brunâtre.

Le traitement chloroformique distillé laisse un résidu vert noirâtre, vu en masse.

On reprend cet extrait, à chaud, dans un petit appareil distillatoire, par 20 grammes d'alcool à 86°, qui le dissout presque entièrement, et l'on précipite par une addition de

(1) C'est-à-dire 13 décilitres, ou 1 litre et 3 décilitres.

15 grammes d'eau distillée chaude ; on fait bouillir quelques instants, on laisse refroidir et déposer, et l'on décante sur un filtre le liquide, qui passe jaune doré enfumé.

La partie verte restée sur le filtre ou dans la fiole, est reprise par la même quantité d'alcool, puis précipitée par l'eau comme dans le premier cas.

On répète une troisième fois ce traitement ; après quoi la matière verte restante, complétement privée de principe amer, est reprise par le chloroforme et évaporée à siccité. Son poids est de 0,89.

Cela fait, les traitements hydro-alcooliques de cette matière sont évaporés à l'étuve jusqu'à siccité.

Le produit consiste en une couche peu sèche, caramel brunâtre vue au jour, et de couleur améthyste enfumée, vue à la lumière artificielle, parfaitement limpide ; s'enlevant en écailles qui adhèrent au papier, et ne peuvent se réduire en poudre. Odeur forte, pénétrante, *sui generis*, ne rappelant que peu la digitale. Pèse 0,93.

Son degré d'amertume est encore bien plus élevé que pour le produit correspondant obtenu par l'éther : il est de 45 décilitres ou 4 litres 1/2, ce qui indiquerait que cette matière renferme près de moitié de son poids de digitaline. Mais peut-être y a-t-il un peu d'exagération dans cette appréciation, exagération qui dépend de ce que le produit ayant une odeur forte, on aura été conduit par cette circonstance à trop étendre la solution, les deux propriétés organoleptiques, odeur et saveur, se confondant et se fortifiant l'une l'autre. Nous ne pensons pas qu'il faille estimer à plus de 1/3 la quantité de digitaline que ce produit renfermait.

Le degré d'amertume rapporté à la partie verte et à la matière jaune, supposées mélangées en une seule masse, serait de 23 décilitres.

Propriétés de cette matière ou extrait jaunâtre amer.

Alcool. — Parfaitement soluble dans ce liquide à tous

les degrés, depuis 99 jusqu'à 60° c*. Une addition d'eau dans ces solutions les rend fortement nébuleuses sans rien laisser précipiter cependant. L'alcool à 50° dissout encore cette matière : toutefois la solution n'est plus aussi limpide qu'avec celui à 60° et au-dessus.

Ether à 57° Baumé, temp. 15° (0,751), — la dissout partiellement en prenant une belle couleur jaune-paille, et laissant indissoute une partie rousse terne. La solution évaporée laisse un extrait jaune roux enfumé.

Eau, — ne dissout pas le produit ; elle prend cependant une teinte paille et rougit le tournesol franchement, mais avec peu d'énergie.

Une solution de 0,05 de cette matière dans 2 grammes d'alcool, étendue de 10 grammes d'eau et rendue par cette dernière fortement opaline, offre les propriétés suivantes :

Perchlorure de fer, — la solution devient plus trouble, prend une teinte sale, mais sans se colorer sensiblement en vert, ce qui indique l'absence presque complète de tannin.

Le tannin, l'acétate de plomb, le cyanure jaune de potasse et de fer, l'ammoniaque, agissent ici comme sur la matière correspondante obtenue par l'éther.

Comparée à celle-ci, elle en diffère en ce que la digitaline y est plus concentrée : elle paraît en renfermer environ le tiers de son poids. Elle s'en distingue encore en ce qu'elle semble presque exempte de tannin, et aussi par sa facile et prompte solubilité dans l'alcool le plus concentré, ainsi que par une réaction moins acide.

Traitement par l'alcool à 50° de la digitale épuisée par le chloroforme. — La poudre de digitale épuisée par le chloroforme et privée ainsi des principes vert et amer, a été ensuite traitée, dans le même appareil à déplacement, par 300 grammes d'alcool à 50° (après avoir déplacé le chloroforme par l'eau). Les premières gouttes de liquide qui s'écoulent ont un bel aspect caramel, et sont très acides au papier. Le produit de l'évaporation du liquide consiste en un extrait parfaitement sec et cassant, de couleur rousse opaque, vu au jour ordinaire, et caramel limpide vu en couche mince à la lumière artificielle ; odeur mixte extractive et de croûte de pain ; saveur astringente âpre un peu amère. Son degré de dilution ou d'amertume est de 20 gram. seulement.

Ses propriétés sont tout à fait analogues à celles décrites pour le produit correspondant du traitement éthérique (septième expérience); il n'y a de différence marquée qu'en ce que l'extrait obtenu par l'alcool à la suite du chloroforme offre une réaction acide : circonstance dont on se rend parfaitement compte, puisqu'on a vu que ce dernier liquide avait enlevé à la digitale moins de principes acides que l'éther.

Résumé du traitement par le chloroforme.

30 gr. de poudre. 300 de chloroforme.	Quantité d'extrait obtenue.	Pour 100.	Degré d'amertume.
1° Matière verte.	0,89	2,73	»
2° { Matière jaunâtre amère ou extrait chloroformique privé de matière verte. }	0,93	3,10	45 (1)
3° Extrait par l'alcool à 50°	12,00	40,00	0,20
	13,82	45,83	

Les deux circonstances importantes de ce traitement par le chloroforme sont :

1° La dissolution à peu près complète de toute la digitaline renfermée dans la plante par une petite quantité de liquide ;

(1) C'est-à-dire 4 litres et 5 décilitres.

Ce degré de dilution, joint à celui très faible du troisième produit, donnerait, en le répartissant sur la masse des trois, une amertume moyenne de 3 décilitres. Mais il ne faut compter que 2 1/2 environ, à cause d'un peu d'exagération probable dans l'appréciation du degré d'amertume de la matière jaune, comme nous l'avons dit.

2° L'état de grande concentration dans lequel la partie jaunâtre de l'extrait (mat. n° 2) offre le principe actif.

Récapitulation. — Considérations générales.

Eau. — Elle enlève tout d'abord les principes les plus solubles de la digitale, tels que différents sels, le sucre, des matières extractives et en même temps de la digitaline ; vers la fin du traitement, qu'il faut prolonger si l'on veut dissoudre tout ce qu'elle renferme de ce principe, celui-ci devient plus abondant par rapport aux autres substances. En employant assez de liquide et en le faisant passer très lentement, on peut obtenir 45 pour 100 d'extrait.

Alcool à 56°. — Se charge de prime abord de toute la matière amère, conjointement avec les autres principes de la plante, et de telle manière que les premières portions sont les plus riches en digitaline ; bientôt le liquide écoulé ne renferme plus, pour ainsi dire, que des traces de matière verdâtre (chlorophylle), aromatique, sans amertume. On obtient par ce véhicule environ 50 pour 100 d'extrait de couleur caramel foncé.

L'*alcool à* 50° agit sur la digitale d'une manière tout à fait analogue ; l'extrait que l'on obtient a un plus bel aspect caramel limpide. On en a ainsi retiré 48 pour 100.

L'*alcool à* 80°, comme celui à 56 et à 50, épuise promptement la digitale de son principe amer, mais il dissout en même temps une grande partie de la chlorophylle. L'extrait obtenu est vert foncé, noirâtre vu en masse, aromatique nauséeux ; la digitale en a fourni 47 pour 100. Son degré d'amertume est analogue à celui des extraits obtenus par l'alcool à 56 et à 50°.

Teinture par l'alcool à 80°. — La teinture alcoolique de digitale, préparée par macération suivant les indications du Codex, ne fournit que 30 pour 100 d'extrait, paraissant d'ailleurs aussi amer que le précédent.

L'*alcool à* 96° enlève assez facilement toute la digitaline à la plante, et proportionnellement moins des autres principes, de sorte que l'extrait obtenu est plus actif pour un poids donné.

Nota. — Pour épuiser complétement la digitale, dans la vue d'en obtenir un extrait, il suffit, lorsqu'il s'agit d'alcool d'un degré compris entre 50 et 85, d'en employer dix fois le poids de la plante. La quantité absolue d'extrait variera avec le degré de l'alcool employé ; mais la totalité de la digitaline, passant toujours dans l'extrait, il en résulte que l'activité du produit s'accroît en raison directe de la diminution de poids.

Éther. — Dans les premiers temps du déplacement, l'éther enlève à la digitale de la chlorophylle, et simultanément une petite quantité de matière jaune rousse amère, et laisse intactes dans la plante les matières extractives. Les proportions dissoutes de ces substances varient suivant diverses circonstances, telles que la quantité d'éther employée, la densité de celui-ci, le mode de traitement.—Avec de l'éther très concentré, et par la méthode de déplacement (*première expérience*), on enlève peu de principe amer et beaucoup de chlorophylle dans les premiers moments ; le liquide qui s'écoule ensuite, quoique toujours peu chargé, renferme proportionnellement plus de matière amère que l'extrait par l'eau et par l'alcool, et même en faisant passer sur la poudre des masses d'éther, on finit par lui enlever tout ce qu'elle en renferme, et avec d'autant moins de difficulté que le liquide est plus affaibli (*cinquième expérience*).

Avec l'éther concentré (*première expérience*) les portions de liquide d'abord écoulées sont moins riches en digitaline que les dernières. Sous ce rapport, c'est comme dans le traitement par l'eau. — Au contraire, l'éther affaibli (*cinquième expérience*) se rapproche, quant à la circonstance dont nous parlons, de la manière d'agir de l'alcool ; les premières parties écoulées sont plus riches en digitaline que les dernières (1).

(1) Une circonstance, légère en apparence, induit souvent en erreur

Il ressort des faits précédemment exposés que la teinture et l'extrait éthériques de digitale doivent être envisagés à un point de vue essentiellement différent quant au degré d'énergie. En effet, le pouvoir dissolvant de l'éther sur le principe amer de la digitale étant fort limité, il en résulte qu'une quantité déterminée de liquide ne pourra jamais se charger que d'une partie du premier. Par exemple, la teinture éthérée du Codex renfermant environ la moitié de ce qui s'en trouve dans la plante, ce médicament, comparé à la poudre de digitale, représentera, pour l'énergie, la moitié de celle-ci.

Si, au contraire, il s'agissait d'extrait, comme toute la matière amère peut être enlevée par l'éther en employant une assez grande quantité de celui-ci, et que, en même temps, on ne dissout que peu des matières inertes contenues dans la plante, il s'ensuit que l'on peut avoir un produit bien plus actif que par l'alcool ou par l'eau, et dont un poids donné représenterait, par exemple, près de dix fois celui de la plante (*septième expérience par l'éther, produit* n° 2); tandis que les extraits par l'alcool (de 50 à 80 degrés) n'équivalent qu'au double de leur poids de la plante environ. (Voy. *expériences* 4, 5 et 6 du tableau placé à la fin de ce paragraphe.)

Ces faits ressortiront, du reste, naturellement de la *Table des équivalents* des diverses préparations de digitale que nous placerons à la fin du mémoire.

Chloroforme. — L'action du chloroforme sur la digitale est remarquable en ce sens qu'il n'en faut qu'une petite

sur le degré réel du véhicule employé, je veux parler des pèse-éthers. En effet, ces instruments offrant des difficultés particulières de construction, sont, de tous les aréomètres, les plus inexacts que l'on trouve dans le commerce. Pour mon compte, j'en possède deux, dont l'un est fautif de 6 degrés en plus, et l'autre de 2 1/2 en moins, — total de la différence 8 1/2, comparé à la densité prise à la balance. Avec de pareils instruments, si on ne les avait pas corrigés, on ne serait guère plus avancé que si l'on n'en avait pas du tout.   (Q.)

quantité pour dissoudre la digitaline, laquelle se trouve enlevée avec la chlorophylle dans un grand état de concentration, c'est-à-dire ne retenant qu'une faible quantité des autres principes de la plante.

Observations sur la méthode de déplacement appliquée à la préparation des teintures.

Le Codex recommande de faire les teintures éthérées par déplacement. Nous doutons que ce soit là un moyen qui doive être employé quand il s'agit de préparer des teintures en général. En effet, selon que le liquide, dans ces sortes d'opérations, traverse la poudre plus ou moins vite, et il n'est pas toujours facile de bien régulariser son écoulement, il doit se charger de quantités très différentes des principes solubles. Les deux exemples d'extraits par l'eau ici rapportés viennent à l'appui de ce que nous disons. En effet, nous voyons que, dans le premier, un demi-litre d'eau avait enlevé seulement environ les deux tiers des principes de 50 grammes de poudre ; tandis que, dans le deuxième, un demi-litre avait suffi pour dissoudre presque tout ce que renfermaient de soluble 30 grammes de poudre. Nous pensons, d'après cela, que lorsqu'il s'agit de teintures, la simple macération, avec agitation fréquente, doit être préférée, quoique fournissant un produit bien moins chargé de principes solubles (voy. *dixième expérience* du grand tableau de la fin de ce paragraphe, comparée à la *onzième*), comme présentant plus de chances d'uniformité dans la composition de ces médicaments, soit qu'il faille préparer des teintures avec l'éther ou l'alcool. Telle est l'opinion émise par M. Soubeiran au sujet des teintures alcooliques (1) ; toutefois, cet auteur emploie le déplacement, à l'exemple du Codex, pour les teintures éthérées (2).

Mais lorsqu'il s'agit de préparer des extraits, la méthode

____

(1) Soubeiran, *Traité de pharmacie*, t. I, 3ᵉ édition, p. 127.
(2) Voy. ibid., p. 142, les motifs à l'appui.

de déplacement a une supériorité immense sur les autres
modes d'épuisement.

*Au point de vue de la constitution chimique de la digitale et
de l'art pharmaceutique.*

La *matière jaunâtre amère*, obtenue par l'éther (*septième
expérience, produit* n° 2) ou par le chloroforme, nous offre
un grand intérêt en ce qu'elle nous montre la digitaline
séparée de la plus grande partie des autres principes de la
plante par le seul fait de l'action dissolvante de liquides
appropriés.

Cette curieuse matière existe-t-elle à cet état dans la
plante renfermée dans des réservoirs particuliers; ou
bien s'y rencontre-t-elle mêlée avec les autres principes,
dont l'élimination aurait lieu par l'éther ou le chloroforme? Là se trouve une question de physiologie végétale
fort intéressante, mais qui n'entrait pas dans le cadre de
nos recherches.

Les propriétés de cette matière permettent de se rendre
facilement compte de l'action différemment dissolvante
exercée sur la digitale par les divers liquides ordinairement
employés. Ainsi, on conçoit que ce produit étant peu soluble dans l'eau, la digitale soit difficile et longue à priver
d'amertume par ce véhicule, qui enlève, au contraire, facilement et tout d'abord les matières extractives solubles
dans l'eau et dans l'alcool. (Voy. *Résumé de la septième
expérience avec l'éther, troisième produit.*)

La même matière étant pareillement fort peu soluble
dans l'éther, surtout si ce liquide offre un degré plus élevé
que 56 ou 57 B^é, on comprend qu'il faille en faire passer
des masses pour lui enlever tout ce qu'elle renferme de ce
principe.

On conçoit de même qu'en faisant agir l'alcool concentré
(96° c^x) sur la poudre de digitale (*septième expérience* du
grand tableau de la fin du paragraphe), on aura des résultats se rapprochant de ceux obtenus par l'éther; toutefois

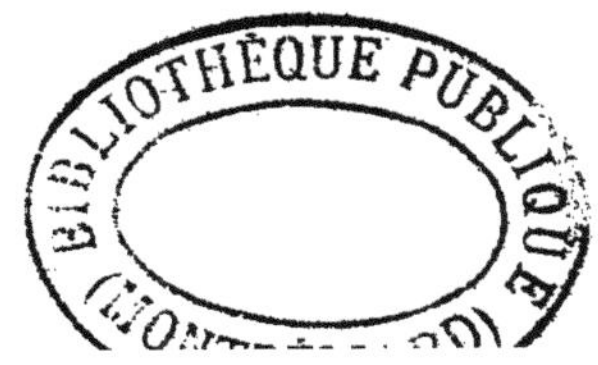

les matières extractives non amères seront moins complétement éliminées.

Enfin on voit que, si l'on emploie l'alcool à un degré intermédiaire, marquant, par exemple, de 60 à 85 c^x, comme c'est le dissolvant par excellence de la matière jaune rousse amère, celle-ci sera facilement et promptement enlevée ; de telle sorte que, même en employant peu de liquide (à peu près dix parties, en poids), la plante serait bientôt privée d'amertume.

Nous avons indiqué *théoriquement* la composition de ce produit à l'article : *Propriétés de cette matière*, p. 91.

Au point de vue de la pratique du médecin et du pharmacien.

Ces expériences nous montrent combien la nature des produits pharmaceutiques en général, et des extraits en particulier, peut varier suivant le choix du liquide employé à les préparer, sa densité, sa quantité, le mode de traitement, l'art de mettre celui-ci en pratique ; et combien il est nécessaire de s'aider pour juger de la valeur des produits obtenus, du secours de la chimie et de l'expérimentation physiologique et thérapeutique, sciences sans lesquelles la pharmacie marcherait en aveugle dans ses applications ultimes.

Par exemple, en fait de variations suivant la quantité et la nature du liquide employé, nous voyons que, si dans la préparation de l'extrait aqueux, on n'épuise pas fortement la digitale au moyen d'un traitement prolongé par déplacement et lentement conduit, on obtiendra, non seulement moins d'extrait, mais celui-ci sera proportionnellement *un peu* moins actif.

Tout au contraire, lorsqu'on emploie l'alcool, l'extrait sera plus actif si l'on s'est contenté de ne recueillir que les premières portions de liquide écoulées.

Quant aux variations dépendant de la qualité du liquide, il suffit de nommer ici l'éther. Suivant la densité

de celui-ci, ce seront tantôt les premiers produits qui seront le moins amers (*première expérience ; — éther très concentré*) ; d'autres fois, au contraire, les derniers (*cinquième
exemple ; — éther faible*). Une teinture de digitale préparée
avec de l'éther très concentré sera peu active ; une autre,
pour laquelle ou aura employé un éther très faible sera
plus énergique.

Ces diverses expériences prouvent une fois de plus que,
lorsqu'il s'agit de préparations pharmaceutiques, dépourvues qu'elles sont la plupart du temps de signes caractéristiques certains auxquels on puisse reconnaître leur nature et leur qualité, comme on le fait en général pour les
produits chimiques, on reste dans un vague peu en rapport avec les idées de précision que l'on cherche plus que
jamais, et avec raison, à introduire dans les sciences médicales.

Elles nous rappellent qu'il ne faut pas juger de la qualité d'une plante ou de la valeur d'un procédé d'extraction
seulement d'après la quantité de produit obtenue. Les expériences 5 et 13 du tableau de la fin du paragraphe en offrent
un exemple. Dans le premier cas, en effet, on a obtenu
la moitié du poids de la plante en extrait, dont le degré
d'amertume est représenté par 2 ; dans le second, on n'a
retiré que 12 pour 100, mais l'amertume du produit est
représentée par 4 1/2, ce qui doit le faire considérer
comme étant plus de moitié plus actif.

Une autre remarque se place naturellement ici, elle
est relative à l'extrait alcoolique.

Généralement, dans les ouvrages de médecine, l'extrait
alcoolique de cette plante est classé au-dessus de l'extrait
aqueux pour le degré d'activité. Or, en jetant les yeux sur
le tableau placé à la fin de ce paragraphe, il semblerait au
premier abord que ce doive être une erreur, puisque nous
voyons que pour un même poids de digitale, on obtient
une quantité d'extrait un peu plus forte par l'alcool que
par l'eau, l'un et l'autre paraissant contenir la totalité de

la digitaline de la plante, et la proportion des matières
étrangères inertes faire seule varier les poids obtenus. .

Cependant nous pensons que les observations thérapeutiques ou les essais physiologiques (1) sur lesquels repose
l'affirmation dont il s'agit sont exacts, et que la contradic-
tion n'est qu'apparente.

D'abord il est possible que l'extrait aqueux de digitale
mis à la disposition des expérimentateurs ait été préparé
sans épuiser entièrement la plante, c'est-à-dire en se plaçant dans les conditions où il se dissout proportionnellement moins de principe actif (voy. *premier et deuxième
exemple d'extrait aqueux*). Mais la principale cause qui a
pu rendre les extraits aqueux inférieurs en qualité, consiste dans les chances plus grandes d'altérations qu'ils
subissent pendant l'évaporation.

Or, on ne saurait trop avoir présente à l'esprit, dans tout
ce qui se rapporte aux extraits de plantes énergiques, cette
facile altération de leurs principes sous l'influence de la
chaleur. Les observations médicales fourmillent d'exemples
à ce sujet. En voici un entre mille. M. Maldan prescrit à
des malades de l'extrait d'aconit paraissant de bonne qualité ; on en élève la dose progressivement jusqu'à 3 gram.
sans obtenir d'effets marqués. Ensuite on administre aux
mêmes malades un autre extrait de la même plante, préparé par la méthode de M. Grandval, c'est-à-dire un
extrait dans lequel les principes organiques n'avaient point
été décomposés. Alors, dès la dose de 0,25 à 0,30, les malades accusent des vertiges, des étourdissements, et l'on
ne peut dépasser la dose de 1 gramme (2).

**Applications pharmaceutiques et thérapeutiques. — Questions
de prééminence entre les diverses préparations de digitale.**

1° S'il s'agit d'obtenir une teinture, le dissolvant par

(1) Voy. entre autres, Orfila, *Traité de toxicologie*, 5ᵉ édit., t. II.
expériences 4ᵉ et 5ᵉ, 10ᵉ et 11ᵉ, p. 553 à 555, et p. 566, art. 2.
(2) Maldan, *Journ. des conn. méd.*, 2ᵉ série, t. V, p. 94.

excellence à employer est l'alcool, depuis 60 jusqu'à 85 cˣ, comme enlevant parfaitement le composé jaunâtre amer qui renferme la digitaline dans la plante. (Voy. *septième expérience avec l'éther et celle avec le chloroforme.*)

La teinture alcoolique, de même que celle avec l'éther, est d'ailleurs, de toutes les préparations de digitale, celle qui offre le plus de chances de bonne conservation (1).

2° L'action dissolvante que l'éther exerce sur la digitale varie avec la densité du liquide, et par cette raison la teinture éthérée a bien certainement manqué de fixité jusqu'ici. Il y a donc nécessité de préciser la densité de l'éther qui doit servir à préparer cette teinture, soit qu'on adopte le degré de l'éther officinal (56° Bᵉ), soit, ce qui nous semblerait préférable, que l'on en choisisse un moins élevé, 50° Bᵉ, t. 15, par exemple.

3° L'alcoolature aurait pour avantage de présenter des conditions de bonne conservation ; mais cette préparation a contre elle de ne point offrir de garantie de dosage proportionnel certain entre l'alcool et la plante, celle-ci renfermant des quantités inégales d'eau de végétation (2).

4° S'il s'agit de préparer des extraits de digitale, l'alcool est un bon véhicule à employer comme dissolvant bien le

(1) C'est par cette raison que quelques auteurs ont donné la préférence à la teinture alcoolique sur les autres préparations de digitale. (Debreyne, *Bulletin de thérapeutique*, t. XXIII, p. 412. — Voyez aussi une citation de Bidault de Villiers, *Essai sur la digit.*, p. 34.)

(2) Mac-Lean, médecin écossais, qui s'est beaucoup occupé de digitale, et qui desséchait lui-même celle qu'il employait, a trouvé qu'elle perdait par la dessiccation de 3/4 à 4/5 de son poids. (*Bibliothèque thérapeutique* de Bayle, t. III, p. 277.)

De notre côté, nous avons desséché de belles feuilles de digitale, mondées de leurs pétioles, nullement humides à l'extérieur ; après exposition à l'air, au sortir de l'étuve, pour leur redonner de la flexibilité, nous avons trouvé qu'elles avaient perdu près des 5/6 de leur poids.

Il faudrait donc, dans la préparation de l'alcoolature, établir le dosage proportionnel entre la digitale verte et l'alcool d'une manière indirecte et d'après un poids déterminé de la même plante séchée.

principe actif. Celui à 80, ou mieux à 90, nous semble préférable à celui à 56 recommandé par le Codex, par la double raison que, dissolvant aussi bien la matière amère, il se charge d'une quantité un peu moindre de principes inertes : et; chose bien plus importante, la vaporisation du liquide est alors bien plus facile : elle a lieu plus promptement et nécessite une température moins élevée. Il suffit de dix fois le poids de la poudre pour épuiser celle-ci par la méthode de déplacement; et même si l'on en emploie moins, l'extrait ne peut qu'y gagner, les premières portions écoulées étant, à l'inverse du traitement par l'eau, proportionnellement plus riches en digitaline que les dernières.

5° En fait de préparation d'extrait, l'éther, surtout s'il est faible en degré, comme 50 B^é, constituerait un bon véhicule à employer, mais à la condition d'en faire passer de grandes masses et très lentement sur la poudre, 50 à 60 fois le poids par exemple. On finirait ainsi par enlever à celle-ci tout ce qu'elle renferme de matière amère, conjointement avec la chlorophylle, que l'on pourrait à volonté éliminer ensuite au moyen de l'alcool à 50, de manière à ne conserver que la *matière jaunâtre amère*, laquelle, obtenue dans ces conditions, constituerait un extrait de digitale des plus énergiques.

6° On pourrait, au moyen du chloroforme, mais avec une bien moindre quantité (10 fois le poids), et en suivant la même marche que pour l'éther, obtenir un produit encore plus actif.

Ces deux extraits ou *matières jaunâtres amères* (obtenues par l'éther ou le chloroforme) auraient assurément offert un très grand intérêt thérapeutique, et constitueraient une heureuse innovation s'ils ne se trouvaient en présence de la digitaline.

7° L'eau constitue, après l'alcool et le chloroforme, un facile dissolvant du principe actif de la digitale. Cependant il en faut beaucoup plus pour épuiser cette plante de toute la

digitaline qu'elle renferme, et l'on ne peut guère compter y
parvenir à moins de 30 ou 40 fois le poids de la poudre ; l'o-
pération est plus difficile à conduire par déplacement ;
mais ce qui constitue surtout l'infériorité de ce véhicule,
comparé aux précédents, lorsqu'il s'agit d'obtenir un
extrait, c'est la température plus élevée que nécessite son
évaporisation. Or, la chaleur est au nombre des choses que
redoutent le plus les préparations pharmaceutiques de digitale.

Si l'on doit préparer une infusion de digitale, pour tisane, potion, lavement, etc., on devra employer la plante
en poudre et faire infuser celle-ci pendant une demi-heure
en agitant deux ou trois fois.

Choix entre les préparations pharmaceutiques de digitale.

En résumé, nous rejetons l'extrait aqueux, et même celui par l'alcool, comme offrant trop de chances d'altération
pendant leur évaporation.

La teinture éthérée étant toujours, quoiqu'on fasse, et
indépendamment de ses chances de variations de composition suivant le degré de l'éther, proportionnellement assez
peu chargée de principe actif, nous ne voyons pas de raisons pour l'admettre.

Restent alors la teinture, l'alcoolature et la poudre. A
l'exemple de la plupart des auteurs, nous croyons qu'on
doit donner la préférence à la dernière, bien qu'elle n'offre
pas les chances de bonne conservation des teintures ou des
alcoolatures ; mais elle a pour elle un avantage très grand
lorsqu'on se place au point de vue de la pratique générale,
c'est que chacun est sans cesse à même d'en vérifier la qualité, dans la limite des moyens que l'on possède pour apprécier celle-ci ; tandis qu'avec la teinture on n'a de garantie qu'autant que le préparateur est vigilant et soigneux ;
et l'on n'en a aucune si elle provient d'une source inconnue.

La poudre de digitale étant ainsi considérée, non seulement par nous, mais par la grande majorité des thérapeutistes et des pharmacologistes comme la meilleure des préparations pharmaceutiques de cette plante, il nous reste à la mettre en comparaison avec la digitaline, au point de vue de la fixité comme agent thérapeutique: ce sera l'objet du § IV.

Tableau synoptique des expériences contenues dans le § III, ou quantités d'extrait obtenues par différents liquides et divers procédés; degré d'amertume des produits.

Nos d'ord.	NATURE du LIQUIDE EMPLOYÉ.	ARTICLE DU MÉMOIRE (§ III) ou l'expérience se trouve détaillée.	MODE du TRAITEMENT.	QUANTITÉ de poudre employée.	QUANTITÉ de liq. employée.	QUANTITÉ d'extr. obtenue.	QUANTITÉ calculée p. % de poudr.	DEGRÉ d'amertume (1).	ASPECT de LA POUDRE EMPLOYÉE.
				kil. gr.		gr. c.	gr. c.	déc. cent.	
1	Eau.	1er exemple d'ext. aqueux.	Déplacement.	0,050	3 lit.	22,50	45,00	2,16	Poudre d'un beau vert.
2	Id.	2e exemple, id.	Id.	0,030	1 lit.1/2	13,60	45,33	1,70 (2)	Poudre d'un assez beau vert.
3	Id.	Art. infusion de digitale. Expérience.n° 5 du tableau y relatif.	Infusion.	0,002	1 lit.	0,94	47,00	2,00	Poudre d'un beau vert.
4	Alcool à 50 c.	Art. alcool à 50.	Déplacement.	0,050	1 lit.1/2	23,94	47,88	2,00	Poudre de digit. A de § IV, d'un beau vert et de qualité supér.
5	Id. à 56.	Art. alcool à 56.	Id.	0,030	1 lit.	14,88	49,60	2,00	Même poudre que pour expérience n° 2.
6	Id. à 80.	Art. alcool à 80. 1re expérience.	Id.	0,030	1 lit.	14,25	47,50	2,00	
7	Id. à 96.	Art. alcool à 96.	Id.	0,030	1 lit.	7,83	26,08	3,50	
8	Teinture alcoolique du Codex (alcool à 80).	Art. alcool à 80. 2e expérience.	Macération.	0;064	0,250 gr.	1,50	30,00 (3)	2,00	Digitale A, comme pour n° 4
9	Ether à 64 B.	Art. traitement par l'éther. 1re expérience.	Déplacement.	0,050	1,700	3,32	6,64	4,00 (4)	
10	Id. au même degré.	Id. 3e expérience.	Macération.	0,125	0,500	2,24	1,92	3,00	Même poudre de digitale A que pour les expériences nos 4 et 8.
11	Id. au même degré.	Id. 2e expérience.	Déplacement.	0,125	0,500	4,50	3,68	3,00	
12	Id. à 55 B.	Id. 4e expérience.	Id.	0,125	0,500	8,38	6,74	6,00	
13	Id. à 54 B.	Id. 5e expérience.	Id.	0,030	1,000	3,67	12,20	4,50 (5)	Même poudre que pour les expériences nos 2, 5, 6 et 7.
14	Teinture éthérée du Codex (éther à 56 B.?).	Id. 6e expérience.	Id.	0,030	0,120	1,27	4,23	6,00	
15	Chloroforme.	Art. traitement par le chlorof.	Id.	0,030	0,300	1,82	5,83	23,00	Même poudre de digitale A que pour les expériences nos 4, 8, 9, 10, 11 et 12.
16	Extrait analytiq. par l'éther.	Art. traitement par l'éther. 7e expérience.	Déplacement. Empl.d'alcool faible.	0,050	3,050	4,65	9,30	13,00	
17	Extr. analyt. par le chlorof.	Art. traitement par le chlorof.	Déplacement. Empl.d'alcool faible.	0,030	0,300	0,93	3,40	45,00	

(1) Les chiffres de cette colonne indiquent la quantité d'eau qu'il a fallu employer pour faire disparaître ou éteindre la saveur amère de 0,05 extrait.—Voy., pour la signification de ces chiffres, la note du commencement de ce paragraphe se rapportant au premier exemple d'extrait aqueux, p. 75. — (2) Il est présumable que pendant l'évaporation de cet extrait, il y a eu, comme on l'a dit, vers la fin, altération plus marquée du principe amer que dans le premier exemple.— (3) En faisant entrer dans ce poids la quantité d'extrait calculée pour le liquide restant dans la poudre. — (4) On a encore fait passer ensuite sur cette poudre 164 gr. d'éther au même degré qui ont fourni 0,57 d'un extrait jaunâtre ayant une amertume de 8, c'est-à-dire moitié plus forte. — (5) Les dernières portions d'éther ainsi affaibli qui passent sur la poudre fournissent un extrait moins amer que celui provenant des premières portions. — Nous avons dit la cause probable de ce contraste avec l'expérience n° 9.

Nota. — Il faut se rappeler, en lisant les chiffres de la colonne de ce tableau indiquant les degrés d'amertume, ce que nous avons dit de l'imperfection de la méthode de dilution appliquée aux extraits ou autres matières à saveur complexe ou à odeur forte (voy. § I, div. D, *Essai de la digitaline*), et aussi la troisième note qui se trouve au commencement du présent paragraphe se rapportant au premier exemple d'extrait aqueux.

§ IV. — COMPARAISON ENTRE LA DIGITALE ET LA DIGITALINE AU POINT DE VUE DE LA FIXITÉ DE COMPOSITION.

La question capitale, celle qui domine tout dans l'histoire de la digitaline, est celle-ci :

Ce principe offre-t-il sur la digitale un avantage marqué? Doit-il lui être préféré pour l'usage médical?

La solution de cette double question comporte deux ordres de recherches :

Il faut comparer, d'une part, les deux agents au point de vue de l'identité et de la durée de conservation, c'est-à-dire de la fixité de composition : ce sont des notions du ressort de la pharmacie et de la chimie.

D'autre part, il faut les envisager quant à leur action sur l'économie à l'état normal et dans les cas de maladie, c'est-à-dire au point de vue physiologique et thérapeutique. Nous examinerons l'action de ces agents dans ces deux circonstances, 2ᵉ partie, § II, § II *bis* et VI.

Actuellement, nous nous occuperons seulement du premier ordre de notions, savoir :

La digitaline, envisagée au point de vue de la fixité de composition, offre-t-elle plus de garantie que la meilleure des préparations de digitale, la poudre?

Nous avons exposé (§ Iᵉʳ) les moyens d'obtenir la digitaline dans un état d'identité approprié aux besoins de la thérapeutique. Voyons ce qui est relatif à la digitale sous ce rapport.

Les personnes appelées à apprécier journellement les qualités des plantes médicinales savent combien de circonstances peuvent faire varier ces qualités : climat, sol, saison, âge de la plante, mode de dessiccation, de conservation, etc. On préfère celle qui croît sous un climat chaud, dans des terrains sablonneux, élevés, découverts, et par conséquent exposés au soleil, à celle qui provient des pays froids, des lieux bas, humides et ombragés. Les feuilles produites par

la plante la seconde année de son existence (elle est bisan-
nuelle) sont préférables à celle de la première (Houlton,
Répert. de pharmacie, t. I, p. 111 ; Soubeiran, *Traité de
pharmacie*, 3ᵉ édit., t. I, p. 603). La variété à fleurs
pourpres l'emporterait sur celle à fleurs blanches ; les
feuilles du haut de la tige sur celles du bas (Mérat et Delens, *Dict. de mat. méd.*, t. II, p. 640). Les uns disent
qu'il faut récolter ces feuilles au moment de la floraison
(les mêmes, *ib.*; Bidauldt de Villiers, p. 32) ; d'autres pré-
fèrent les couper à l'époque où la tige commence à s'élever
(Soubeiran, *ib.*). Presque tous les auteurs s'accordent à
proscrire la digitale cultivée ; quelques uns cependant l'ont
trouvée aussi efficace (voy. l'alinéa ci-après). Que d'éléments d'incertitude quand il s'agit d'une plante aussi active que la digitale !

Parmi les observateurs qui ont reconnu et signalé ces
inconvénients, nous citerons Mac-Lean, médecin à Sud-
bury, qui a longuement expérimenté la digitale, et a présenté deux cents cas d'observations thérapeutiques à ce
sujet. Voici comment il s'exprime : «Il est de la plus
grande importance d'avoir une préparation uniforme, qui
possède toutes les vertus de la digitale sans s'altérer en
aucun temps, et de pouvoir se la procurer en toutes saisons ; car alors les praticiens feront leurs expériences sur
un seul et même remède, ce qui ne se fait pas maintenant. »

L'auteur, pour remédier, autant qu'il était en lui, à cet
inconvénient, prend le parti de cultiver la plante dans son
jardin (1) ; il récolte lui-même et fait sécher les feuilles, les

---

(1) Ce fait d'une digitale cultivée, et qui était cependant très active,
prouve que la culture, si elle diminue les propriétés de la plante, est loin
de les lui faire perdre entièrement. Hamilton dit même qu'il n'a pas vu
de différence d'action entre les feuilles cultivées et non cultivées (MÉRAT
et DELENS, *Dict. de mat. méd.*, t. II, p. 640). C'est peut-être aller trop
loin, et nous pensons, pour notre compte, que la digitale de certaines
contrées est préférable à celle qu'on cultive.

conserve aux environs du feu de la cuisine, dans des sacs de papier gris, et les renouvelle chaque année.

Ailleurs il dit : « Lorsque je veux m'en servir (de la digitale ainsi récoltée), je n'en fais pulvériser que ce qui m'est nécessaire pour le besoin du moment, parce que la poudre trop longtemps exposée à l'air devient inerte. J'insiste particulièrement sur ces précautions, dit-il encore, parce que peu de végétaux demandent plus de soins pour les préparer, et parce que je sais que le remède a souvent échoué faute de ces attentions, et c'est ce qui a empêché jusqu'ici que son usage ne devînt général. J'avais déjà abandonné cette plante mal préparée comme inutile ; mais aujourd'hui je n'hésite pas à dire que c'est un des articles les plus précieux de la matière médicale (1). »

Une remarque qui nous paraît se rapporter aux variations de qualité de la poudre de digitale est celle-ci : M. Sandras, l'un des observateurs qui ait étudié avec le plus de soin l'action de la digitale et plus tard celle de la digitaline, a publié sur la première un travail dont les observations avaient été prises par lui dans le service de M. Bally en 1827, 1828 et 1830. L'auteur, après avoir fait observer que les malades ont pu supporter des doses très diverses de poudre de digitale, fait cette remarque : « Les fortes doses ont été données en 1827 seulement ; en 1828 et surtout en 1830, nous voyons survenir des accidents à des doses très faibles (2). » Or, nous nous sommes enquis auprès de M. Sandras de la source de la digitale qu'il avait employée. Elle lui avait été fournie par les hôpitaux, lesquels avaient immanquablement renouvelé plusieurs fois leur provision de poudre pendant la période des quatre années dont il s'agit. Nous regardons dès lors comme probable que cette particularité des observations de M. Sandras doit être attribuée à ce que la poudre de digitale mise à sa disposition

(1) MAC-LEAN, citation de Bayle, *Bibl. thérap.*, t. III, p. 274 et 276.
(2) *Bibl. thérap.* de Bayle, t. III, p. 337, et *Bull. de thérap.*, t. V, p. 171. (Voyez une analyse de ce travail, 2ᵉ partie, § I, div. A.)

en 1827, était de qualité médiocre, tandis que celle de 1828 et surtout celle de 1830 se seront trouvées de qualité supérieure. Du moins notre expérience nous fait regarder comme très rationnelle cette explication de l'anomalie observée.

Ces considérations seraient certes bien suffisantes pour faire donner la préférence à la digitaline, qui peut offrir de tout autres garanties d'identité et de bonne conservation que la poudre de digitale, même en supposant celle-ci préparée avec les soins minutieux qu'y apportait Mac-Lean. Toutefois, nous n'avons pas cru inutile de fournir de nouvelles preuves à l'appui de cette allégation. D'ailleurs des expériences valent toujours mieux que des inductions, et celles qui vont suivre viennent confirmer les résultats déjà observés.

Voulant donc essayer d'apprécier les variations de qualité que peuvent offrir les différentes digitales, nous avons cru devoir remonter à la principale source d'approvisionnement, et nous nous sommes adressés au commerce de l'herboristerie en gros appelé à la fourniture de Paris et d'une grande partie de la France. Nous avons prélevé sur la digitale qui s'y trouvait sept échantillons représentant à peu près toute la digitale existant alors sur la place de Paris (1847).

Les plus beaux de ces échantillons ont été mondés avec soin non seulement des plantes étrangères qui s'y trouvaient mêlées accidentellement, mais aussi des feuilles ternies et des pétioles. Les plus vilaines ont été laissées telles quelles, de manière à représenter les meilleures comme les plus mauvaises digitales possibles.

Ces divers échantillons, parfaitement desséchés, ont été pulvérisés et passés à un tamis de soie fin, de manière à retirer de 1/3 à 4/5es de poudre. Pour la plus belle seulement (qui avait été mondée avec beaucoup de soin), on a retiré 6/7es de première poudre; le 1/7e restant a continué d'être pulvérisé et tamisé pour être conservé à part.

Ces échantillons de poudre ont été distingués par les premières lettres de l'alphabet:

A désignant les 6/7es de première poudre ci-dessus.

B, le 1/7e de dernière poudre de la même digitale.

C, D, E, F, G, H, représentant les autres poudres obtenues chacune d'une digitale différente.

Ces poudres ainsi disposées, nous les avons d'abord soumises aux moyens proposés jusqu'ici pour apprécier la qualité de la digitale.

1° *Classement d'après l'intensité de la couleur verte.*

Les différences de coloration, ne portant que sur des nuances, n'étaient bien tranchées que pour les extrêmes, et nous avons dû, dans le classement de nos échantillons, nous borner à en faire quatre classes, rangeant cependant dans chacune de celles-ci ceux qui nous semblaient les plus verts les premiers.

1re classe. — Digitale A. — Bien supérieure aux autres par sa belle nuance verte et son odeur.

2e classe. — H, G, F, E.

3e classe. — B (résidu de la digitale A) et C.

4e classe. — D.

2° *Classement d'après le procédé Falken.*

Ce moyen consiste à verser dans un infusé de digitale de la solution de cyanure ferroso-potassique, et à juger d'après le trouble qui se produit dans le liquide de la qualité de la digitale (1).

3 gr. de chacun des huit échantillons de poudre ayant été infusés pendant une heure dans 30 gr. d'eau bouillante, le liquide a été passé et filtré. A 5 gr. de chacune de ces infusions, on a ajouté 30 gouttes de solution de cyanure ferroso-potassique au 1/10e.

(1) FALKEN, *Ann. de thérap.* de M. Bouchardat, 1843, p. 104.

Le classement a été opéré au bout de vingt-quatre heures, d'après l'abondance du précipité et la promptitude plus ou moins grande avec laquelle celui-ci s'était formé. Mais ici encore il a été impossible de faire ce classement par unités, les différences entre plusieurs échantillons étant à peine appréciables ; et nous avons dû établir des catégories dès lors séparées par des différences marquées.

1ʳᵉ classe. — A, B, E, F, G, H, *ex æquo.*

2ᵉ classe. — C.

3ᵉ classe. — D.

3° *Classement d'après le dépôt formé spontanément dans l'infusé aqueux de digitale.*

Mode opératoire suivi. — 6 gr. de chacune des poudres de digitale ont été infusés dans 30 gr. d'eau bouillante, l'infusion exprimée et versée sur des filtres.

On a opéré le classement quatre heures après, en prenant en considération la promptitude avec laquelle le liquide s'est troublé et l'abondance du dépôt, et l'on a formé ainsi trois classes.

1ʳᵉ classe. — A, B.

2ᵉ classe. — G, E, F, C.

3ᵉ classe. — H, D.

Si nous comparons maintenant les résultats fournis par chacun de ces trois modes d'appréciation de la digitale, nous trouvons que :

Les trois essais concordent parfaitement sur deux points. Une des digitales est toujours placée en première ligne : c'est la digitale A. Une autre se trouve toujours la dernière : c'est la digitale D.

Quant aux six échantillons intermédiaires, il n'y a plus la moindre concordance entre les résultats fournis par chaque procédé. Ainsi, par exemple, nous trouvons l'échantillon H classé le deuxième d'après la couleur, tandis qu'il est le sixième et le septième par le procédé Falken et par l'abondance du dépôt spontané.

On voit que ces différents modes d'essai, permettant à la rigueur de distinguer une très bonne digitale d'une très mauvaise, ne sont nullement propres à faire apprécier comparativement les digitales de qualité moyenne, mais variable, que fournit habituellement le commerce, et pèchent d'ailleurs toutes par un même point, le défaut de caractère absolu auquel on puisse reconnaître une bonne digitale. Ainsi, quelle sera la quantité de dépôt que devra fournir une digitale par le procédé Falken ou par le simple repos, pour être réputée bonne? Dans les expériences précédentes, il y a de grandes différences de qualité entre les digitales examinées; mais aucun des modes d'essai ne permet de mesurer l'étendue de cette différence.

Essai d'appréciation de la qualité de la digitale, d'après l'action physiologique.

On sait que l'un des effets les plus marqués de la digitale administrée à haute dose est le vomissement ; on sait, d'autre part, avec quelle facilité les chiens vomissent dès qu'une cause quelconque vient solliciter leur estomac à se débarrasser de son contenu. Or ne pouvait-il pas arriver que cet effet se produisît sous l'influence de la plante avec quelque régularité, et que nous trouvassions dans cette propriété une sorte *de réactif physiologique* qui permît d'apprécier les différentes qualités de digitale ?

Conformément à ces vues, nous nous sommes procuré un chien de moyenne taille, bien portant, du poids de 7 kilogr. 500 gr. Après l'avoir habitué à un régime alimentaire très régulier (un repas le matin à huit heures, un second à cinq heures, composés chacun de la même nature et du même poids d'aliments), nous avons commencé par lui administrer la digitaline pour nous fournir un terme de comparaison. (Il s'agit du chien appelé *Digitalin*, dont il sera plus longuement parlé 2ᵉ partie, § II.)

1ʳᵉ *Expérience.* — *Administration de la digitaline.* — Chacun des trois premiers jours, vers midi, on fait avaler au chien deux granules de digitaline de 1 milligr.; le quatrième et le cinquième jour, on a élevé la dose à 3 milligr.; le sixième et le septième à 4 milligr.; et enfin le huitième jour on a donné 5 milligr. Ce même jour, une heure et demie après l'ingestion des cinq granules, un vomissement eut lieu. Le chien avait pris en tout vingt-cinq granules. Pour ne pas le fatiguer, on cessa l'emploi du médicament. Dès le lendemain, l'animal mangeait avec son appétit ordinaire et ne paraissait pas du tout malade.

2ᵉ *Expérience* (*Digitale D*). — Après trois jours de repos, on procède à l'expérimentation d'une des poudres de digitale, l'échantillon D.

On administre au chien, chacun des trois premiers jours, deux pilules de 10 centigr.; les quatrième et cinquième jours, trois pilules; les sixième et septième jours, quatre pilules; et le huitième, cinq pilules. Le même jour, deux heures après l'ingestion de ces cinq pilules, survient un vomissement blanchâtre visqueux. L'animal avait pris 2 gr. 50 centigr. de digitale.

3ᵉ *Expérience* (*Digitale F*). — Après sept jours de repos, on commence la troisième expérimentation avec cette digitale, en procédant exactement de la même manière. Le vomissement a lieu le septième jour, c'est-à-dire le deuxième jour que l'animal prenait quatre pilules. Il avait donc pris en tout 2 grammes de digitale.

4ᵉ *Expérience* (*Digitale A*). — Après cinq jours de repos, on administre cette digitale. Le vomissement a lieu le cinquième jour, c'est-à-dire lorsque le chien n'avait pris en tout que 1 gr. 20 centigr. de digitale. On lui laisse cinq jours de repos, et l'on procède à l'expérimentation suivante.

5e *Expérience* (*Digitale B ou résidu de la digitale A.*)— Même mode d'administration. Vomissement le soir du septième jour, exactement comme avec l'échantillon de la digitale F, c'est-à-dire après avoir pris 2 gr. de poudre.

Résultat des cinq expériences.

	Quantité de produit employée pour arriver aux vomissements.
Digitaline.	25 milligr.
Digitale A.	1 gr. 20 centigr.
Digitale F, B.	2 00
Digitale D.	2 50

Il ressort de cette série d'expérimentations :

1° Que la digitale D, classée la dernière par les autres procédés, s'est montrée cent fois moins active que la digitaline ;

2° Que la digitale A (de qualité supérieure et exceptionnelle) a paru moitié plus active que la précédente, et par conséquent cinquante fois moins que le principe pur.

3° Enfin, que les digitales B et F, comparées à la digitale A, sont pour l'énergie comme 6 est à 10, ou, en d'autres termes, que 6 gr. de digitale A représentent 10 gr. de l'une des deux autres.

Doit-on accorder une valeur absolue aux chiffres fournis par ces expérimentations, qui donneraient ainsi la mesure du degré d'activité de chaque digitale? Il faut assurément tenir compte des causes de variation inhérentes à l'organisation vivante ; toutefois nous ne croyons pas ces résultats très éloignés de la vérité.

Deux choses nous ont cependant surpris : c'est d'abord que la digitale A ne se soit montrée que cinquante fois moins active que la digitaline ; en second lieu, que la digitale D, c'est-à-dire la qualité la plus inférieure, n'ait pas paru plus de cent fois moins énergique.

L'expérimentation thérapeutique dénote, en effet, dans la digitaline une énergie centuple de celle de la digitale en poudre de qualité moyenne, tandis que les expériences précédentes ne signaleraient qu'une proportion moyenne de 75 à 1.

Quant à l'action sur les battements du cœur, une observation préalable longtemps continuée nous avait fait constater de telles variations sous ce rapport dans l'état normal chez notre chien, que nous ne devions attendre à cet égard aucun renseignement certain, et elles n'ont pas été notées pendant notre expérimentation. Du reste, par des raisons qu'il serait trop long de développer ici, ce mode d'action (sur la circulation) ne pourrait, dans aucun cas, servir à mesurer expérimentalement la qualité d'une digitale (1). .

Pour ce qui est de l'action diurétique, n'ayant pas de moyen de recueillir la totalité des urines de ce chien, nous ne pouvions apprécier au juste la quantité rendue ; et, d'un autre côté, le nombre d'émissions, d'ailleurs impossible à constater sûrement, ne pouvait servir seul de base à une expérimentation. Nous ne nous sommes donc pas non plus préoccupés de ce mode d'action de la digitaline. Rien d'ailleurs n'a été de nature à nous faire soupçonner qu'il y eût augmentation de sécrétion rénale pendant l'administration de la plante ou de son principe actif.

---

(1) Il eût été très utile de doser par l'analyse chimique la quantité de digitaline contenue dans les divers échantillons de digitale dont il s'agit ; mais si l'on se rappelle (v. § I) que l'extraction de ce principe actif est fort difficile en petit, et ne réussit bien qu'en grand, et que même alors elle ne se fait pas sans une grande perte de produits, on comprendra pourquoi nous n'avons pas eu recours ici à ce moyen d'apprécier la qualité de la plante, moyen qui n'aurait pu nous conduire qu'à des résultats tout à fait incertains.

Influence du mode de pulvérisation sur la qualité de la poudre de digitale ; extraits de première et dernière poudre.

Le mode de préparation de la poudre de digitale peut-il faire varier la qualité de celle-ci ?

On sait que pour un certain nombre de substances, on recommande en pharmacie de rejeter, tantôt la première, et plus souvent la dernière poudre. Doit-il en être ainsi pour la digitale ; ou bien faut-il pulvériser ces feuilles sans résidu ?

M. Bidauldt de Villiers dit de rejeter les parties fibreuses de la poudre (*ouv. cit.*, p. 34).

M. Soubeiran se prononce pour la pulvérisation sans résidu (1). Nous avons répété l'expérience sur laquelle il se fonde, mais en la poussant plus loin.

Nous avons pris les échantillons de poudre A et B, lesquels provenaient, avons-nous dit, d'une même digitale de belle qualité, mondée avec soin de ses pétioles et des feuilles ternies, et dont on avait recueilli à part pour constituer la première poudre, les 6/7 (échantillon A) ; ne réservant pour la dernière que le 1/7 restant (échantillon B). Nous avions ainsi formé deux fractions très inégales, afin que la différence, s'il devait y en avoir, fût plus tranchée, et par là même plus facile à constater.

On a épuisé 50 grammes de chacune de ces poudres par l'alcool à 50° c^x. L'évaporation des liquides a été commencée au B.-M., et achevée à l'étuve. Les deux extraits desséchés jusqu'au point de pouvoir se réduire en poudre pesaient :

> Celui de première poudre (A). 23,94
> Celui de dernière poudre (B) 24,22

C'est-à-dire que le poids était sensiblement le même

(1) Soubeiran, *Traité de pharm.*, t. II, p. 3. 2ᵉ édition, et t. I, p. 606, de la 3ᵉ édit.

dans les deux cas. Mais nous avons voulu aller plus loin,
et apprécier la qualité des produits.

Cinq centigrammes d'extrait A ont été dissous dans
2 grammes d'alcool à 50 et la solution étendue d'eau jusqu'à
ce que le liquide ne présentât plus qu'une saveur à peine
amère ; nous avons employé pour cela 2 *décilitres d'eau*.

L'exprience comparative, disposée exactement de
même avec 5 centigrammes d'extrait de la poudre B, n'a
exigé pour arriver au même degré d'amertume que *un
décilitre d'eau*. On a remarqué de plus que la solution était
moins aromatique.

Ainsi le degré d'amertume, apprécié par la méthode de
dilution, et d'une manière aussi juste que le permettait
la complicaion des saveurs aromatique et extractive,
indique entre les deux extraits une différence de moitié
pour la qualité ou l'activité : résultat qui concorde avec les
expériences physiologiques exposées plus haut. Faisons de
plus remarquer que tous les modes d'essai ont indiqué
une différence entre les poudres A et B.

Ces deux portions de poudre d'une même digitale différaient aussi par la quantité de sels qu'elles renfermaient.
En effet, par l'incinération on a obtenu une quantité de
sels fixes qui, rapportée à 100 grammes de poudre, était :

> Pour l'échantillon A, de. 8,24
> Pour l'échantillon B, de. *9,30 (1)

*Récapitulation des différences entre la première
et la dernière poudre.*

Ces deux poudres, tout en fournissant un même poids
d'extrait, différaient donc par leur nature ; ces différences
consistaient dans :

1° La nuance de la poudre ;

2° Les résultats des essais par le procédé Falken, et
celui des solutions concentrées.

(1) Nous avons indiqué (§ II, p. 70) la nature des sels fournis par
l'incinération de la digitale.

3° Le degré d'amertume des extraits ;

4° L'intensité de l'action physiologique ;

5° La quantité de sels fixes laissés par l'incinération.

Bien que ces différences aient en quelque sorte été portées ici à leur maximum, par suite de la faible proportion de la dernière poudre mise à part (1/7), il n'en reste pas moins établi que la poudre de cette plante n'est pas identique pendant la durée de la pulvérisation. D'où il suit que la manière dont on opère celle-ci influe sur la qualité du produit obtenu, et peut encore venir ajouter une cause d'incertitude à toutes celles qui sont déjà inhérentes à la plante elle-même, considérée comme agent thérapeutique ; et que si, pour une digitale donnée, on veut obtenir le maximum de qualité de poudre, il faut fractionner les produits et rejeter le dernier.

Quantité de résidu à rejeter. — Nous sommes portés à admettre avec le Codex, qu'elle doit être du dernier tiers du poids de la plante, nous fondant sur cette observation qu'en fractionnant la poudre par petites portions à mesure qu'on la prépare, on remarque habituellement une augmentation dans l'intensité de la nuance verte jusqu'aux 2/3 environ ; puis qu'à partir de ce moment, il y a au contraire dégradation de teinte ; de telle sorte que la dernière poudre obtenue est la plus pâle de toutes.

Ces changements successifs dans la teinte de la poudre de digitale pendant les différentes phases de la pulvérisation indiquent une variation correspondante dans la constitution de cette poudre ; or, en admettant (chose contestable sans doute) que l'intensité de la couleur verte soit toujours en rapport direct avec la qualité, on voit par ce qui précède que si l'on fractionnait en trois la poudre retirée d'une quantité donnée de digitale, la dernière obtenue serait la plus inférieure ; viendrait ensuite la première, puis enfin la fraction du milieu offrirait le maximum de qualité.

Cette différence entre les fractions de la poudre d'une

même digitale s'explique parfaitement, si l'on réfléchit que pendant la pulvérisation, il s'opère une sorte de départ entre les diverses parties organiques de la feuille (duvet, parenchyme, nervures) suivant leur degré de dureté : de telle sorte qu'il y a plus de duvet au commencement de l'opération, beaucoup de parenchyme au milieu, tandis que les nervures prédominent vers la fin. On s'étonnera moins que des parties organiques aussi distinctes d'un même végétal renferment des proportions différentes de principe actif, si l'on se rappelle que les deux moitiés d'une betterave séparée horizontalement n'offrent pas une constitution identique ; la portion inférieure est plus riche en sucre que la partie supérieure (1).

Que conclure de ces diverses observations sur la variation de qualité de la digitale quant au choix à faire de cette plante ? La digitale A doit-elle être prise pour type de la qualité que le pharmacien doit avoir dans son officine, ou bien, comme semblerait l'indiquer l'expérimentation physiologique, constituerait-elle une qualité exceptionnelle ?

Dans tous les cas, sera-t-il possible de se procurer plusieurs années de suite une digitale de la même énergie ? A quels signes reconnaîtra-t-on son identité ?

Pour nous, nous nous croyons autorisés à dire que le pharmacien ne pourra jamais répondre de l'identité de sa poudre de digitale, faute d'un type certain qui puisse lui servir de point de comparaison et de moyen sûr d'apprécier la qualité de celle-là.

Qualité de la digitale qui se trouvait sur la place de Paris en 1847, ou observation sur la qualité de digitale consommée pour l'usage de la médecine.

Nous avons pu, lorsque nous nous sommes procuré nos échantillons de digitale, apprécier d'une manière approximative que, sur la quantité qui existait à cette époque

______

(1) GAUDICHAUD, BOUCHARDAT, *Répert. de pharm.*, t. IV, p. 164.

(1847) sur la place de Paris, il y en avait un quart de bien
desséchée, un quart de qualité moyenne, et moitié qu
était mal desséchée et manifestement mauvaise. Il est évident que cette dernière et considérable fraction n'a pas
été jetée, et la digitale n'ayant qu'un usage exclusivement
médical, force est bien d'admettre qu'elle a été finalement
consommée par les malades.·

Conservation de la digitale.

Tous les auteurs qui ont écrit sur la digitale s'accordent
à dire que les feuilles de cette plante, et surtout la poudre,
s'altèrent avec le temps, et recommandent de la renouveler souvent ; aussi trouve-t-on dans tous les ouvrages clas-
siques la recommandation spéciale de préparer fréquemment cette poudre (1).

Nous pensons qu'on peut retarder beaucoup les progrès
de l'altération de la digitale par le soin de soustraire cette
substance à l'influence de la lumière et des variations at-
mosphériques et hygrométriques; toutefois il est certain
qu'elle s'altérera à la longue, et que le pharmacien le plus
consciencieux et le plus vigilant arrivera forcément à cet
inconvénient de remplacer, à un moment donné, un médicament dont l'efficacité est affaiblie par un médicament
nouvellement récolté et jouissant du maximum de ses propriétés.

On voit donc que, outre les causes d'incertitude provenant du choix de la digitale et de son mode de pulvérisation, la conservation peut encore amener de nouvelles variations dans sa qualité (2).

(1) Voyez entre autres : Ménat et Delens, *Dict. de mat. méd.*, t. II,
p. 640 ; Barbier, *Traité de mat. méd.*, 1820, t. III, p. 354 ; Richard,
Dict. de méd., en 21 vol., t. VII, p. 56 à 64 ; Bouillaud, *Dict. de méd.
et de chir. prat.*, t. VI, p. 302 ; Soubeiran, *Traité de pharm.*, 3ᵉ édit.,
t. I, p. 606 ; Bouchardat, *Manuel de mat. méd. et de thérap.*, 2ᵉ édit.,
p. 338.

(2) Ce que nous disons ici des mille variations qu'éprouve la digitale

Essayons maintenant, pour mieux juger qui doit l'emporter de la poudre de digitale ou de la digitaline, quant au degré de fixité, à la facilité du dosage et de l'adminis-

dans sa constitution, est sans doute applicable, à des degrés divers, à tous les végétaux, et constitue une loi générale de la nature. Seulement l'esprit n'a l'occasion de se fixer sur ces causes d'incertitude qu'autant que les produits qui en sont l'objet revêtent de l'importance par l'étendue de leur usage, et que les moyens d'investigation fournis par la science se perfectionnent.

Ainsi, sans parler des variations de qualité bien connues des substances alimentaires, de celles qui servent à des exploitations industrielles (garances, semences oléagineuses, etc.), et pour prendre nos exemples dans le domaine de la matière médicale, on sait qu'il y a tel quinquina qui, malgré une belle apparence, ne renferme que peu de quinine, et que ces productions végétales offrent une si perpétuelle variation dans leur richesse (1), que les commerçants en gros, et surtout les fabricants de sulfate de quinine, en sont venus à ne plus acheter ces écorces qu'après en avoir fait analyser un échantillon, et le prix est alors établi proportionnellement à la quantité d'alcaloïde constatée. Il est des quinquinas si pauvres en alcaloïdes, qu'ils ne valent pas la peine d'être traités pour l'extraction de la quinine (2).

L'opium offre un autre exemple remarquable de variations de qualité. En effet, la quantité d'alcaloïde qu'il renferme a été estimée comme variant de 2 à 6 pour 100, par M. Chevallier (3) ; de 2 à 15 pour 100, par M. Grandval (4) ; de 4 à 10 pour 100, par M. de Vry (5) ; enfin M. Huraut-Moutillard, ayant eu à examiner un opium qui présentait les caractères d'un produit de belle et bonne qualité, n'y trouva cependant que 3 pour 100 de morphine (6) (le bon opium doit en fournir environ 10 pour 100). Il est vrai que le mode de préparation, les falsifications, entrent quelquefois pour beaucoup dans les causes de variation de qualité de l'opium ; mais il est incontestable que le climat, le terrain, le moment de la récolte, etc., apportent des différences très grandes dans la composition de ce produit.

(1) Voyez, entre autres, le mémoire sur les *Quinquinas*, de MM. Delondre et Bouchardat, *Répert. de pharm.*, t. IX, p. 189 et suiv.

(2) BOUQUET et SCHAEUFÈLE, *Recherches sur la quinidine*, p. 24. Voyez aussi OSSIAN HENRY fils, *Journ. de pharm. et de chim.*, t. XXIV, p. 404, (1855).

(3) CHEVALLIER, *Journ. des conn. méd.*, deuxième série, t. III, p. 108, et *Journ. de pharm. et de chim.*, t. XVII, p. 23.

(4) GRANDVAL, *Journ. des conn. méd.*, deuxième série, t. V, p. 97.

(5) DE VRY, *Journ. de pharm. et de chim.*, t. VII, p. 450.

(6) HURAUT, *Journ. des conn. méd.*, deuxième série, t. V, p. 533.

tration, de l'appréciation de la qualité, etc., de résumer sous forme de tableau, et de mettre ainsi en regard les raisons qui militent pour ou contre chacune de ces substances.

Parallèle entre la digitaline et la digitale.

DIGITALINE.	DIGITALE.
I.	
Type inaltérable auquel on pourra toujours rapporter toutes les digitalines.	Impossibilité de conserver un échantillon-type qui puisse indéfiniment servir de point de comparaison.
II.	
Appréciation possible de la qualité d'une digitaline donnée par la mesure de l'intensité de son amertume, qui doit être telle qu'il faille 10 litres d'eau pour faire disparaître la saveur amère de 5 centigrammes de digitaline.	Absence de caractère positif sur lequel on puisse compter pour apprécier les différences de qualité entre les diverses digitales.
III.	
Énergie constante de l'agent médicamenteux. Dosage sûr pouvant servir de base à des notions thérapeutiques positives.	Incertitude inévitable sur la qualité, et par suite sur le degré d'activité de la plante employée.
IV.	
Grande facilité d'administration, en raison du très petit volume.	Administration beaucoup moins facile, à cause de la saveur et de l'odeur.

Remarque. — Sans doute si l'on prend, pour les comparer, d'une part, un pharmacien soigneux qui veillera par tous les moyens en son pouvoir à ce que sa poudre de digitale soit toujours dans les meilleures conditions possibles, et, d'autre part, un homme négligent, qui n'aura que de mauvaise digitaline (mal préparée ou falsifiée), on arrivera à conclure, avec raison, que l'avantage est en aveur de la première. Mais on n'a jamais soutenu que de mauvaise quinine soit préférable à de bon quinquina. On a seulement dit que le pharmacien désireux de bien faire, et il y en a beaucoup, pouvait mieux répondre de la qualité de son sulfate de quinine que de celle de la poudre de quinquina.

Nous n'aurions pas songé à faire cette remarque, si plusieurs fois on ne nous avait fait des objections basées sur les termes de comparaison fautifs que nous venons d'indiquer.

§ V. — RECHERCHE DE LA DIGITALINE MÊLÉE A DES SUBSTANCES VÉGÉTALES ET ANIMALES.

A. — Recherche de la digitaline mêlée aux aliments.

Lorsque les matières sur lesquelles on doit opérer sont solides, on les dessèche directement, si elles ne le sont déjà.

Lorsqu'elles sont complétement liquides, on les précipite par le tannin, comme on va le voir un peu plus bas.

Si elles sont constituées par un mélange de parties solides et liquides, on sépare, au moyen de l'expression dans un linge, les premières des dernières.

Quand les liquides sont alcalins ou acides, on les amène à l'état de neutralité avec un peu de carbonate de soude ou d'acide sulfurique, en observant de les laisser plutôt légèrement acides qu'avec excès d'alcali. Alors on ajoute de la solution concentrée de tannin, jusqu'à ce que le liquide ne se trouble plus ou à peine par une nouvelle addition. Le dépôt rassemblé au fond du vase est recueilli sur un filtre, comprimé dans du papier non collé, et réuni aux parties solides déjà séparées, et le tout est placé à l'étuve.

Le produit, très sec, est finement pulvérisé et mis dans un ballon avec de l'alcool à 90 ; on fait un premier traitement à froid, puis un à la température de l'ébullition.

Les traitements réunis sont évaporés au bain-marie, jusqu'en consistance sirupeuse.

Le résidu est repris dans un ballon, à chaud, par l'alcool à 30 c^x, qui enlève la digitaline, s'il en existe, et laisse *indissoutes* la plus grande partie des matières grasses, ainsi que *la chlorophylle*, qui peuvent s'y trouver. On évapore de nouveau, toujours au bain-marie ou à l'étuve, en consistance de miel.

On ajoute un excès de litharge en poudre fine ; on mêle bien pour faire une pâte ou bouillie que l'on met à l'étuve. Le produit, sec et grossièrement divisé, est réhumecté avec de l'alcool, à une ou deux reprises, pour bien opérer l'absorption du tannin par la litharge. On est sûr qu'il ne reste plus d'acide tannique libre lorsque, en faisant bouillir un peu du précipité dans un tube avec de l'alcool, le liquide filtré ne bleuit plus par l'addition d'un persel de fer.

On pulvérise alors finement la masse de précipité, et l'on fait bouillir dans un ballon avec de l'alcool à 96°. Le liquide filtré est évaporé en consistance de miel.

On met le produit dans un très petit ballon ou un tube avec un excès d'éther concentré (60° B^é au moins, temp. 15, densité 0,737). On laisse en contact pendant vingt-quatre heures *en agitant souvent*. Alors on décante et l'on filtre le liquide surnageant, que l'on abandonne à l'évaporation spontanée ; on dessèche le résidu à l'étuve.

Celui-ci, humecté avec *très peu d'eau*, est versé sur un filtre, où on le laisse égoutter ; comprimé dans du papier non collé, séché de nouveau à l'étuve, il est ensuite repris par un peu d'alcool à 96°, que l'on évapore à l'étuve.

Pour savoir si le produit renferme de la digitaline, il ne s'agit plus que de le soumettre à l'essai par l'acide chlorhydrique.

Nota. — Si le résultat était négatif, il faudrait, avant de se prononcer, évaporer l'eau de lavage de l'extrait éthérique, et soumettre pareillement le résidu à l'essai par l'acide chlorhydrique.

Dans ce procédé, le traitement par l'éther peut bien laisser une partie de la digitaline indissoute, si le mélange analysé en renferme beaucoup, mais il a l'avantage d'éliminer sûrement le principe de la bile qui colore l'acide chlorhydrique en vert.

Le procédé que nous venons de décrire et qui est basé sur des essais préalables, a été soumis au contrôle des trois expériences comparatives suivantes.

Première expérience. — Digitaline et pâtée sans plantes ni bile.

      100 gr. bouilli maigre coupé menu.
       40   pain coupé menu.
      150   bouillon.
      40 granules de digitaline (soit 40 milligr. de celle-ci).

Ces granules sont dissous dans le bouillon, et la solution ajoutée au mélange de pain et de viande.

Après sept heures de contact, on exprime. On ajoute au liquide 1 gramme de tannin dissous dans 5 grammes d'eau. Il se forme un précipité blanc cailleboté abondant, que l'on recueille sur un filtre ; on comprime dans du papier non collé ; on ajoute au résidu alimentaire ci-dessus, et l'on étend le tout sur des assiettes à l'étuve.

Le résidu parfaitement sec est réduit en poudre fine et mis dans un ballon avec 1/2 litre alcool à 90° C^{x}. Après vingt-quatre heures de macération on décante et l'on filtre. On fait un deuxième traitement à chaud, avec 25 centilitres alcool au même degré. Les deux traitements alcooliques, réunis dans une capsule, sont évaporés au bain-marie jusqu'en consistance de sirop.

Le produit est repris dans un petit ballon par 30 gr. d'alcool à 30° C^{x} bouillant ; on laisse refroidir du jour au lendemain, et l'on filtre. Le liquide, de couleur paille tendre, est évaporé en consistance de miel.

On ajoute à ce résidu 10 gr. de litharge en poudre fine. Le mélange est mis à l'étuve, desséché, puis divisé en fragments que l'on réhumecte avec un peu d'alcool, et que l'on dessèche de nouveau.

On pulvérise alors, puis après s'être assuré, au moyen d'un petit essai préalable, qu'il ne reste plus de tannin libre, on met le tout dans un ballon et l'on traite par 30 gr. d'alcool à 96° C^x bouillant. On filtre et l'on évapore en consistance de miel.

On remet dans un très petit ballon, avec 20 gr. éther à 61° Baumé, temp. 15 (densité 0,733). On laisse en contact pendant vingt-quatre heures, *en agitant souvent*, et l'on décante sur un petit filtre. Le liquide est abandonné à l'évaporation spontanée, et le résidu desséché à l'étuve. Celui-ci, cristallin extractif jaunâtre, pèse 0,05.

On le traite par une très petite quantité d'eau (1 gr. environ) dans le but de dissoudre les sels déliquescents étrangers, et l'on verse promptement sur un filtre. Celui-ci, égoutté et comprimé dans du papier non collé, est desséché avec le résidu indissous.

On reprend enfin, dans la capsule même, par un peu d'alcool à 96° froid, on filtre, on évapore et l'on sèche.

Le résidu jaunâtre, sec, peu abondant, est mis dans un très petit tube avec 2 gouttes d'acide chlorhydrique; on agite de temps à autre. Au bout d'une heure il y a une coloration vert pré; le liquide se trouble peu à peu et passe au vert-ciguë prononcé.

On avait donc là le signe caractéristique de la présence de la digitaline.

Deuxième expérience. — *Digitaline avec pâtée, plantes et bile.*

Viande, pain et bouillon, comme dans la première expérience.
De même, 40 granules de digitaline; plus :

20 gr.	feuilles vertes de chicorée.	
10	—	d'oseille.
5	—	de céleri.
2	—	de cerfeuil.
2	—	de persil.
10	—	de laitue.
1	bile de bœuf évaporée et représentant 10 gr. de bile liquide.	

Les quatre premières plantes hachées sont soumises à l'ébullition pendant un quart d'heure dans le bouillon. On laisse refroidir et l'on remplace l'eau évaporée.

Les granules et l'extrait de bile sont dissous dans le bouillon, et le tout, compris les plantes cuites, ajouté à la pâtée, ainsi que les deux dernières plantes, restées crues, et hachées.

On procède pour le reste comme il est dit à l'article précédent.

Le résidu du traitement par l'éther pèse aussi 0,05 et a un aspect analogue.

Lavé avec quelques gouttes d'eau, et repris ensuite par un peu d'alcool à 96°, le produit final, mis en contact avec de l'acide chlorhydrique concentré, colore celui-ci en vert comme dans le premier cas.

Troisième expérience. — Pâtée, plantes et bile, sans digitaline.

Même disposition que pour la deuxième expérience, excepté qu'il n'y a pas de digitaline.

Pour la manière d'opérer, on procède absolument comme dans les deux premières expériences, qui sont conduites parallèlement.

Le résidu du traitement par l'éther a encore un aspect et un poids analogues aux deux précédents.

Lavé de même avec très peu d'eau, repris par l'alcool à 96° et le liquide évaporé, on a aussi obtenu un léger résidu jaunâtre d'un aspect analogue.

Mais ce résidu, mis dans un petit tube avec de l'acide chlorhydrique concentré, l'a coloré en jaune-paille, et *nullement en vert*.

L'eau de lavage, évaporée par simple exposition à l'air, a fourni un résidu salin mêlé de quelques points ou amas jaunâtres extractifs. Ceux-ci enlevés et mis, comme ci-dessus, en contact avec l'acide chlorhydrique, ne l'ont pas davantage coloré en vert.

Il n'y avait donc là aucun indice de digitaline.

Ces résultats prouvent de plus que dans la deuxième expérience, la coloration verte obtenue par le contact du produit ultime avec l'acide chlorhydrique, devait être entièrement rapportée à la digitaline, puisqu'il ne s'est trouvé ici (troisième expérience), dans le produit correspondant, aucune partie de la chlorophylle ou de la bile susceptible de colorer cet acide en vert.

Pour compléter cet ordre de notions, nous devons ajouter que nous avions déjà fait, antérieurement, deux autres séries d'expériences conduites comme celles-ci, mais en opérant sur un mélange qui ne contenait que 20 milligr. de digitaline au lieu de 40. Or, dans l'une de ces séries, nous avons pu constater, mais avec un caractère peu tranché, la présence de la digitaline; tandis que dans l'autre série nous n'en avons retrouvé aucun indice.

C'est-à-dire que lorsqu'il s'agit de mélanges très complexes et abondants, dans lesquels se trouvent des sels divers, nécessitant des traitements multipliés et l'emploi de la chaleur, la digitaline se détruit facilement, et l'on n'a chance de la retrouver qu'autant qu'elle y existe en certaine proportion.

Mais si la digitaline n'a été mêlée qu'à des substances incapables d'exercer sur elle une action destructive et pouvant en être séparées par une manipulation simple, au moyen d'un liquide très volatil, qui n'exige l'intervention que d'une température peu élevée, alors on peut retrouver de très petites quantités de ce principe.

L'article suivant nous en offrira un exemple.

B. — Séparation de la digitaline unie au sucre; dosage de ce principe dans les granules.

Ayant eu à apprécier la qualité de certains granules *dits* de digitaline, du commerce (ils ne renfermaient aucune trace de digitaline, et n'en avaient que le nom — *voy.* les journaux de médecine et de pharmacie de juin 1852),

nous avons été conduits à rechercher les meilleurs moyens
de séparer la digitaline du sucre, avec lequel elle est unie
dans les granules.

Nous avons employé pour nos expériences trois espèces
de liquide : l'alcool, l'éther et le chloroforme.

Sans entrer dans le détail des expériences nombreuses
que nous avons faites à ce sujet, nous donnerons, à titre
de spécimen, un exemple des résultats obtenus avec chaque
liquide, ce qui permettra de saisir de suite les avantages
ou les inconvénients attachés à chacun de ces procédés.

Première expérience. — Alcool.

100 granules de digitaline, pesant 5^{gr},148 = 0^{gr},100 de digitaline.

50 gr. Alcool à 96° C^x.

On pulvérise finement les granules dans un petit mortier, on introduit la poudre dans un ballon, puis l'alcool,
avec lequel on a lavé le mortier pour enlever le peu de
poudre restant. On laisse en contact vingt heures en agitant souvent. On décante sur un filtre, on reçoit dans une
fiole, et l'on remet de nouvel alcool en même quantité sur
le résidu. On opère comme la première fois. On fait encore un troisième traitement de la même manière. Le
résidu indissous est alors versé sur le filtre où on le lave
par affusion avec un peu d'alcool.

Les traitements alcooliques réunis sont distillés dans
une fiole à fond plat mince et uni et à *large ouverture*
(forme de vases très commodes pour ces sortes d'opérations, mais dont on peut se passer; alors on emploie une
capsule et l'on évapore à l'air).

Le résidu de la distillation est desséché à l'étuve jusqu'à
poids constant ; il pèse alors 0,465.

Ce produit constitue une couche jaunâtre caramel,
d'une saveur d'abord sucrée, puis d'une amertume intense, formant avec l'acide chlorhydrique une solution
trouble, vert-ciguë foncé.

Le résidu de poudre de granules indissous, séché et repris une seconde fois par l'alcool à 96°, ne laisse par évaporation qu'une légère couche, à peine amère quand on la délaie dans l'alcool à 50°.

Toute la digitaline avait donc été dissoute, ou du moins, il n'en restait que des traces dans le sucre; mais par contre, l'alcool avait enlevé, outre la digitaline, un peu de sucre, indiqué par la saveur du produit et l'excédant de poids (0,465 au lieu de 0,100).

Deuxième expérience. — Ether.

100 granules de digitaline, pesant 5^{gr},167 = 0^{gr},100 de digitaline.

50 gr. éther à 58° Bé, temp. 15° (densité, 0,746).

On pulvérise finement les granules et l'on introduit la poudre dans un ballon, après avoir constaté par la pesée ce qui en était resté attaché au mortier, et l'on ajoute l'éther. On laisse en contact pendant vingt-quatre heures, en agitant souvent, on décante et l'on filtre. On fait ainsi deux autres traitements, comme pour l'expérience avec l'alcool.

Puis on procède à la distillation des différents traitements réunis, et l'on opère pour tout le reste absolument comme pour l'expérience avec l'alcool.

Le résidu, jaunâtre, rapporté au poids primitif des granules, pèse, séché à poids constant, 0,070.

Il est d'une amertume intense et franche, et possède les autres propriétés de la digitaline.

On s'est d'ailleurs assuré par une expérience comparative que l'éther, à ce degré et dans ces circonstances, n'enlevait pour ainsi dire pas de sucre. En effet, 5 grammes de poudre de sucre ayant été traités à trois reprises par 50 grammes d'éther à 58° Bé, chaque fois, comme ci-dessus, on n'a obtenu pour résidu de la distillation du liquide filtré qu'une trace jaunâtre (1 milligramme environ) exerçant à peine un pouvoir réducteur sur le réactif de Barreswil.

On s'est assuré par un traitement ultérieur avec l'alcool

qu'il était resté dans la poudre de granules un peu de digitaline indissoute.

Troisième expérience. — Chloroforme.

100 granules de digitaline pesant 5^{gr},144 = 0^{gr},100 de digitaline.

50 gr. chloroforme.

On pulvérise les granules et l'on introduit la poudre dans un petit ballon, en tenant compte, comme dans la deuxième expérience, de ce qui en reste attaché au mortier. On ajoute le chloroforme et l'on agite de temps à autre, pendant vingt-quatre heures. On fait ainsi deux autres traitements.

On distille les liquides réunis et l'on dessèche à l'étuve jusqu'à poids constant. Le résidu, rapporté à 5,144, poids primitif des granules, est de 0,079.

La poudre de granules indissoute dans le chloroforme, séchée et traitée par l'alcool à 96°, comme dans les cas précédents, donne, de même que dans l'expérience avec l'éther, mais en moindre proportion, une couche amère, indice d'une certaine proportion de digitaline restée avec le sucre.

Dans une autre expérience où l'on avait employé un quatrième traitement par le chloroforme, on a obtenu, toujours pour 100 granules, 0,086 de digitaline.

Le chloroforme agit tout aussi peu sur le sucre que l'éther à 58 B^e, et dans une expérience où l'on avait employé 200 gr. de chloroforme en quatre fois, pour 5 gr. de poudre de sucre, on n'a obtenu pour résidu qu'une légère couche rousse pesant 0^{gr},004.

Si l'on veut maintenant apprécier les trois procédés dont nous venons de parler, au point de vue de leur valeur comparative pour l'extraction de la digitaline, dans le cas dont il s'agit, on voit :

1° Que l'alcool à 96° enlève facilement toute la digitaline renfermée dans les granules ; mais il offre l'inconvénient de dissoudre en même temps une assez forte proportion de sucre ;

2° Que l'éther à 58° Bé enlève bien moins complétement la digitaline ; mais il offre l'avantage de ne dissoudre qu'une quantité de sucre insignifiante ;

3° Que le chloroforme est un peu plus apte que l'éther à dissoudre la digitaline et qu'il n'enlève pas plus de sucre.

Le chloroforme doit donc être préféré dans la recherche de la digitaline unie au sucre.

Toutefois il est important d'observer ceci dans les recherches de ce genre.

La digitaline supposée entièrement dissoute et séparée du sucre, ce à quoi l'on arriverait sans doute avec facilité en réitérant suffisamment les traitements par l'éther ou mieux par le chloroforme, on en aurait ainsi le poids ; mais il resterait, pour que l'essai fût complet, à apprécier la qualité du produit obtenu. L'amertume, la coloration verte développée au contact de l'acide chlorhydrique indiquent bien que l'on a affaire à de la digitaline (réserve faite pour ce dernier caractère, le seul probant, des moyens d'élimination de la bile et de la chlorophylle, comme il a été dit dans la division A de ce paragraphe) ; mais il reste, en outre, à constater la qualité de celle-ci. Pour cela, nous ne connaissons d'autre moyen que l'appréciation du degré d'amertume par dilution, suivant le procédé décrit, § I, art. *Essai de la digitaline.*

Or, pour apprécier cette qualité, nous conseillons d'opérer directement sur les granules, de la manière suivante :

Essai de l'amertume des granules pour constater la qualité de la digitaline qu'ils renferment.

10 granules de digitaline = 0ᵍʳ,010 de digitaline.
5 gr. alcool à 85° Cr.

On écrase les granules en poudre fine dans un mortier ;

on introduit dans un petit ballon avec l'alcool, et l'on porte à l'ébullition, que l'on entretient pendant quelques minutes, puis on ajoute un peu d'eau pour dissoudre les flocons de sucre restés en suspension dans la solution alcoolique.

On procède ensuite peu à peu à la dilution, en opérant parallèlement avec un échantillon type.

Si la digitaline renfermée dans les granules est de bonne qualité et s'y trouve dans la proportion voulue, on doit arriver à employer deux litres d'eau pour faire disparaître *complétement* toute trace d'amertume. (Voyez pour les détails du mode opératoire et les précautions à prendre, § I, art. *Essai de la digitaline.*)

(On comprend que pour cet essai les quelques centigrammes de sucre unis à la digitaline, sont tout à fait insignifiants pour influencer la saveur amère de 2 litres d'eau.)

Ainsi, le *modus faciendi* pour l'essai analytique des granules de digitaline consiste :

1° A traiter ceux-ci par le chloroforme, pour isoler la digitaline, en constater la quantité et les propriétés chimiques ;

2° A faire directement une solution hydro-alcoolique des granules pour apprécier le degré d'amertume ou la qualité de la digitaline.

DEUXIÈME PARTIE.

PARTIE PHYSIOLOGIQUE ET THÉRAPEUTIQUE.

§ I. — BIBLIOGRAPHIE AU POINT DE VUE MÉDICAL.

A. — Historique.

Fuschius, professeur de médecine à l'Université de Tubingen, en 1535, est le premier qui ait donné à cette plante le nom de *digitale*, et en ait exposé les véritables caractères (1). Gaspard Bauhin, vers 1596, la désigne : *digitalis purpurea folio aspero.*

Au dire de Murray (2), Van Helmont a préconisé la racine de digitale dans les scrofules, et Boerhaave recommandait ses applications extérieures dans la même affection.

Mentionnée dans la pharmacopée de Londres, en 1721, la digitale cesse d'y être indiquée à l'époque où Murray publiait son *Apparatus*, quoique plus usitée en Angleterre que partout ailleurs. Elle est signalée à la même époque dans les pharmacopées de Paris et de Wurtemberg.

Haller (3) dit en parlant de la digitale : *Nobis ignota, mihi suspecta digitalis : lego tamen nuperum testimonium de usu decocti propter scrofulas, in desperato pene casu, diu sumpti, quoad cutis per squammas deflueret.*

Fourcroy (4) cite, d'après le même auteur, le cas d'un homme atteint d'ulcères scrofuleux dans différentes parties du corps, et surtout sur une jambe (qu'on parlait

---

(1) *De historia stirpium Commentarii*, deuxième pemplad. traduit en français par Ch. DE L'ECLUSE.

(2) *Apparatus medicaminum*, de 1776 à 1794.

(3) *Historia stirpium indigenarum Helveticæ*, n° 330, 1768.

(4) *Encyclopédie méthodique (Médecine)*, t. V, p. 456.

d'amputer), qui guérit en prenant à l'intérieur le suc de digitale dans de la bière, et appliquant sur les ulcères les feuilles qui avaient fourni le suc.

J.-J. Merz (1) signale également son emploi dans les scrofules (2).

Les expériences de Salerne (3) (sur les dindons), dont une est rapportée par Chaumeton (4), l'avaient porté à croire que la graisse accumulée dans le tissu cellulaire (polysarcie), pourrait être résorbée comme les liquides épanchés, sous l'influence de la digitale.

Rangée par F. Home parmi les purgatifs drastiques, la digitale, au dire de Lobel (5), aurait été employée comme remède populaire, en Angleterre, pour combattre la fièvre par son action purgative. « *Sommerseti Angliæ rustica* » *turba hujus decocti febricitantibus purgationes et inter-* » *dum superpurgationes et vomitiones humidioribus alvo* » *molitur.* »

Ferrein (6) dit que la digitale purge par haut et par bas, et qu'elle est estimée pour guérir l'apoplexie invétérée ; mais il fait observer qu'on ne doit la prescrire qu'aux gens robustes. Il en conseille deux poignées avec quatre onces de polypode en décoction dans une pinte de bière, à prendre deux fois la semaine. Pilée et appliquée sur les tumeurs scrofuleuses, ajoute-t-il, elle les guérit, ainsi que l'onguent fait avec son suc ; elle est vulnéraire et fort employée en Italie pour la cure des plaies.

Il faut, en effet, qu'à une certaine époque la digitale ait

(1) *Dissertatio inauguralis medica de digitali* : Iena, 1790.

(2) Nous devons ajouter toutefois que M. Guersent dit n'avoir jamais retiré d'avantage de l'administration de la poudre et de la teinture de digitale longtemps continuée sur plusieurs scrofuleux. (*Dict. de méd.*, en 30 vol., t. X, p. 275.)

(3) *Recueil de l'Académie des sciences*, p. 1748.

(4) *Dictionnaire des sciences médicales*, t. IX, art. DIGITALE.

(5) BIDAULT DE VILLIERS, *Essai sur les propriétés médicinales de la digitale pourprée*, 3° édit. ; Paris, 1812, p. 43.

(6) FERREIN, *Matière medic.*, t. III, 1770, p. 67.

joui, dans ce pays, d'une grande réputation de guérir les plaies, puisque, au dire de Geoffroy (1), elle avait donné lieu à ce proverbe : « *Aralda che tutte piaghe salda* (2).

Ainsi les anciens observateurs n'avaient guère vu dans la digitale que les propriétés éméto-cathartiques, et sa première application semble avoir été faite au traitement des scrofules et des plaies.

Nathan Drake dit que les propriétés diurétiques de cette plante n'ont pas été connues avant 1770.

En 1775, le docteur Withering fait paraître la première monographie sur la digitale pourprée, sous ce titre : *An account of the fox glove and some of its medical use with practical remarks on dropsy;* Birmingham.

Il administrait le suc de la plante à la dose d'une cuillerée dans un quart de litre de bière, et dit avoir vu le pouls descendre à 30 pulsations; il signale la diurèse parmi les effets de la digitale. Plus tard, il fut conduit à l'administrer en poudre et à plus petites doses (d'un à trois grains deux fois par jour); il en suspendait l'usage aussitôt qu'il voyait survenir quelque accident.

Withering signale, comme indiquant l'emploi de la digitale, dans l'hydropisie générale, la pâleur, la mollesse et le refroidissement de la peau, avec pouls fréquent, dépressible et intermittent. La diathèse inflammatoire, la fièvre hectique, l'irritation gastro-intestinale, les vomissements, la diarrhée, la dureté, la plénitude et la tension du pouls contre-indiqueraient, au contraire, son emploi. Il énumère assez complétement les phénomènes toxiques résultant de doses trop élevées.

W. Hamilton confirme les assertions de Withering, relativement aux indications et contre-indications de la digitale pourprée.

---

(1) Geoffroy, *Traité de matière médicale,* 1743, t. VI, p. 202.
(2) Les noms italiens de la digitale sont : Aralda, Guantelli, Digitella. Dorvault, *officine.*

La cinquième édition du dispensaire d'Édimbourg, 1786,
rapporte que l'infusion de digitale pourprée a produit,
dans un cas d'ascite, une évacuation des eaux, si prompte
et si considérable, qu'on fut obligé de recourir à la compression au moyen d'un bandage.

Charles (1) et·Érasme·Darwin (2), Warrin (3) et Quin (4)
ont publié des observations d'hydropisie traitée par la digitale pourprée.

Er. Darwin conseillait sa teinture à petites doses, souvent répétées, pour combattre l'obésité; Warrin et Quin
se sont surtout attachés à constater ses propriétés hydra-
gogues.

D.-J. Ferriar (5) administrait la digitale dans les hydropisies, et remarque que la vigueur et la fermeté du pouls
augmentaient à mesure que l'eau épanchée était résorbée.

Cullen (6) a classé la digitale parmi les diurétiques; il
est un des premiers praticiens qui aient constaté dans cette
plante la faculté de ralentir les mouvements du cœur.

Beddoes (7), après avoir constaté l'efficacité de la digitale dans les affections tuberculeuses du poumon, ajoute
qu'il espère qu'on pourra désormais guérir cette maladie
d'une manière aussi régulière qu'on guérit les fièvres intermittentes par le quinquina. Il se montre porté à croire

(1) Ch. DARWIN, *On the purulent matter.* Voy. BIDAULT DE VILLIERS,
p. 10 et 12.

(2) Erasme DARWIN, *Zoonomia or the laws of organic life,* troisième partie; — id., *Botanic garden;* — id *Medical transactions,* vol. III.
Voy. BIDAULT DE VILLIERS, p. 12, 14, 19, 33, 35, 38, 85.

(3) De la digitale dans l'hydropisie. Voy. BID. DE VILL., p. 12.

(4) QUIN, *On dropsy of the Brain.* Voy. BID. DE VILL., p. 12.

(5) FERRIAR, *Essai on the medical properties of digitalis purp.*
Manchester, 1779. Voy. BID. DE VILL., p. 10, 21, 84.

(6) CULLEN, Citation de M. BOUILLAUD, *Dict. de méd. et chir. prat.,*
t. VI, p. 303.

(7) BEDDOES, *On consomption, digitalis and scrofula,* 1801; — id.,
On the power and agency of digit. Voy. BID. DE VILL., p. 7, 8, 36, 41,
47, 84, 88.

que la digitale augmente toujours la force de la circulation, lorsqu'on la donne de manière à ne pas entraîner les nausées ; il s'en est assuré, d'une manière approximative, au moyen du sphygmomètre.

Fowler (1), Nathan Drake (2), Mosmann de Bradford (3), Barr, de Birmingham (4) et Mac-Lean (5) prétendent également avoir obtenu les effets les plus heureux de l'emploi de la digitale dans la phthisie pulmonaire et l'hémoptysie.

Magennis (6) a vanté la digitale dans la consomption pulmonaire, et les résultats qu'il dit avoir obtenus tiennent tellement du prodige, que nous nous dispenserons d'entrer dans aucun détail ; il aurait compté 40 cas de guérison sur 72. « Ces proportions, ajoute l'auteur de la *Biblio-* » *thèque thérapeutique*, sont tellement favorables, qu'elles » inspirent naturellement de la méfiance ; cependant Ma- » gennis était un homme instruit, et le poste qu'il occu- » pait (médecin de l'hôpital de la marine de Plymouth), » écarte naturellement l'idée d'imposture (7). »

Selon Mosmann, la digitale serait directement sédative et diminuerait l'irritabilité musculaire ; son efficacité tiendrait à son action sur le cœur et les artères dont elle diminuerait la vitesse des pulsations sans les affaiblir et sans porter atteinte à la force du système.

(1) Fowler , *Letter from Fowler on the cure of consomption.* Salisbury, Voy. Bid. de Vill., p. 8, 85, 119, 140.

(2) N. Drake , *A letter to doctor Beddoës on the use of digitalis in pulm. consomption* , 1799. Voy. Bid. de Vill. , p. 8, 35, 40, 43, 85 et 127.

(3) Mosmann, *Essay on scrofula, glandular consomption ; and obser-servations on digitalis.* Voy. Bid. de Vill., p. 9, 47, 93, 139.

(4) Barr., *Letter to doctor Beddoës.* Voy. Bid. de Vill., p. 14.

(5) Mac-Lean , *Medical and physical journal.* Voy. Bid. de Vill., p. 19, 21, 87.

(6) Magennis : *The London med. and physical journal,* t. LXV, p. 180 à 201. Voy. Bayle, *Bibliothèque thérapeutique,* t. III, p. 292.

(7) Bayle , *Biblioth. thér.,* t. III, p. 364.

Kinglake (1) s'exprime ainsi au sujet de l'action de la digitale sur le cœur : « Est-il juste d'inférer que la modi-
» fication de la vitesse morbide du mouvement propulsif
» du cœur et des artères soit l'effet de la diminution de
» force... Le pouls, quoique moins vite et moins fréquent,
» n'est pas pour cela moins fort et moins énergique... A ces
» effets sont inséparablement liés l'augmentation de force,
» la lenteur des pulsations, ainsi que la transmission d'une
» plus grande quantité de sang dans un temps donné. »

Crawfort (2) et Macdonald (3) étudient l'influence de la position horizontale et de la station sur le nombre des pulsations pendant l'administration de la digitale, et notent des différences de 60 à 80, de 45 à 90°. Cette influence de la position horizontale sur le pouls est également signalée par Sanders. Elle a été étudiée aussi par le docteur Boil-don (4). Enfin, Rasori (5) l'a observée indépendamment de l'action de la digitale; mais nous devons dire qu'un élément d'appréciation nous paraît avoir été omis par ces divers observateurs : à savoir le degré de faiblesse du malade.

W. Heberden (6) considère la digitale comme un des plus puissants remèdes que nous ayons pour affaiblir l'action du principe vital (quel qu'il soit).

D. Clutterbuck (7) n'a jamais vu la digitale réduire la fréquence du pouls, sans observer en même temps une

(1) KINGLAKE, *Cases and observations on the medic. efficacy of digitalis purpurea in phthisi pulmonali.* London, 1801. Voy. BIDAULT DE VILLIERS: *Ouvr. cit.*, p. 98 et 99.

(2) *Letter to doctor Beddoës*, 1801. Voy. BIDAULT DE VILLIERS, p. 47.

(3) *Medical and physical journal*, 1801. BID. DE V., p. 47.

(4) *Journal de médecine d'Édimbourg*, juillet 1807.

(5) *Annales de thérapeutique* de ROGNETTA, 1845.

(6) *Commentar. on history and cure of diseases.* Voy. BID. DE V., p. 94,

(7) *An inquiry on the seat and nature of fever.* London, 1807. Voy. BID. DE V., p. 19 et 96.

action sur le cerveau : « Elle ne ralentit pas seulement les
» battements des artères, dit-il, elle les rend souvent plus
» ou moins irréguliers. Dans tous les cas, ses effets diffèrent
» de ceux de l'opium et du vin ; elle n'augmente pas la
» turgescence de la face et du cerveau, mais produit au
» contraire la pâleur et l'enfoncement des yeux. »

Vacca Berlinghieri (1) place la scille et la digitale au-
dessus des plus puissants diurétiques : « *sopra tutti i valo-
rosi diuretici.* »

D'après Thomas (2), l'usage méthodique et suivi de la
digitale a des avantages durables dans l'épilepsie.

Parkinson (3) l'a trouvée également efficace dans cette
maladie, et Moll (4) cite des cas de guérison à la suite de
son administration.

Les docteurs Corrigan, Crampton, Sharkey, Neligan,
ont vu ou obtenu des guérisons d'épilepsie par la digitale
administrée à haute dose (voy. § VIII).

W. Hutchinson, dont nous reparlerons plus loin (5),
constatait à la suite d'expériences sur lui-même, comme
effets physiologiques produits par la digitale : pouls fort,
dur et serré, devenant plus tard irrégulier et faible ; augmentation des urines ; surexcitation des facultés intellectuelles suivie d'affaiblissement ; débilité musculaire et
sensibilité au froid ; insomnie ; nausées, dyspepsie, anxiété
précordiale, etc.

Sanders, dont nous analyserons à part le mémoire en
raison de son importance (6), conclut de ses nombreuses
observations que la digitale, au lieu de ralentir les batte-

(1) *Codice di medicina sanzionata dall' esperienza*, t. II. Venez.,
1800.

(2) *The modern practice of physic*, 1802, Voy. Bib. de V., p. 17.

(3) Parkinson, *Theater of plantes*, p. 654.

(4) Moll , *Epilepsia digitali sanata, dissertatio.* Bonn, 1823.

(5) Même paragraphe.

(6) Voy. plus loin, même paragraphe, div. B.—Voy. aussi Chaumeton,
Dict. des sc. méd., art. Digitale. Cet auteur adopte la doctrine de Sanders.

ments du cœur et de les affaiblir, a pour effet *primitif* d'en augmenter la fréquence et la force.

« Aucun remède, dit-il (p. 84) , *ne détermine* aussi » promptement des phénomènes inflammatoires suivis » d'une altération particulière de la contractilité du cœur, » et d'une faiblesse même alarmante... » Et page 87 : « La » digitale épuise donc l'irritabilité du cœur plus prompte- » ment que tout autre remède. »

Selon Schwilgué (1), le ralentissement du pouls, déter- miné par la digitale, coexiste ordinairement avec un état de résistance de la part de l'artère et avec diminution de la chaleur générale. La sécrétion urinaire est fréquemment augmentée.

La dissertation sur la digitale du docteur Vassal (2) con- tient un certain nombre d'observations d'hydropisies trai- tées avec plus ou moins de succès par la poudre de digitale.

L'action diurétique s'est montrée dans le plus grand nombre de cas ; la guérison a été obtenue souvent dans l'hydropisie idiopathique ou primitive non compliquée d'affections organiques. Lorsque l'hydropisie était liée à une maladie organique, la digitale a néanmoins agi comme palliative. Il signale les hydropisies enkystées comme tout à fait rebelles à l'action de la digitale. Il note enfin le ra- lentissement du pouls dans plusieurs observations.

Comte (3) a noté l'action diurétique de la digitale admi- nistrée dans les hydropisies ; mais il l'associait souvent à d'autres médicaments (scille , camphre, etc.).

Chrestien, de Montpellier (4), rapporte un cas d'ana- sarque avec ascite dans lequel l'impossibilité d'administrer le médicament par la bouche détermina le docteur Mejean, médecin distingué de Montpellier, à proposer la décoction

(1) Schwilgué, *Traité de matière médicale*, 1805, t. I, p. 409.

(2) Vassal, *Dissertation sur la digitale*.

(3) *Journal général de médecine*, 1808, t. LXV, p. 69.

(4) *Méthode iatraleptique*. Paris, 1811. Voy. Bidault de Villiers, p. 149.

de digitale injectée par l'anus (trois fois dans la journée), la première dose étant de 2 gros (8 grammes) de digitale pour 4 onces (125 grammes) de colature, la deuxième de 3 gros, et la troisième de 4 gros pour la même quantité de liquide. A la troisième dose, un flux d'urine énorme (20 litres) débarrassa complétement le malade. Quelques mois après, les mêmes accidents s'étant renouvelés, le même remède fut employé avec le même succès.

On trouve dans le même ouvrage, l'observation de l'emploi de la digitale fraîche pilée avec le suc gastrique d'un chevreau (1) en frictions et en applications sur le ventre et les extrémités, suivi d'une action diurétique marquée.

Bidault de Villiers (2) observe que, sous l'influence de la digitale pourprée, le pouls, en diminuant de fréquence, augmente de force et de souplesse, devient plus plein et plus régulier, si la dose est convenable. Il a remarqué que la digitale donnée à des doses capables d'exciter les nausées et le narcotisme n'agit plus comme diurétique, et que ses effets *sédatifs* semblent exclure son action diurétique. Il avait constaté que les effets diurétiques étaient plus prononcés lorsque la digitale était administrée en lavement. Enfin il rapporte d'après *Practical essays on medical subjects by a member of the royal college of physicians of London and Edinburgh*, des exemples de scrofules guéries par l'application externe et l'usage interne de la digitale, qui *tiennent du prodige*. Il est à regretter que la valeur des observations rapportées par l'auteur ne réponde pas mieux à l'importance de ses recherches.

Nous trouvons dans une thèse soutenue à Bonn (3), en 1826, des préceptes et des considérations qui ont encore de l'opportunité.

(1) Méthode déjà préconisée par BRERA, Voy. *Anatripsologia, dottrina delle Frizioni*, etc. Pavie, 1800 ; 4ª ediz., citée par BID. DE VIL., p. 74.

(2) BIDAULT DE VILLIERS, *Essai sur la digitale pourprée.*

(3) *Dissertatio inauguralis, auctore* H. WITTFIELD *De vera digitalis indicatione.* Bonnæ, 1826.

Après avoir établi dans les maladies du cœur une division principale entre les troubles dynamiques ou fonctionnels et les affections organiques, l'auteur pose comme contre-indication à l'emploi de la digitale, l'état hypersthénique aussi bien que l'atonie profonde du cœur. « La » saignée, dit-il, devra précéder son administration, s'il y a » turgescence de la face, dureté et plénitude du pouls, forte » impulsion du cœur, vertiges, etc. » Et plus loin : « Lorsque » les forces sont très déprimées, surtout avec répulsion » pour les aliments, la digitale peut être pernicieuse. »

Utile dans la dilatation simple du cœur, la digitale, selon le docteur Wittfield, ne peut être continuée longtemps avec avantage dans l'hypertrophie excentrique de cet organe.

Dans l'hypertrophie avec ossification des valvules, la digitale réussit souvent à soulager l'horrible anxiété des malades.

Son utilité, nulle dans l'ascite, serait, d'après la thèse que nous analysons, évidente dans l'hydropisie dépendant d'affections du cœur et dans l'anasarque consécutive à la scarlatine, aux fièvres intermittentes, au rhumatisme, à l'intempérance. Elle n'a présenté aucun avantage dans l'hydrocéphalie.

Enfin la digitale, au dire de Blackal, cité par Wittfield, offrirait des chances favorables lorsque l'urine est *coagulable par la chaleur*, peu abondante et trouble au moment de l'émission.

Rasori (1) considère la digitale comme le perturbateur exclusif du système sanguin et la classe parmi les contro-stimulants les plus propres à combattre, seuls, la diathèse de *stimulus*. « En effet, dit-il, elle produit l'irrégularité, » l'intermittence, le tremblotement, l'inégalité et le désordre du pouls (2). » Les observations rapportées dans

(1) *Annali di scienze e lettere*, t. II, 1811, et *Annales de thérapeutique* de Rognetta, février et mars 1847, p. 405 et 447.

(2) Il ne faut pas oublier que Rasori l'administrait à haute dose.

son mémoire ne sont remarquables que sous le rapport des doses élevées, pour ne pas dire plus, auxquelles sont donnés les médicaments. Le ralentissement du pouls est souvent noté. Dans la troisième observation (ophthalmie), il descend à 45 ; à 36 dans la sixième (pleuropneumonie grave); à 40 dans la septième (pneumonie catarrhale), etc.

La dose de digitale, de 1 à 2 grammes par jour habituellement, a été portée dans quelques cas à 4, 6 et 8 grammes.

Tommasini (1), l'un des plus célèbres propagateurs du contro-stimulisme, considère la digitale comme douée d'une puissante action contro-stimulante, et l'employait dans les maladies de diathèse sthénique ou inflammatoire.

M. Sandras (2) considère la digitale comme agissant particulièrement sur les voies digestives, les centres nerveux et la circulation.

Sur 57 malades, il n'observa de diurèse que dans trois ou quatre cas, où il y avait anasarque, ou tout au moins œdème. Assez souvent il a vu survenir à la suite de l'emploi de la digitale, des éblouissements, de la céphalalgie, des étourdissements, etc.

Dans aucun cas, il n'a observé d'effet sudorifique ou aphrodisiaque. Enfin, il fait cette remarque, que la digitale, comme plusieurs autres médicaments actifs, ne provoque pas les mêmes effets, à haute et à faible dose.

Selon M. le professeur Bouillaud, ce qui distingue surtout la digitale des autres plantes usitées en médecine, c'est la faculté, en quelque sorte spécifique, de narcotiser le cœur (3).

« De tous les sédatifs auxquels on puisse recourir, dit » ailleurs le même savant, le plus efficace, le plus direct, le

(1) Tommasini, cité par M. Bouillaud, *Dict. de méd. et chir. pratiq.*, t. VI, p. 305. — Voy. aussi *Biblioth. thérap.*, t. III, p. 99.

(2) Sandras, *Bulletin de thérapeutique*, 1833, t. V, p. 165 et 333. *Effets physiologiques et thérapeutiques de la digitale.*

(3) J. Bouillaud, *Dict. de médec. et de chir. prat.*, t. VII, p. 304.

» plus *spécifique*, c'est incontestablement la digitale, ce
» véritable opium du cœur (1). »

M. Bouillaud a aussi employé la digitale dans les cas
de fièvres intermittentes. Trente à quarante malades, atteints de ces fièvres, auxquels on a administré la poudre
de digitale, ont été très bien guéris (2).

Nous verrons plus loin (§ VI) que le même praticien a
traité et guéri également des fièvres intermittentes par la
digitaline.

Quant au mémoire de M. le docteur Joret, nous en donnerons, en raison de son importance, un extrait dans la
division B de ce paragraphe, en même temps que nous
analyserons les travaux de Sanders, Hutchinson et Joerg.

Disons, pour compléter ce que nous ont appris nos
recherches sur l'emploi de la digitale, que le docteur
Currie (3) rapporte l'observation d'effets avantageux obtenus de son administration dans la *manie aiguë*, et que
Mayer (4) assure que le suc exprimé de cette plante, pris à
la dose d'un quart de cuillerée, résout les engorgements
squirrheux.

Nous terminerons là ces renseignements historiques ;
car, si nous voulions citer le nom de tous les auteurs qui
ont écrit sur la digitale et donner un aperçu de leurs travaux, cette partie bibliographique formerait à elle seule
un volume. Cependant nous devons dire , pour rendre
hommage à la vérité, que parmi ces auteurs, dont plusieurs ont parlé avec enthousiasme de la digitale, il s'en
trouve un très petit nombre qui lui sont opposés. Ainsi,
Lettsom d'abord, et plus tard Alibert, ont révoqué en doute
ses propriétés diurétiques ou même les ont niées formelle-

(1) J. BOUILLAUD, *Traité de nosographie méd.*, 1846, t. IV, p. 240, et
Traité des maladies du cœur, 2° édit., t. II, p. 590.

(2) Le même, *Clinique médicale de la Charité*, t. III, p. 236, et
Traité de nosographie méd., t. III, p. 474.

(3) Quatrième volume des mémoires de *Medical Society of London*.

(4) *De efficacia et virtute medica digit. pp. in scirrho.*

ment ; Laënnec ne croyait pas, ou fort peu, à sa vertu sédative. Nous reviendrons plus loin sur ce sujet (§ VI) (1).

B. — Résumé des opinions de quelques auteurs sur les principaux effets de la digitale.

De tous les effets de la digitale, le plus remarquable
est celui qu'elle produit sur la circulation ; c'est également
celui qui a été l'objet du plus grand nombre d'observations, et sur lequel on s'est le moins entendu. A ces différents
titres, il doit particulièrement attirer notre attention.

On sait que les uns considèrent la digitale comme un
sédatif direct, tandis que, suivant [d'autres, elle serait
d'abord excitante, et ne produirait la sédation que d'une
manière consécutive.

SANDERS (2).

A la tête des observateurs qui ont propagé et défendu
la doctrine de l'excitation primitive, doctrine qui est dé-
battue depuis le commencement du siècle en Angleterre,
en France et en Allemagne, il faut surtout placer Sanders,
d'Édimbourg. L'opinion de cet observateur a eu naturellement d'autant plus de poids en cette circonstance,
qu'il se présentait avec l'autorité d'un chiffre d'observations presque fabuleux : deux mille !

Mais ces observations nécessitent un examen tout particulier, quant à la question d'accélération, et nous sommes
obligés d'entrer ici dans quelques détails pour en apprécier
la valeur sous ce rapport.

Pour bien comprendre Sanders, il est nécessaire de di-

(1) Une thèse de concours par M. le docteur L. Coze, (Strasbourg 1853)
renferme sur la digitale et la digitaline des assertions sur lesquelles nous
reviendrons quand nous aurons pu remonter à la source et répéter les
expériences.

(2) SANDERS, *Essai sur la digitale pourprée*, traduit de l'anglais par
F.-G. MUNAT (1842). 1 vol. in-8.

viser en deux phases ce qu'il dit touchant l'augmentation du nombre des pulsations : 1° une accélération en quelque sorte instantanée, suivant immédiatement l'administration de la digitale, et disparaissant plus ou moins promptement, ou du moins diminuant beaucoup dans l'espace de trois quarts d'heure ou demi-heure ; 2° une accélération plus durable, ou plutôt un reste de la première, qui peut persister par exemple vingt-quatre, quarante-huit heures ou plus longtemps. Pour plus de clarté, et pour mieux nous faire comprendre, supposons un exemple offrant ces deux temps d'accélération.

Un homme, dans son état normal, a un pouls battant 60 fois à la minute. On lui donne 20 gouttes de teinture de digitale, qui le portent, dans l'espace de cinq minutes, à 70 ; puis, après quinze ou vingt minutes, il retombe à 65. Le lendemain, 20 nouvelles gouttes de teinture portent immédiatement le pouls à 75 ; puis, toujours dans l'espace de quinze à vingt minutes, plus ou moins, il retombe à 70 ; ainsi de suite. De sorte que, en d'autres termes, il y aurait, dans le premier moment de l'administration du remède, un effet d'accélération très prononcé, mais passager, ou du moins ne laissant persister qu'une partie de la stimulation d'abord acquise. Cette accélération s'augmenterait chaque jour, suivant un mouvement saccadé d'avance et de retard, sous l'influence de nouvelles doses de teinture, jusqu'à ce qu'enfin l'effet consécutif d'abaissement du nombre des pulsations apparaisse. Alors le pouls tombe peu à peu, même au-dessous du nombre normal primitif. Cependant on peut encore, dans cette période de décroissement, lui redonner une impulsion passagère, et lorsqu'il serait tombé, nous supposons, à 50, le reporter pour un moment à 55, en administrant une nouvelle dose de teinture.

Voici quelques exemples d'accélération immédiate après l'administration de la digitale, empruntés aux observations de cet expérimentateur.

Première phase. — Accélération immédiate et passagère.

Premier exemple (accélération fugitive). — A une phthisique qui faisait usage de teinture alcoolique de digitale depuis quelques jours, et qui avait déjà pris le matin 15 gouttes du médicament, on en donne à cinq heures du soir 15 autres gouttes « qui font augmenter les pulsations pendant cinq minutes ; en quinze minutes l'effet est dissipé (2ᵉ obs. de 4ᵒ sect., p. 26, 12 mars). »

Deuxième exemple (accélération durant 45 minutes). — Chez une jeune fille de dix-sept ans, atteinte de maladie de langueur avec forme hystérique, le nombre des pulsations étant de 90, on administre 15 gouttes de teinture de digitale, « qui le portent en un instant à 108 ; pendant deux minutes il y en eut 99 égales et régulières, et en quarante-cinq minutes le pouls retombe à 90 (première observation de la 5ᵒ section, p. 42). »

Troisième exemple (accélération allant toujours en progressant). — Jeune homme de dix-huit ans, teint frais, coloré, yeux brillants, cheveux noirs; actif, entreprenant ; ayant déjà éprouvé des hémoptysies. Il vomit de nouveau du sang après une chute; et au moment où il était occupé à faire un tableau dont Marie Stuart était le sujet. On pratique une saignée et l'on emploie le traitement immédiat que réclamait sa position. Plusieurs jours après, lorsqu'il avait déjà éprouvé une grande amélioration, on le met à l'usage de la teinture de digitale.

Le 2 avril 1805, à quatre heures du soir, les pulsations variant de 94 à 96, on lui fait prendre 11 gouttes de ce médicament : le pouls fut immédiatement porté à 100 et devint plus fort.

Le 3 avril, 11 gouttes de teinture le portent de 100 à 106, et le 5, 11 gouttes le portent de 105 à 112 (première observation de la 4ᵉ section, p. 19).

Nous bornons là ces citations, que nous pourrions multiplier considérablement.

Indépendamment de la rareté des agents qui exercent ainsi une action subite sur l'économie (acide prussique, éthers), nous ferons remarquer que les expériences rapportées plus loin (§ II, art. *Teinture de digitale, alcoolé et sirop de digitaline*) ne sont pas de nature à nous faire accorder une grande valeur à cette circonstance des expériences de l'auteur ; et nous sommes portés à croire que l'accélération, si fugitive d'ailleurs, observée par lui immédiatement après l'administration du médicament, doit bien plutôt être attribuée à quelque autre cause, à l'émotion sans doute ?

Du reste, nous croyons que Sanders est le seul, parmi les expérimentateurs très nombreux qui se sont occupés de la digitale, qui parle de cette accélération *subite* qui suivrait l'administration du médicament.

Deuxième phase. — Accélération durable.

Reste maintenant à examiner la seconde phase d'accélération que nous avons admise pour mieux nous rendre compte des idées de Sanders, de celle qui se montre peu à peu et augmente progressivement chaque jour. On en trouve plusieurs exemples dans cet auteur, et, entre autres, l'expérimentation sur lui-même, où l'usage de la teinture de digitale, prise matin et soir, en commençant par la dose de 30 gouttes chaque jour, élevée progressivement à 50, a déterminé en six jours une accélération du pouls, qui a monté peu à peu de 60 à 90, en même temps qu'il y a eu de légers signes d'irritation gastro-intestinale et un peu d'excitation cérébrale (ouv. cit. p. 6).

Nous ne révoquons pas en doute le fait dont il s'agit ; nous avons nous-mêmes plusieurs fois observé l'accélération plus ou moins persistante du pouls sous l'influence de la digitale (voy. plus loin, § II) ; presque tous les auteurs qui considèrent cette plante comme produisant le ralentissement direct, en fournissent eux-mêmes quelques exemples : seulement nous croyons, avec ces derniers observateurs, que ces cas d'accélération sont l'exception, au lieu d'être la règle, comme le pensait Sanders.

Il faut remarquer d'ailleurs que Sanders ne conteste nullement à la digitale le pouvoir de produire le ralentissement des pulsations, mais il n'admet l'apparition de celui-ci que consécutivement, et comme pouvant survenir vingt-quatre, quarante-huit heures, plus ou moins, après la période d'accélération pendant laquelle le pouls avait primitivement augmenté en force et en fréquence (pages 62 et 63).

Après ce laps de temps, qui est variable suivant les doses du médicament, la susceptibilité de l'individu, le tempérament plus ou moins disposé à la fièvre inflammatoire (p. 63), on voit survenir « le ralentissement des contractions du cœur (p. 90)... Aucun remède, dit-il, ne détermine aussi promptement des phénomènes inflammatoires suivis d'une altération particulière de la contractilité du cœur, d'une faiblesse même alarmante (p. 84)... La digitale épuise donc l'irritabilité du cœur plus promptement que tout autre remède (p. 87)..., et l'on peut voir tomber les pulsations à 50, 40 et même 30 (p. 63). » Plus loin (p. 94) cet auteur parle même de pulsations pouvant descendre à 20 sous l'influence de la digitale (p. 94).

Indications de la digitale d'après Sanders.

Les idées théoriques qui guident l'auteur dans l'emploi de cette plante sont toutes différentes de celles des autres praticiens. L'abaissement du pouls, suivant lui, peut résulter de deux circonstances : la disparition d'une cause irritante (le liquide dans les hydropisies), ou l'épuisement des forces vitales. Dans le premier cas il y a avantage, puisque cet abaissement est l'effet du retour à la santé ;

mais dans le second cas, l'auteur estime qu'il y a inconvénient (p. 80). Ce n'est pas cette action ralentissante, secondaire suivant lui, qu'il cherche à mettre à profit, mais
bien l'effet primitif, où la force et la fréquence du pouls
sont augmentées (p. 1).

Aussi recommande-t-il de n'employer la digitale que
dans les cas de faiblesse (p. 91), et tous ses efforts, toutes
les variations dans le moment de l'emploi, les doses, etc.,
tendent à développer, dans de justes limites, cette excitation à laquelle il attache une importance d'autant plus
grande, qu'il accorde à la digitale une prééminence parmi
les stimulants (p. 90). Il pose en son lieu les préceptes pour
administrer la digitale de manière à ne pas produire la
faiblesse « qu'on croit être généralement son effet propre...
Il est aisé, dit-il, d'éviter l'asthénie qui, selon l'opinion
commune, est le résultat constant et immédiat de la digitale ; car, puisque l'observation nous a démontré que les
effets primitifs, et les seuls salutaires, sont des symptômes
fébriles, la seule intermission dans l'usage du remède suffit
pour prévenir la débilité, et maintenir un certain degré
d'excitation (p. 40). »

Il admet que la digitale, employée en excès, peut entraîner deux sortes d'inconvénients opposés (p. 63) :
1° dans le premier moment le pouls peut devenir trop
fort, trop fréquent, et l'on peut voir apparaître des symptômes fébriles trop violents ; — 2° il survient après un
certain temps, une grande faiblesse (p. 84), un épuisement
qui menace les sources de la vie (p. 85).

En résumé, s'arranger de manière, en variant les doses
et le moment de l'ingestion, à entretenir le plus longtemps
possible la durée de l'excitation, et lorsqu'on n'est plus
maître de s'opposer au ralentissement consécutif, à l'affaiblissement qui surviennent, cesser l'usage du remède :
voilà le précepte dans son application générale.

En voyant ainsi l'auteur se constituer en opposition avec
les médecins de son époque sur le mode d'action de la di-

gitale (p. 1 et 2), on est porté à croire, au premier moment, qu'il n'employait que peu ou pas ce médicament dans sa pratique. Cependant il en est autrement; Sanders faisait le plus grand cas de la digitale, et l'on voit qu'il la prescrivait fréquemment. C'est un médicament, dit-il, «qui a sa place parmi les plus utiles » (p. 75)..... Employé dans les cas convenables, « il est d'une efficacité supérieure (p. 97). »

Ce qu'il y a de bien plus extraordinaire, c'est que lorsqu'on vient à examiner, finalement, contre quelles maladies il l'employait, on ne voit pas que celles-ci soient très différentes de celles à l'égard desquelles la réputation de ce remède, d'abord vanté comme une sorte de panacée universelle, a survécu.

Parmi les propriétés générales que Sanders attribue à la digitale, on trouve celles-ci : « Dans les cas de maladie, elle facilite l'absorption des fluides épanchés ou prévient leur épanchement, fortifie les mouvements volontaires, active la digestion, augmente les évacuations par la peau et par les organes urinaires (p. 61)..... Enfin, la digitale donne au moral ce caractère particulier qui tient au retour de forces (p. 62). »

Les maladies contre lesquelles il employait cette plante étaient la phthisie et surtout les hydropisies (p. 94), l'asthme; contre toutes celles où il y a stase d'un liquide aqueux, qu'il considère comme une cause d'irritation dont il faut se débarrasser (p. 64 à 65).

On voit que les maladies contre lesquelles ce médecin employait et vantait la digitale étaient à peu près les mêmes que celles dans lesquelles on en fait usage aujourd'hui; mais cela, il est vrai, avec une théorie, des vues et une manière de faire qui, comme nous l'avons dit, devaient le conduire à provoquer des effets différents, du moins dans sa pensée.

Il faut ajouter à cela que, si Sanders n'a pas nominativement désigné les affections du cœur parmi les maladies contre lesquelles il y avait lieu d'administrer la digitale, il n'a pas dit non plus nettement qu'il fallût s'en abstenir: silence remarquable lorsqu'il s'agit d'un ordre de maladies dans le traitement desquelles la digitale joue un si grand rôle.

Mais si Sanders ne bannissait la digitale ni dans la phthisie, ni dans l'hydropisie, ni (implicitement du moins) dans certaines affections du cœur, dans quel cas la proscrivait-il donc? Dans les affections aiguës, dans la violence de l'inflammation (p. 71 et 75). Ce n'est qu'autant que le malade avait d'abord été affaibli par des saignées, qu'il concevait l'utilité de la digitale dans ces maladies (p. 65). Or, quant à la nature des affections dans lesquelles on doit employer ou exclure la digitale, dirait-on autre chose aujourd'hui?

Doses et mode d'administration d'après Sanders.

Le principe qui guide Sanders est de commencer par de petites doses, qu'on augmente graduellement en proportion de la difficulté qu'on éprouve à développer les phénomènes inflammatoires (p. 91).

C'est la teinture qu'il préfère. La dose est de 15 à 60 gouttes dans de l'eau froide ou vineuse, en trois fois dans la journée (p. 92).

Or, comme il s'agit sans doute de la teinture de digitale des pharmacopées d'Angleterre, il faut observer qu'elle est à peu près moitié moins forte que celle de France (1), et que, par conséquent, les doses indiquées par l'auteur correspondraient à 8 et 30 gouttes de notre teinture (1/2 milligramme à 2 milligrammes environ de digitaline. (Voy.

______

(1) Voici la formule de la pharmacopée d'Édimbourg :

1 once de feuilles de digitale.
8 onces d'alcool de 0,935.

Les proportions indiquées par les pharmacopées de Londres et de Dublin sont sensiblement les mêmes. (*Pharmacopée universelle* de JOURDAN, t. I, p. 482.)

la *Table des équivalents*, à la fin du mémoire.) Quelquefois il dépasse ces quantités dans sa pratique : c'est lorsque l'organisation est affaiblie par les ravages d'une maladie chronique, par l'hydropisie ; alors il augmente peu à peu la dose du médicament, et persiste jusqu'à ce que le pouls commence à tomber (p. 94). Nous en verrons un exemple dans les observations comparatives qui se trouvent plus loin ; l'auteur a élevé la dose dans cette circonstance à 4 grammes de teinture anglaise par jour, soit 2 grammes de celle de France (ou l'équivalent de 4 milligrammes de digitaline environ).

Après ces observations, un peu longues peut-être, sur le travail de Sanders, mais qui nous ont paru justifiées par l'influence qu'a exercée l'auteur dans la question controversée, et qui nous montrent qu'une partie de ses expériences (celles relatives à l'accélération *instantanée*) sont entachées d'erreur ; après ces détails tendant à mieux faire connaître sa doctrine, on sera peut-être porté à diminuer considérablement de l'importance que l'on a accordée à l'opinion de cet auteur ; ou du moins on conviendra que son opposition est dans la théorie et l'appréciation des phénomènes, bien plutôt que dans les faits.

Mais il est d'autres observateurs qui admettent comme fait général et ordinaire, non pas une accélération immédiate, mais survenant dans un temps plus ou moins éloigné de celui de l'administration de la digitale : tels sont Joerg et Hutchinson.

JOERG (1).

Il s'agit, dans le mémoire de cet auteur, d'expériences physiologiques qui ont été entreprises tant sur lui-même que sur les membres d'une société d'expérimentation, établie par lui en 1822 à Leipsig, et composée d'adultes (hommes et femmes) et d'enfants, tous en bonne santé.

(1) *Archives de médecine*, première série, t. XXVI, p. 107.

On a administré la digitale en poudre, depuis 1 à 15 centigrammes par jour.

Les effets primitifs, dit l'auteur, portent sur le cerveau, le canal alimentaire et l'appareil génito-urinaire qu'ils excitent vivement; les effets secondaires se portent sur les organes de la circulation, dont ils diminuent sensiblement l'activité ; le pouls devient alors plus faible et plus petit. L'auteur ne peut croire qu'elle soit aussi salutaire qu'on le pense généralement dans les maladies du cœur, car, dit-il, « cette action dépressive doit être nuisible, sinon inutile dans beaucoup d'affections organiques du cœur et des gros vaisseaux. » Il semble donc, d'après cela, que Joerg n'admet d'utile dans la digitale que son action diurétique.

Quant à celle-ci, il est tout naturel qu'il y attache de l'importance, puisqu'il dit que « chez *toutes* les personnes soumises à l'expérience, *à l'exception d'une seule*, la digitale a occasionné, même à petites doses, une augmentation *très marquée* de la quantité d'urines. »

Ne connaissant que l'extrait très abrégé de ce travail, qui a été publié en France, nous n'avons pu contrôler la valeur des expériences qui ont servi de base aux conclusions.

Nous remarquerons seulement que cet auteur range aussi l'opium au nombre des substances qui excitent primitivement toute l'économie, et n'amènent que secondairement le calme dans l'organisme.

Les faibles doses employées par M. Joerg, la coïncidence de l'époque de ses expériences avec la naissance de l'homœopathie, font craindre que l'expérimentateur n'ait pas su toujours se soustraire aux influences des idées régnantes.

HUTCHINSON (1).

Cet auteur admet, comme Sanders et Joerg, une propriété d'accélération primitive du pouls dans la digitale, et consécutivement une action ralentissante.

Il a employé la digitale en teinture alcoolique, généralement à très haute dose, comme on va le voir. Le *Journal des progrès* rapporte quatre observations, dont trois faites sur l'expérimentateur en état de bonne santé, et une sur un malade.

Le but de Hutchinson, du moins dans ses premiers essais, a été de déterminer si l'on pouvait entretenir pendant longtemps une excitation de l'économie en employant la digitale à haute dose et à courts intervalles, et si l'on verrait tomber l'action du cœur et des artères au-dessous de sa force ordinaire, bien que la dose du médicament fût portée aussi haut que possible.

Nous ne parlerons que des trois expériences faites sur lui-même, les doses de digitale n'étant pas indiquées dans l'autre.

Première expérience. — Le 2 février, son pouls étant à 60 (2), l'auteur débute par 240 gouttes de teinture de digitale prises en quatre fois, à intervalles égaux, dans l'espace de vingt-quatre heures (3); le nombre des pulsa-

(1) De Londres, et présentement médecin en chef du gouvernement de Crimée. (*Journ. des progrès*, 1827, t. VI, p. 248.)

(2) Nous admettons ce chiffre 60 d'après un passage qui a un sens général, car dans ces expériences de Hutchinson (du moins dans le résumé du *Journal des progrès*), de même que dans beaucoup d'autres, l'état du pouls avant l'expérimentation n'est pas indiqué, ou ne l'est que d'une manière générale, vague et peu concluante; aussi croyons-nous que le peu de précautions apporté à établir ce point, qui est cependant capital, a souvent contribué à fausser les conclusions dans la question qui nous occupe.

(3) La teinture employée par Hutchinson était d'environ un tiers moins forte que celle du Codex français, de sorte qu'il faut compter vingt-

lions s'élève successivement, et celles-ci atteignent le chiffre 100 dans la nuit.

Le lendemain, malgré les nausées qui étaient apparues, l'auteur n'en reprend pas moins 180 gouttes de teinture en trois fois et à intervalle de six heures. Sous cette nouvelle influence le pouls est porté dans la journée à 125, et après quarante-huit heures à 150, mais il survient en même temps des vomissements. L'expérimentateur, rendu très malade, est obligé de garder le lit quinze jours, et il lui fallut deux mois pour rétablir sa santé.

Ainsi nous ne trouvons là qu'un effet d'accélération.

Deuxième expérience. — Hutchinson ayant reconnu qu'il avait employé trop brusquement la digitale dans sa première tentative, recommence un autre essai sur lui, avec la même teinture.

Nous ne mentionnerons ici que les jours où l'on a trouvé les pulsations notées ; mais l'expérimentateur n'en a pas moins pris le médicament les autres jours, en augmentant progressivement les doses.

Pouls normal présumé, 60.

	Teinture.	Pulsat.	
14 avril.	40 gtt.	60	Aucun effet marqué les quatre premiers jours.
18 —	60	80.	
21 —	100	80.	Quantité d'urines augmentée.
26 —	140	85.	Battements du cœur plus forts que de coutume.
27 —	180	100.	Fortes et pleines ; sorte d'ivresse, céphalalgie ; urines beaucoup plus abondantes.
28 —	220	85.	Difficulté de digérer.

quatre gouttes à peu près, au lieu de dix-huit, pour équivaloir à 1 milligramme de digitaline ; alors les deux cent quarante gouttes de teinture prises le premier jour correspondraient à 9 milligrammes de digitaline environ. (Voy. la *Table des équivalents* à la fin du mémoire.)

	Teinture.	Pulsat.	
29 avril.	220	»	Fonctions de l'estomac affaiblies ; selles copieuses et d'apparence bilieuse, urines peu abondantes et foncées en couleur.
30 —	220	80.	Dyspepsie et céphalalgie augmentées ; corps languissant, fatigué ; facultés intellectuelles obtuses et affaissées.
31 —	280	80.	Pulsations pleines, fortes ; état languissant du corps, accablement d'esprit.
1er mai.	»	85.	Pulsations faibles et irrégulières.

Beaucoup de nausées, malaise, pesanteur d'estomac ; légères évacuations muqueuses intestinales. Altération des facultés intellectuelles. —On cesse de prendre de la digitale.

2 mai. A peu près même état que la veille.
3 — 70 pulsat. Faible amélioration.
4 — 50 à 55. Plein, quoique souple et facile à déprimer.

Les fonctions se rapprochent de l'état de santé, quoiqu'il y ait encore peu d'appétit et beaucoup de faiblesse.

Environ une semaine après, le pouls avait repris son rhythme naturel ; mais il fallut un mois pour que la santé revînt à son état habituel.

Si l'on admet que dans ce cas le chiffre des pulsations à l'état normal était de 60, comme dans l'expérience du 2 février, nous trouvons, sous l'influence de la teinture de digitale, portée successivement de 40 gouttes (environ 2 milligrammes de digitaline) à 280 gouttes (10 milligrammes de digitaline) par vingt-quatre heures, et toujours administrée de six en six heures par fractions, une augmentation du nombre des pulsations, qui a duré tout le temps de l'usage du remède (quinze jours) ; celles-ci se maintenant en général de 80 à 85, et s'élevant un jour à 100.

A la fin de cette quinzaine, l'action éméto-cathartique,

déjà annoncée précédemment par quelques signes , fait suspendre la digitale. Alors seulement le pouls baisse , d'abord à 70, puis à 60, et atteint 50 le cinquième jour.

Ici encore nous voyons un effet d'accélération pendant toute la durée de l'administration de la digitale à doses croissantes , et, consécutivement, un ralentissement. De plus, sous l'influence de ces doses énormes continuées avec persistance , il y a eu une action très prononcée sur le cerveau , qui a été affecté à tel point que les facultés intellectuelles , à la fin de l'expérimentation , étaient affaiblies.

Troisième expérience. —Nous résumerons cette expérience comme offrant un exemple remarquable de fort abaissement du pouls, et cela dans l'état physiologique ou normal.

Nous admettons toujours 60 comme chiffre des pulsations normales ; le médicament toujours pris en trois fois à six heures d'intervalle.

12 juillet.	36 gtt. de teinture.	»
16 —	75	—	80 pulsat. (1).
20 —	75	—	60
23 —	90	—	50
24 —	120	—	»
26 —	200	—	»

Ces 200 gouttes de teinture (équivalant à 132 gouttes de teinture française et à 7 milligrammes environ de digitaline) prises d'une seule fois et dans le but de voir l'effet produit par une forte dose de digitale.

Une heure après, on constate 65 pulsations (on ne dit pas combien il y en avait avant) dures, pleines ; nausées , malaise dans la région de l'estomac, et enfin vomissements de matières muqueuses; vertiges , céphalalgie.

(1) Nous n'avons mentionné ici que les jours où nous avons trouvé une indication du nombre des pulsations; les autres jours, on a pris pareillement de la teinture, à dose progressivement croissante.

Six heures après, 28 *pulsations*, souples et irrégulières.
Moral accablé, facultés intellectuelles troublées.

        27 juillet. 150 gtt. de teinture.   »
        28 —   150   —   58 pulsat.

Plus de vomissements, mais toujours de l'accablement musculaire et moral.

L'auteur essayant ensuite l'action simultanée de l'eau-de-vie, de l'opium, d'un bain, nous bornons là l'extrait de cette observation, dont nous ne voulions prendre que ce qui est relatif au nombre des pulsations sous la seule influence de la digitale.

Dans ces trois observations, l'auteur signale l'augmentation de la quantité des urines, puis, presque toujours, au moment de l'intoxication, la diminutiou de celle-ci.

Après avoir suivi les modifications du pouls dans sa fréquence, il note aussi, à titre de remarque générale, la persistance de la force et de la plénitude des pulsations, bien que leur nombre diminue.

Ces expériences de Hutchinson ne nous semblent pas prouver grand'chose, pathologiquement parlant, quant à la question de ralentissement ou d'accélération du pouls, à cause des doses énormes de médicament qu'il a toujours employées, et qui sont, comme on le voit, tout à fait au-dessus des limites thérapeutiques ; mais elles sont très importantes au point de vue physiologique, au moins à trois titres différents.

1° Elles tendent à prouver que les grands ralentissements que l'on a signalés dans les cas pathologiques, sous l'influence de la digitale (voy. plus loin, même paragraphe), peuvent aussi avoir lieu dans l'état physiologique, puisque nous voyons le pouls descendre ici de 60 à 28 (3ᵉ exp.).

2° Même remarque pour l'action diurétique : il y a eu augmentation des urines dans les trois cas, du moins dans les premiers temps, et lorsque les symptômes d'irritation gastro-intestinale n'étaient pas encore très prononcés.

3° Elles fournissent une nouvelle preuve de la nécessité d'administrer la digitale avec circonspection ; car si, chez cet expérimentateur, qui a persisté, il est vrai, avec une puissance de volonté sans exemple, non seulement à prendre, mais à augmenter les doses déjà énormes de teinture de digitale dont il faisait usage, et cela malgré les signes d'irritation gastro-intestinale et le trouble cérébral qu'il éprouvait ; si, disons-nous, chez cette personne bien constituée, et dont l'organisation n'était pas altérée par la maladie, les accidents, si pénibles d'ailleurs, ont pu entraîner des désordres fonctionnels d'une durée assez longue, que serait-ce chez des sujets dont la constitution est détériorée par de longues maladies? On comprend combien pourraient être dangereuses alors ces secousses puissantes imprimées à l'économie, qui, en même temps qu'elles agissent sur le cœur et sur l'estomac, peuvent aussi atteindre le cerveau, c'est-à-dire se porter simultanément sur les trois organes fondamentaux qui président à l'entretien des conditions de la vie ! (Voy., au sujet de la nécessité de cette circonspection, § II, article *Action éméto-cathartique, remarques*, et § VIII.)

Interprétation diverse des mêmes faits par les deux partis opposés ; observations comparatives.

Dans la question controversée de l'action primitivement accélératrice ou ralentissante de la digitale, il faut dire que l'interprétation donnée par chaque auteur à ses expériences a souvent dépendu d'idées préconçues, soit qu'il eût puisé celles-ci dans des considérations théoriques, soit qu'elles eussent pour base des expériences fautives ou mal interprétées.

De sorte que pour celui qui cherchait dans la digitale un effet d'accélération primitive, il lui suffisait que le pouls eût un jour, un moment, présenté une augmentation même fort légère dans le nombre, pour y trouver une preuve à l'appui de sa théorie.

De même, celui qui admettait que la digitale produit dans tous les cas un effet de ralentissement, passait quelquefois légèrement sur l'accélération plus ou moins marquée qui pouvait se montrer, attribuant au besoin celle-ci à la maladie ou à quelque autre cause étrangère à la digitale, et ne méritant pas d'être prise en considération dans l'appréciation des effets du remède.

De sorte qu'en réalité, les faits étant les mêmes dans les expériences des uns et des autres, chacun les a interprétés suivant le point de vue auquel il s'était placé.

Comme preuve à l'appui de ce que nous disons, nous rapporterons brièvement ici, sous une forme comparative, quelques observations empruntées à des antagonistes dans la question en litige.

Nous ne mentionnerons guère que le nombre de pulsations et la quantité du médicament ingérée : ces deux indications pouvant suffire à l'objet que nous avons en vue en ce moment, l'interprétation diverse d'un même fait, suivant les idées préconçues.

Doctrine de l'accélération primitive, observations de Sanders.

Première observation (1). — Homme de quarante-cinq ans, sujet aux catarrhes avec toux, quelquefois suivie de

—————

(1) *Ouvrage cité*, p. 25 à 31.

Nota. — Dans l'exposition des deux observations de Sanders qui vont suivre, nous ne rapporterons que le nombre des pulsations observé chaque jour avant l'administration du remède, et par conséquent lorsque le malade était sous l'influence de la dose précédente, faisant abstraction de l'accélération que l'auteur prétend avoir observée immédiatement après l'administration du médicament, et dont nous avons parlé au commencement de cette division du paragraphe comme d'une chose erronée, en nous basant sur des expériences réitérées.

vomissements ; n'ayant jamais pu ni courir ni monter, sans difficulté de respirer. En santé, le pouls battait ordinairement 50 fois par minute.

Au début de l'expérience le pouls est à 60.

6 mars. 30 gtt. de teinture de digitale en 2 fois. 60 pulsat.

Le malade continue de prendre 30 gouttes de teinture chaque jour, de la même manière.

10 mars. 30 gtt. de teinture de digitale en 2 fois. 66
11 — 30   —   65
12 — 30   —   63
13 — 40   —   56

Du 14 au 28, 40 gouttes de teinture par jour ; les pulsations oscillent de 48 à 42.

Du 29 mars au 6 avril, toujours 40 gouttes par jour ; pulsations, de 44 à 42.

Le malade continue encore l'usage de la digitale jusque vers le 15 ou le 20 avril, époque à laquelle il abandonne ce remède.

Alors le pouls, faible et intermittent, battait 36 fois.

Conclusions d'après les faits. — Les quatre premiers jours, effet nul ? (du moins on ne trouve pas de mention à ce sujet).

Les 10, 11 et 12, accélération.

Plus tard il y a diminution de plus en plus prononcée.

Conclusion d'après la doctrine de l'auteur. — Il y a eu accélération.

Deuxième observation (1). — Femme de trente-trois ans, hydropique, ayant plusieurs fois subi la ponction depuis deux ans (kyste adhérant au péritoine).

Le pouls, antérieurement compté pendant quelques jours, est de 70 à 90.

(1) SANDERS, *ouv. cit.*, p. 32 à 37.

Le 28 février 1805, au début du traitement, le nombre des pulsations est de 88.

28 février. 30 gtt. de teinture. 88 pulsat.
1ᵉʳ mars. 40   —   76 à 80.
2 — 40   —   80
3 — 20   —   80 à 88
4 — 40   —   88
5, 6, 7, 8   4 gram. de teinture chaque jour (nombre de pulsations non mentionné).
9 —   4 gr. ? de teinture, 60 pulsat.
10 —   Dose de teinture augmentée (on ne dit pas de combien), 54 pulsations faibles.

On donne encore la teinture de digitale jusque vers le 17, temps pendant lequel le minimum d'abaissement fut de 52.

On ne mentionne, d'ailleurs, nulle action diurétique dans cette observation.

Cette femme éprouva d'abord un grand bien de cette médication ; elle se disait plus soulagée par la digitale que par tout autre remède qu'elle eût employé depuis sa maladie, ce qui malheureusement ne s'opposa pas, quelques mois plus tard, à une issue fatale, qu'expliquèrent, du reste, les désordres organiques graves constatés à l'autopsie.

Conclusions d'après les faits. — Lorsqu'on prend pour point de départ la moyenne du pouls, constaté plusieurs jours auparavant, on a 80 (moyenne de 70 et 90).

Si l'on part du nombre de pulsations le jour où l'on a commencé l'expérimentation, on a 88.

En prenant ce dernier chiffre on ne trouve aucune augmentation, mais un état d'abord stationnaire ou à peu près, puis un effet de ralentissement très marqué.

Si l'on compare au premier nombre (80), on a une augmentation les premier, quatrième et cinquième jours, puis ensuite une diminution de plus en plus marquée.

Conclusion d'après la doctrine de l'auteur. — Il y a eu accélération.

Observation de Hutchinson, partisan de l'accélération primitive.

Voyez précédemment, dans la même division du paragraphe (p. 161), la deuxième expérience de cet auteur.

Voici la conclusion de cette observation, d'après les faits.

Accélération pendant tout le temps de l'administration de la teinture de digitale (élevée jusqu'à la dose énorme de 280 gouttes par jour) ; on ne voit tomber le nombre des pulsations au-dessous du chiffre normal que le cinquième jour, à partir de la cessation de l'usage du médicament.

Hutchinson voit là une preuve à l'appui de sa doctrine.

Ses antagonistes rejettent cette observation où la digitale a été administrée à des doses beaucoup trop élevées, comme ne prouvant rien quant à l'action thérapeutique du médicament. (Voyez, pour l'influence des doses, § II bis, art. *Bouley et Reynal.*)

Doctrine du ralentissement. — *Observations de M. Joret* (1).

Première observation. — Homme de trente-huit ans, rhumatisme chronique.

On pratique d'abord une saignée, puis quelques jours après, le 14 juillet 1833, on le met à l'usage de l'extrait aqueux de digitale ; son pouls marquait alors 56.

	Extrait.	Pulsat.
14 juillet.	0,10 centigr.	56 (avant la digit.).
15 —	0,20	64.

(1) Joret, *Archives de médecine*, 2ᵉ série, t. IV, p. 27. — L'auteur est partisan du ralentissement direct, non pas comme fait absolu, mais comme point capital et se présentant le plus souvent.

	Extrait.	Pulsat.
16 juillet.	0,45	60.
17 —	0,60	»
18 —	1,gr.	56.
19 —	1,60	56. Quelques douleurs dans le ventre.
20 —	2,00	56. Irrégulier.
21 —	2,40	56. Régulier; quelques coliques, nau-sées, vomissements.

Cessation de la digitale.

Les vomissements durent jusqu'au lendemain ; douleur à l'épigastre, le pouls descend à 44, et redevient irrégulier.

Le malade sort de l'hôpital le 25, ayant à ce moment 52 pulsations.

Conclusions d'après les faits. — Accélération le lendemain et le surlendemain, retour au chiffre primitif pendant quatre ou cinq jours, puis abaissement seulement à partir de la cessation du médicament.

Deuxième observation (1). — Homme de quarante et un ans. Tubercules pulmonaires.

Le jour de son entrée, 60 pulsations ; après une saignée, 62. On le met à l'usage de l'infusion de digitale.

	Digitale en infusion (2).	Pulsat.
1er jour.	0,75 centigr.	62.
2e —	1,50	50.
3e —	1,50	46.
4e —	1,50	120. Irrégulières; nausées, vomissements, dévoiement.
5e —	1,50	56. Encore cinq ou six vomissements de matières verdâtres; la diarrhée cesse, mais les coliques continuent.

Conclusions d'après les faits. — D'abord un ralentisse-

(1) JOBERT, *loc. cit.*, t. IV, p. 393.
(2) Dans trois verres d'eau.

ment très marqué, puis, un seul jour, une accélération
énorme, et dès le lendemain le pouls retombe au-dessous
de l'état normal.

Sanders et ses partisans, ne considérant que le phénomène qu'ils avaient en vue, n'eussent assurément pas
manqué de conclure de ces deux observations de M. Joret,
qu'elles offraient des exemples à l'appui de leur manière
de voir.

Nous avons choisi exprès, dans le travail de M. Joret,
deux observations offrant à un moment quelconque de
l'accélération, mais nous devons dire que le plus grand
nombre n'en présente point, et que l'on ne voit, pendant
toute la durée de l'administration du remède, qu'un effet
de ralentissement progressif.

Nota.—Une circonstance qui, dans le travail de M. Joret, paraît mériter quelque attention, bien que l'auteur ait semblé y attacher peu d'importance, puisqu'il ne la rappelle ni dans ses considérations générales,
ni dans ses conclusions, c'est l'influence de la digitale sur la respiration.

Sur trente malades soumis à l'usage des préparations de digitale, et
chez lesquels on a noté les effets sur la respiration, on trouve :

Respirat. *accélérée* chez 7 malades.	Maximum d'accélération. .	24
	Minimum	4
	Moyenne.	9,5
Respirat. *ralentie* chez 21 malades.	Maximum de ralentissement	22
	Minimum	2
	Moyenne.	6

Effet *nul* chez 2 malades.

Nous reviendrons à l'action sur la respiration, § II bis, art. *Bouley*
et *Reynal*, et § VI, art. *P. Durozicz*.

En somme, lorsque l'on examine les choses de près , on
voit que, entre les deux camps (partisans du ralentissement ou de l'accélération), la différence, comme nous
l'avons dit, n'est pas dans les faits, qui, d'après les observations mêmes des auteurs, se montrent les mêmes dans
beaucoup de cas, mais dans la théorie : Ceux-ci (partisans
de l'accélération) se proposant d'utiliser le phénomène

primitif d'accélération lorsqu'il se manifeste ; — ceux-là (partisans du ralentissement) n'ayant en vue que d'obtenir le ralentissement des contractions du cœur, et le prenant seul en considération.

'Quant au nombre de partisans respectifs de l'une ou de l'autre doctrine, il est très disproportionné ; ceux qui admettent le ralentissement comme fait capital et en vue duquel il faut administrer la digitale, sont en bien plus grand nombre que leurs adversaires. « Si l'on consulte, dit Richard, le nombre prodigieux d'auteurs qui, surtout en Angleterre, ont écrit sur la digitale, on verra qu'au moins les 7/8, en parlant de son action sur le cœur, ne font mention que du ralentissement qu'elle occasionne dans le cours du sang (1).

La digitale proposée comme succédané de la saignée.

Parmi les observateurs qui, dans l'action de la digitale sur la circulation, ont été frappés par-dessus tout du phénomène de ralentissement, il en est qui ont eu la pensée, toute naturelle d'ailleurs en jugeant les choses *à priori*, d'appliquer cette propriété de la plante au traitement des maladies inflammatoires, et de l'employer comme succédané de la saignée. Les docteurs Currie, Thomas, etc., ont fait des essais de ce genre, et ont eu, disent-ils à s'en louer (2). Clutterbuck l'a proposée pour combattre la fièvre (continue?) (3). Mais d'autres expérimentateurs, au contraire, n'ont vu dans ces applications que des inconvénients (4).

Or, il faut remarquer que, pour les partisans de l'accé-

(1) RICHARD, *Dict. de méd.* en 21 vol., art. *Digitale*, t. VII, p. 58, et *Dict.* en 30 vol., t. X, p. 371.

(2) BIDAULT DE VILLIERS, *ouv. cit.,* p. 18 et 20.

(3) Citation de M. BOUILLAUD, *Dict. de méd. et de chir. prat.,* t. VI, p. 306, et *Rapport sur la digitaline,* p. 23.

(4) BIDAULT DE VILLIERS, *ouv. cit.,* p. 24, — et BARBIER, *Traité de mat. méd.,* t. III, p. 368.

lération, cette prétention de considérer la digitale comme un succédané de la saignée est en quelque sorte leur point de mire, la chose à laquelle ils s'attaquent particulièrement chez leurs adversaires.

Ainsi, Sanders dit : « Elle ne convient donc pas dans la violence d'une inflammation; mais elle est utile dans les maladies qui sont caractérisées par la débilité, comme la chlorose, l'hydropisie. » (*Ouv. cit.*, p. 75.)

« C'est donc une grande erreur, dit Joerg, de regarder ce médicament comme un puissant antiphlogistique. » (*Ouv. cit.*, t. XXVI, p. 108.)

Hutchinson ne regarde pas non plus la digitale comme devant être administrée à titre de contre-stimulant, dans les maladies inflammatoires, suivant la doctrine de Rasori. (*Journal des progrès*, t. VI, p. 233.)

Le docteur Bettoli a publié un mémoire ayant pour objet spécial de réfuter l'opinion des sectateurs de Rasori, qui ont rangé la digitale parmi les contre-stimulants (1).

Quant à nous, si nous nous en rapportons à nos propres observations, ou à celles dont nous avons eu occasion d'être témoins, nous devons dire que nous n'avons jamais vu de bons résultats de son emploi dans les maladies inflammatoires, et dès lors nous sommes disposés à croire qu'en effet elle n'est pas indiquée dans de pareilles conditions pathologiques, du moins à la période aiguë (2); mais il est fort possible que ce médicament puisse être utile dans ces maladies quand la période inflammatoire est passée.

Conclusions relativement à l'influence de la digitale sur le nombre des pulsations.

D'après l'expérience aujourd'hui acquise, voici l'opinion

___

(1) *Dict. des sc. méd.*, t. IX, p. 459.

(2) Voy. à ce sujet § VI, art. *Rapport de la commission de l'Académie*, et art. *Andral* et *Lemaistre.*

que nous croyons pouvoir émettre au sujet de la question controversée (accélération ou diminution directe du nombre des pulsations).

Rejetant les observations de Sanders, comme entachées d'erreur dans un certain ordre de faits se rapportant à l'effet d'accélération de la digitale;

Rejetant aussi celles de Hutchinson, comme faites avec des doses énormes de digitale, et telles qu'elles se trouvent tout à fait en dehors des conditions thérapeutiques ordinaires (teinture alcoolique progressivement élevée à des doses qui correspondent à 2 et successivement 10 milligrammes de digitaline par vingt-quatre heures : intoxication pour résultat);

Négligeant provisoirement celles de Joerg, comme ne nous étant pas suffisamment connues dans leurs détails (extrait trop laconique dans les journaux français);

Mais prenant en grande considération celles de Mac Lean (1), qui appuie son opinion sur le chiffre imposant de deux cents observations; celles de M. Sandras, qui a publié sur ce sujet un travail important, dont nous avons donné un aperçu au commencement de ce paragraphe; celles de M. Joret, dont le mémoire, de grande valeur, se recommande à plus d'un titre, et, entre autres, en ce sens, qu'ayant rapporté ses observations avec détail, on peut y trouver une infinité de renseignements utiles, et revoir en quelque sorte chaque malade avec lui; enfin, celles de la plupart des expérimentateurs qui ont écrit sur la digitale;

Nous appuyant, en outre, sur notre propre expérience (voy. surtout §§ II et V de 2ᵉ part.);

Nous admettons trois circonstances possibles à la suite de l'administration de la digitale, quant à l'influence sur le nombre des pulsations, seul point que nous ayons cherché à élucider dans ce paragraphe :

____

(1) *Ouv., cit.*, 1ʳᵉ part., § IV.

1° Effet direct de ralentissement du pouls : ce serait le cas de beaucoup le plus fréquent.

2° Accélération pouvant survenir dès le premier jour, quelquefois plus tard, à laquelle succède généralement, après un, deux, trois jours ou plus, un effet consécutif de ralentissement. — Rarement cette accélération est persistante. (Voy. pour les développements à ce sujet, § II.)

3° Enfin, effet nul, chez certains malades, quant au nombre des pulsations.

Nota. — Tout ceci, bien entendu, en supposant qu'on ait administré des doses thérapeutiques.

Voy., pour d'autres notions sur le même sujet, § II, et § II bis, la fin de l'article Bouley et Reynal; voy. surtout le *Rapport de l'Académie* et les autres publications postérieures analysées § VI.

Ralentissements exceptionnels.

Relativement aux abaissements considérables du nombre des pulsations sous l'influence de la digitale, on en trouve beaucoup d'exemples en compulsant les auteurs.

Le tableau suivant est destiné à donner une idée de ces ralentissements exceptionnels.

Noms des observateurs.	Nombre des pulsations observé par minute.
Drake (1).	40
Gérard, Mavré (2)	37
M. Sandras, { avec la digitale (3)	36
M. Sandras, { avec la digitaline (4)	30
MM. Joret, Barbier, Sanders (5).	30
M. Andral (6).	29

(1) *Bibliothèque thérapeutique* de BAYLE, t. III, p. 250.

(2) *Ibid.*, p. 326, 95.

(3) *Ouvrage cité*, 2e partie, § I, et *Bibl. thér.*, p. 346.

(4) *Ouv. cit.*, 2e part., § VI. — Voy. aussi *Journ. des conn. méd.*, 2e série, t. III, 1850, p. 439.

(5) JORET, *Arch. de méd.*, 2e série, t. IV, p. 393.—BARBIER, *Traité de mat. méd.*, t. III, p. 358. — SANDERS, *ouv. cit.*, § I, p. 63.

(6) *Archives de médecine*, 2e série, t. IV, p. 392.

Noms des observateurs.	Nombre des pulsations observé par minute.
Hutchinson (1)	28
M. Bouillaud (2)	28
Rochoux (3)	22
Graffenauer (4)	20
MM. Piedagnel et Horteloup (5), chez une malade qui faisait usage depuis longtemps de digitale	17

Le chiffre le plus bas que nous trouvions dans nos expériences est de 42 (1er *tabl. récap.* de 1re série, *homme*, à la fin du mémoire ; voy. aussi 2e partie, § II), et encore ce dernier abaissement n'a-t-il été que momentané.

En dehors de ces expériences, nous avons eu occasion de voir par nous-mêmes quelques autres exemples de pouls amenés à des chiffres analogues sous l'influence de la digitaline, mais jamais au-dessous de 40 ; et si ces nombres de 40 à 45 sont déjà peu communs, il va sans dire que ceux au-dessous le sont encore bien moins. Il n'en est pas de même des réductions à 50 et 55, ces chiffres sont mentionnés à chaque instant dans les observations des auteurs, et nous-mêmes nous les avons rencontrés fréquemment, soit dans les expériences rapportées dans ce mémoire, soit ailleurs.

Ces cas d'abaissement considérable que nous venons d'accumuler ici sont tellement rares (nous voulons parler de ceux au-dessous de 35), qu'il n'est peut-être pas donné

(1) *Biblioth. thér.*, t. III, p. 67.

(2) *Traité des maladies du cœur*, 2e édition, t. II, p. 591.

(3) *Dict. de méd.* en 30 vol., art. *Pouls*, t. XXV, p. 614.

(4) *Dict. de mat. méd.* de Mérat et Delens, 1830, t. II, art. *Digitale.*

(5) *Bulletin de thérapeutique*, t. XVIII, p. 31.

Nota. — On conçoit d'ailleurs que la signification des chiffres indiqués sur le tableau ci-dessus est subordonnée à l'état normal du pouls chez chaque individu.

à tout médecin d'en voir un exemple dans sa vie. Cela est si vrai que Vassal, entre autres, qui s'est beaucoup occupé d'expériences thérapeutiques sur la digitale , indique 50 comme un minimum d'abaissement du pouls très remarquable, sous l'influence de la digitale (1).

Du reste, un pouls abaissé à 40 ou 45, dont chacun peut rencontrer de temps à autre quelque exemple, doit déjà être considéré comme une chose très curieuse au point de vue biologique, et démontre l'étendue que la *puissance modificatrice* de la digitale sur la circulation peut quelquefois atteindre ; il est suffisant pour faire naître chez l'observateur l'impression si bien rendue par M. Barbier dans les lignes suivantes, en parlant des effets de la digitale : « Lorsque le doigt posé sur l'artère , on attend les battements du pouls, on s'étonne de les sentir si loin les uns des autres : on se demande si les mouvements de la vie ne vont pas s'interrompre (2). »

Il résulte de ce que nous avons rapporté dans ce paragraphe :

Que plusieurs médecins anglais ou allemands ont considéré la digitale, à tort suivant nous, comme ayant une action primitivement accélératrice sur le centre circulatoire, qu'elle ne déprimerait que secondairement ;

Que Rasori, Tommasini, et toute l'école italienne, placent la digitale au premier rang des contre-stimulants, et en font un succédané de la saignée ; ce qui est, pensons-nous, une autre erreur ;

Que la grande majorité des médecins anglais et français considèrent cette plante comme un sédatif de la circulation.

(1) « Elle (la digitale) diminue toujours plus ou moins les pulsations artérielles, et chez certains sujets le ralentissement du pouls est si remarquable, qu'on ne compte que 50 pulsations par minute. (VASSAL, *Ouvr. cit.*, p. 17.)

(2) BARBIER, *Traité de mat. méd.*, édit. de 1820, t. III, p. 358.

§ II. — EXPÉRIENCES PHYSIOLOGIQUES. DIFFÉRENTS MODES D'ABSORPTION.

A. — Expériences physiologiques antérieures.

(Homme, chien, lapin.)

A une époque antérieure, l'un de nous avait fait avec la digitaline des expériences physiologiques qui ont été consignées dans le mémoire déjà cité (*Journal de pharm. et de chim.*, t. VII, p. 74 à 79). En voici les principaux résultats.

1° *Ingestion par l'estomac.* — Dans un essai fait sur lui-même, l'expérimentateur a vu son pouls baisser successivement, sous l'influence de la digitaline, de 72-64 à 50, avec irrégularité, intermittence.

Il y a eu diminution de la sécrétion urinaire pendant l'expérience, et notable augmentation après la cessation du médicament. ·

2° *Absorption par le tissu cellulaire et par la peau dénudée.* — La digitaline ayant été déposée sous la peau de la partie interne de la cuisse d'un chien, en refermant la plaie au moyen d'une suture, il s'en est suivi une inflammation locale assez intense pour déterminer la formation d'un phlegmon, et un état fébrile général avec augmentation considérable du nombre des pulsations, qui sont devenues en outre irrégulières et intermittentes. On observe de plus un tremblement musculaire de tout le corps.

L'expérimentateur ayant voulu essayer sur lui-même la digitaline par la méthode endermique, au moyen d'un vésicatoire appliqué sur le bras, n'en a éprouvé nuls bons effets ; au contraire, il y a eu des signes d'inflammation locale, comme cuisson légère, engourdissement douloureux du bras, et l'on a dû ne pas pousser plus loin l'expérience, car il était démontré, par ce fait et le précédent (relatif au chien), qu'il fallait renoncer à l'idée d'employer

la digitaline par la méthode endermique. (Voy. § V, pour
d'autres expériences qui ont encore été faites sur ce sujet,
et qui ont conduit à la même conclusion.)

L'expérience faite sur le chien est répétée de la même
manière chez un lapin, mais en employant une dose double
de digitaline.

Ici l'absorption s'est faite sans produire d'inflammation
locale, et il en est résulté un abaissement très marqué dans
le nombre des pulsations, avec quelques signes seulement
d'intoxication, et de courte durée (tendance au repos,
anxiété, inappétence, tremblement musculaire).

La digitaline administrée ensuite au même animal, par
l'estomac, à une dose trois fois plus considérable que celle
qui avait été déposée dans le tissu cellulaire, a été cependant tolérée sans signes marqués d'intoxication et avec un
abaissement de 25 à 30 dans le nombre des pulsations.

Ainsi, le lapin, avec une dose double de celle qui avait
été employée chez le chien, s'est montré inaccessible à l'action irritante locale de la digitaline sur le tissu cellulaire,
et l'absorption de celle-ci n'a, dans ce cas, déterminé que
quelques accidents toxiques généraux peu marqués.

Lorsque le principe actif a été confié à l'estomac, quoique
la dose en fût trois fois plus considérable, l'action toxique
générale a encore été moindre.

Dans les deux cas, il n'y a eu de prononcée que l'action
ralentissante sur la circulation.

Il résulte, de ces expériences comparatives sur le chien et
le lapin, que le dernier est beaucoup moins apte à subir
l'action toxique de la digitaline.

B. — Nouvelles expériences physiologiques.

Conditions générales des expérimentations.

La personne qui fait le sujet des expériences résumées
dans la première série des tableaux que nous présentons
(voy. à la fin du mémoire les *tableaux récapitulatifs*, et le

premier tableau synoptique) est aujourd'hui (1850) âgée de quarante-quatre ans. Sa constitution est nervoso-sanguine. Bien portante jusqu'à l'âge de vingt-huit ans, elle a eu alors (1834), à la suite de travaux intellectuels soutenus, une paralysie du côté droit, que l'on a attribuée à une congestion cérébrale. Cette paralysie s'est assez promptement dissipée (en deux mois), et a laissé pour trace de son passage un peu de faiblesse du même côté, une espèce d'éréthisme nerveux se traduisant en une sorte de roideur dans la région de l'axe cérébro-spinal, avec sentiment de battements sourds de l'aorte : symptômes consécutifs qui ont, depuis cette époque, et à plusieurs reprises, offert des exacerbations accompagnées d'un grand affaissement physique et intellectuel, qu'après différentes tentatives infructueuses on a combattues avec succès par l'action combinée de légères émissions sanguines, d'un régime débilitant et surtout du repos. Du reste, toutes les fonctions s'accomplissent chez elle d'une manière régulière. Seulement la vue à distance s'est affaiblie depuis quelques années d'une manière anormale.

Quelque temps avant chaque expérimentation, et pendant toute sa durée, le régime alimentaire et le genre de vie ont été d'une grande régularité : chaque expérience n'ayant été entreprise que dans un moment où il était possible d'en remplir exactement les principales conditions, telles que d'éviter tout surcroît d'exercice, les dîners en ville, les veilles, etc.

Pendant le même intervalle, les occupations consistaient généralement, soit en recherches expérimentales de diverse nature, soit en lectures, rédactions, écritures, comptabilité, etc.

Le pouls était compté le matin au lit, environ dix minutes après le réveil, et le soir, après le coucher, par la personne même. Dans le courant de la journée il était pareillement compté dans la position horizontale, au moins cinq minutes après s'être placé sur un lit : temps qui avait été reconnu suffisant pour produire tout l'abaissement qui pouvait résulter de cette position (toujours dans l'hypothèse d'un genre de vie très calme (1).

On avait soin de se placer dans une situation toujours la même, où tous les muscles fussent dans le plus grand état de relâchement, et où la respiration pût se faire sans aucune gêne : car on avait eu occasion de constater que lorsque la tête se trouvait très élevée, et le bassin déprimé, il y avait en peu d'instants une légère accélération de la circulation. On comptait les pulsations jusqu'à ce que l'on eût obtenu pendant trois minutes le même nombre, ou du moins qu'il n'y eût pas une différence de plus de 1 ou 2, cas dans lequel on prenait la moyenne.

Les pulsations toujours variables à l'état normal.

Un point excessivement difficile dans les recherches de cette nature, pour ne pas être induit en erreur, c'est d'avoir des chiffres qui représentent bien réellement, et autant que la chose est humainement possible, le nombre des pulsations de chaque jour. On sait en effet combien le pouls est variable dans les conditions ordinaires de la vie ; et même, alors que l'homme est soumis à un régime très régulier sous le rapport de l'exercice, de l'heure des repas, de la quantité et de la qualité des aliments, on observe encore quelquefois des différences assez grandes dans le nombre des pulsations. (Voy. entre autres le *troisième tableau récapitulatif de la 1re série*, première période, c'est-à-dire celle intitulée *avant*.)

Ce fait admis et constaté, la seule voie qui nous restât à suivre, si nous voulions que nos expériences pussent prouver quelque chose, c'était de ne pas nous en tenir à

---

(1) Chez cette personne il y a, en général, une différence d'environ 5 pulsations entre les trois positions verticale, assise et horizontale ; ainsi, le nombre des pulsations étant de 70 debout, si elle reste quelque temps assise, on pourra trouver 65, et 60 lorsqu'elle est couchée.

constater l'état du pouls un jour avant et un jour après
chaque série d'expérimentations, mais de procéder par
périodes, dont nous prendrions les moyennes pour représenter les différences observées.

Le froid, cause de ralentissement.

Le froid est, comme on le sait, au nombre des causes qui
peuvent diminuer l'action du cœur, et nous avons d'ailleurs
reconnu expérimentalement qu'un refroidissement survenu brusquement dans l'atmosphère, et qui vient saisir
l'économie d'une manière générale, pouvait apporter un
notable abaissement du nombre des pulsations. Dans nos
essais sur les chiens comme sur l'homme, nous avons donc
tâché de maintenir le sujet à expérimenter dans un milieu
atmosphérique d'une température le moins variable possible.

Ce que chaque expérience a pu offrir de particulier a
été noté sur le tableau y relatif.

Les séries d'expériences que nous présentons ne sont pas
très nombreuses (dix-sept), et ne portent que sur trois
sujets ; mais elles ont été faites avec des soins minutieux
(surtout en ce qui concerne la régularité du régime alimentaire et du genre de vie) dont il n'est pas toujours
donné de pouvoir s'entourer, et avec une patience dont
tout le monde n'est pas capable.

Chiens.

Le chien appelé *Digitalin (deuxième tableau synoptique)*
était de race anglaise, taille moyenne ; poids, 7 kilogr. 500.
Bien constitué, mangeant et digérant bien ; intestin facile
à relâcher, il suffisait pour cela d'un peu de lait.

Ce chien était d'un naturel très vif et très vigilant. Dans
le principe (deux ans auparavant) il offrait un nombre de
pulsations très variable, soit dans la même journée, soit à
plusieurs jours d'intervalle. Il avait été soumis alors à
d'autres essais nombreux sur la digitale et la digitaline

(essais qui sont rapportés dans d'autres parties de notre travail, § I, p. 40, et § IV, p. 116); son pouls, au moment des expériences dont il s'agit ici, s'est trouvé présenter moins de variations.

Le chien appelé *Mars* (*troisième tableau synoptique*) était de race anglaise bâtarde, un peu plus fort que le précédent; il pesait 8 kilogr. 500. Pareillement bien constitué, toutes ses fonctions s'accomplissaient avec une grande régularité. D'un naturel moins vif et plus docile que le premier, son pouls était généralement moins variable et plus facile à compter.

Ce chien avait antérieurement porté une fistule stomacale, et avait servi à des expériences sur l'assimilation des ferrugineux. Cette fistule était cicatrisée depuis quelque temps.

Ces deux chiens étaient constamment tenus à la chaîne, et ne faisaient que deux courtes promenades par jour, conduits en laisse.

Leur régime alimentaire, comme on le voit sur les tableaux, a été varié suivant certaines vues théoriques ou expérimentales; mais une fois adopté pour chaque expérimentation, il n'a plus changé pour toute la durée de celle-ci. Pour la quantité et pour les heures, il a été d'une exactitude mathématique.

Dans un but spécial, la dose de digitaline chez les chiens a toujours été portée jusqu'aux vomissements. On débutait par une quantité moyenne et l'on s'élevait progressivement, d'une manière qui a été à peu près uniforme dans toutes les expérimentations, jusqu'à l'apparition des vomissements.

Manière de compter le pouls chez les chiens.

Ici ce ne sont pas les pulsations artérielles que l'on a comptées, mais bien les battements du cœur. Pour cela, on faisait asseoir l'animal, le côté appuyé contre la jambe de l'observateur, et le museau retenu dans la main, de manière à éviter toute espèce de mouvement ; les doigts de l'autre main étaient appuyés du côté opposé, directement sur la région du cœur, et l'on percevait ainsi les battements de cet organe entre les côtes.

On ne commençait à tenir compte des pulsations qu'après quatre ou cinq minutes de repos dans cette position, et lorsqu'on avait trouvé, au moins pendant deux minutes, le même nombre.

Mais il faut dire que ces sortes d'expériences offrent des difficultés particulières, à cause de la nature vigilante de l'animal : le moindre bruit accidentel qui a lieu aux environs vient souvent tout à coup animer ses yeux, activer les battements du cœur, et oblige l'expérimentateur d'attendre que cette cause d'accélération soit passée pour recommencer à compter le pouls.

Dans les expériences que nous rapportons, bien que nous fussions placés dans un lieu assez isolé, ce n'est qu'à force de patience que nous sommes parvenus à des résultats que nous puissions considérer comme non erronés dans leur ensemble.

Appréciation des faits qui ressortent des tableaux (1).

Différence dans le nombre des pulsations de la même personne, à intervalles de plusieurs années.

Une première observation à faire est qu'il n'y a pas lieu de comparer entre elles les six expérimentations sur l'homme que nous présentons ici, le nombre des pulsations à l'état normal chez cette personne (il s'agit de l'un de nous) offrant des différences très grandes aux diverses époques où ces essais ont été faits.

Ainsi nous trouvons pour la moyenne normale :

(1) Ces tableaux sont à la fin du mémoire. Lire, dès à présent, une note qui les accompagne et qui est intitulée : *Observations relatives aux tableaux.*

1er tableau récapitulatif de 1re série, juillet 1842 . . 59,21
2e   —   —   septembre id. . 58,00
3e   —   —   mars, 1843 . . 64,85
4e   —   —   octobre 1847. . 65,85
5e   —   —   décembre id. . 68,12
6e   —   —   juin 1850 . . . 75,25

Il ne faut donc comparer ensemble que les trois périodes de chaque expérimentation.

Nombre des pulsations par rapport aux différentes heures de la journée.

Si l'on examine dans la même série de tableaux (sur l'homme) le chiffre des pulsations à l'état normal (période intitulée *avant*) pour chaque heure de la journée, on trouve, en comparant isolément des autres heures, le matin et le soir :

Le soir, de 10 à 11 heures.
{ Minimum, 5 fois. { Tableau n° 1. — n° 2. — n° 4. — n° 5. — n° 6.
{ Maximum, 1 fois. — n° 3.

Le matin (de six à huit heures) on trouve nécessairement l'inverse, c'est-à-dire le maximum pour les cinq premiers tableaux énumérés, et le minimum pour le dernier.

Les heures intermédiaires de la journée n'ont pas été comptées pour quatre de ces tableaux. A part le maximum de toute la journée, qui se trouve à une heure sur le tableau n° 2, elles présentent sur les trois autres tableaux fort peu de différence entre elles; et l'on peut, dans les conditions d'expérimentation où l'on s'était placé, se les représenter sur une même ligne, qui serait intermédiaire entre le maximum du matin et le minimum du soir.

C'est chose à noter, que le minimum des pulsations se trouve ainsi atteint à peu près constamment le soir, entre

dix et onze heures (quatre à cinq heures après le dîner),
tandis que le maximum apparaît le lendemain matin, de
six à huit heures. Le contraire arrive chez la plupart des
hommes : « En général, sa fréquence (du pouls) augmente
graduellement du matin au soir, diminue la nuit pendant
le sommeil, et revient dans la matinée au point où elle
était la veille (1). »

Les résultats consignés sur nos tableaux s'accorderaient
plutôt avec ceux obtenus par Knox. En effet, cet observateur dit que c'est à minuit environ que les battements du
pouls sont le plus rares, tandis qu'ils augmentent vers
trois heures du matin (2).

Du reste, des observations ultérieures tendent à prouver
que cette manière d'être du pouls n'est pas constante chez
la personne dont il s'agit.

Ainsi, à partir du 8 juillet 1850, époque à laquelle elle
avait été contrainte par les circonstances de changer d'habitude, pour mener une vie plus active, faire usage d'une
nourriture plus abondante, et se placer par cela même dans
les conditions de la vie de la plupart des hommes, jusqu'au 17 du même mois, en tout dix jours, on a trouvé
pour moyenne :

    Le matin, à six heures 70,90
    Le soir, à dix heures 74,20

Le 18 juillet, elle a pu reprendre le genre de vie calme,
et le régime alimentaire antérieurement suivi ; on a eu
alors, pour une période de dix-sept jours, les moyennes
suivantes :.

    Le matin, à six heures 69,82
    Le soir, à dix heures 67,00

On eût été naturellement porté à conclure, d'après ces

____

(1) Rochoux, *Dict. de méd.* en 30 vol., t. XXV, p. 614.
(2) Knox, cité par Burdach, *Traité de physiologie*, t. V, p. 237 et
238.

deux séries d'observations, que le fait du minimum des
pulsations obtenu le soir résulte d'un genre de vie calme
et d'une alimentation légère, tandis que si l'on mène
une vie plus active, et que la nourriture soit plus abondante, c'est le maximum qui s'observe le soir.

Toutefois, il ne paraît pas que telle soit la cause de la
différence signalée, car le même expérimentateur s'étant
de nouveau trouvé dans les mêmes conditions de vie active et d'alimentation abondante pendant un séjour à la
campagne, qui a duré du 4 au 23 septembre, nous trouvons, pendant cette période de vingt jours, les moyennes
suivantes :

> Le matin, à six heures   71,30
> Le soir, de dix à onze heures   68,05

De ces faits, et de quelques autres que nous n'avons pas
consignés ici, il ressort que chez la personne en question,
dans des conditions très diverses d'alimentation et de manière de vivre, le maximum des pulsations s'observe souvent, mais non pas toujours, le matin avant le lever (de
six à huit heures), et le minimum le soir (à dix ou onze
heures, le dîner ayant été terminé vers six heures).

Si la veille est prolongée, et que l'observation ne se fasse
qu'à minuit ou une heure du matin, l'abaissement du
pouls est encore plus marqué.

*Action de la digitaline, plus marquée après qu'on en a cessé
l'usage.*

Parmi les faits les plus importants qui ressortent des
trois séries d'expériences dont nous présentons le résumé
(voy. les trois tableaux synoptiques), il s'en rencontre un
fort remarquable, c'est que le minimum d'abaissement
des pulsations ne correspond pour ainsi dire jamais à la
période d'administration de la digitale ou de la digitaline,
mais bien à celle de repos, après la cessation de l'usage du
médicament. Sur les dix-sept expériences résumées dans les

tableaux, il y en a quatorze où le minimum d'abaissement correspond ainsi à la période de repos; une où il y a
eu accroissement pendant la période d'administration,
accroissement qui s'est encore augmenté pendant le temps
de repos (2ᵉ *tableau synoptique*, 2ᵉ *tableau récapitulatif*); un
cas où le pouls n'a pas été compté passé le temps de l'administration de la digitaline (3ᵉ *tableau synoptique*, 4ᵉ *tableau récapitulatif*); enfin dans une seule de ses expériences (1ᵉʳ *tableau récapitulatif de* 1ʳᵉ *série*), le minimum
correspond à la période d'administration de la digitaline.

Le fait de la persistance d'action après la cessation de
l'usage de la digitale avait été constaté à peu près par
tous les observateurs, mais on n'avait point appelé l'attention sur cette autre circonstance, l'accroissement
d'effet, dont on trouve cependant des exemples dans les
auteurs, comme nous l'avons vu plus tard. Ainsi, dans le
travail de M. Joret, la 9ᵉ observation de 5ᵉ série, les
2ᵉ et 3ᵉ observations de 2ᵉ série, sont dans ce cas (1).
Sanders admet aussi, implicitement du moins, l'accroissement d'action de la digitale après qu'on en a cessé
l'usage, lorsque, signalant comme un inconvénient, à son
point de vue, le grand affaissement que peut produire
l'administration trop prolongée du médicament, il dit :
« Le pouls, loin de s'élever immédiatement quand l'emploi
de la digitale a été suspendu, descend au contraire en peu
de jours jusqu'à 50, 40, 30 et même plus bas (2). » On
voit que ces paroles et ces chiffres comportent un accroissement d'action très marqué, et sans doute rare à un tel
degré, après la cessation de l'usage du médicament.

On en trouve aussi un exemple frappant dans les observations de Hutchinson. En effet, dans la 2ᵉ expérience faite
sur lui-même, le pouls ne tomba pas au-dessous de 80 pen-

----

(1) JORET, *loc. cit.*, t. IV, p. 401.
(2) SANDERS, *loc. cit.*, p. 63.

dant les quinze jours durant lesquels il prit la teinture de
digitale, dont la dose fut portée de 40 à 280 gouttes ;
mais à partir du moment de la cessation de l'usage du médicament, les pulsations descendirent à 70, 60, et le cinquième jour à 50. Huit jours après elles étaient revenues
à l'état normal (1).

Enfin le travail que M. Strohl, agrégé à la Faculté
de médecine de Strasbourg, a publié sur l'action thérapeutique de la digitaline en présente également, et cet
expérimentateur dit à la fin de son mémoire : « Parfois
même on observe un abaissement consécutif à la suspension de ces agents (digitale et digitaline), abaissement qui
ne s'était pas manifesté auparavant (2). » Seulement il semblerait, à la manière dont s'exprime M. Strohl, que c'était
là un fait connu et constaté pour la digitale ; tandis que,
à part Sanders, il est le premier, à notre connaissance, qui
parle de cette circonstance comme effet possible et prévu
du médicament. La plupart des auteurs signalent très bien
la prolongation d'action, mais non l'augmentation. Or,
c'est une chose assez curieuse et assez extraordinaire qu'un
médicament produise ainsi un effet physiologique plus
grand après le terme de son administration, pour que l'on
appelle l'attention sur cette particularité.

Ce fait, si l'expérience ultérieure vient en confirmer la
réalité, est de nature à fournir un nouvel et puissant argu-
ment en faveur des praticiens qui, dans le but de moins
fatiguer l'estomac du malade, administrent la digitale pendant dix ou quinze jours, en suspendent l'usage plus ou
moins longtemps, et y reviennent ensuite.

Des circonstances diverses nous ont empêchés de jamais
pousser la durée des expérimentations assez loin pour
savoir jusqu'où peut s'étendre cette prolongation d'action.
Plusieurs fois nous l'avons vue encore très prononcée au
bout d'une dizaine de jours.

(1) Hutchinson, *loc. cit.*, t. VI, p. 218.
(2) Strohl, *Gazette médicale de Strasbourg*, septembre 1849.

Action comparée de la digitale et de la digitaline.

DIGITALE.

	Avant.	Pendant.	Après.
2ᵉ tableau récapitulatif de 1ʳᵉ série (1ᵉʳ tableau synoptique)	58,00	54,96	52,72
5ᵉ tableau récapitulatif de 1ʳᵉ série . .	68,12	65,60	63,68
Totaux	126,12	120,56	116,40
Moyennes	63,06	60,28	58,20

Abaissement moyen pendant les deux essais . . 2,78 ⎫
— persistant après . . . . . . 4,86 ⎭ 3,82

Minimum atteint pendant l'une des expérimentations, 49.

Ce qui équivaut à un abaissement momentané de 9.

DIGITALINE.

	Avant.	Pendant.	Après.
1ᵉʳ tableau récapitulatif de 1ʳᵉ série . .	59,21	52,61	57,45
3ᵉ —	64,85	59,25	55,52
4ᵉ —	65,85	62,88	61,15
6ᵉ —	75,25	72,44	71,24
Totaux	265,16	247,18	245,36
Moyennes	66,29	61,79	61,34

Abaissement moyen pendant les essais. . . . 4,50 ⎫
— persistant après . . . . 4,95 ⎭ 4,72

Minimum atteint pendant l'une des expérimentations, 42.

Ce qui équivaut à un abaissement momentané de 17,21.
(Voyez le 1ᵉʳ tableau récapitulatif.)

Nous voyons par ce tableau et le précédent que l'abaissement moyen produit par la poudre de digitale pendant et après son administration est de 3,82 ;

Et le minimum atteint pendant les expériences, de 49.

Que l'abaissement moyen résultant de l'administration de la digitaline donne dans les mêmes circonstances, 4,72 ;

Et le minimum pendant l'une des expériences, 42.

En prenant ces chiffres à la lettre , on trouverait donc un avantage marqué en faveur de la digitaline ; mais comme nous n'avons ici que deux expérimentations avec la digitale, nous ne nous croyons pas autorisés à attacher une grande importance à la prééminence qui ressortirait de ces nombres, et nous conclurons simplement, quant à présent, que la digitaline possède une action aussi marquée que la plante sur la circulation.

Temps nécessaire pour arriver au maximum d'action après chaque dose de médicament.

L'égalité d'action sur les organes circulatoires entre la poudre de digitale et la digitaline étant admise, la somme d'action qu'il est possible d'atteindre, dans la majorité des cas, et à part les exceptions, étant connue, essayons de rechercher combien de temps après l'ingestion d'une dose du médicament le maximum d'effet se produit.

Homme. — Nous avons déjà fait voir que chez l'homme le minimum des pulsations, à l'état normal, se montrait le soir, vers dix heures, au moment où l'on venait de se mettre au lit, le dîner ayant été terminé à six heures.

En examinant sur le premier tableau récapitulatif de 1ʳᵉ série les moyennes de la seconde période (*pendant* l'administration du médicament), on trouve le minimum des pulsations de trois à six heures du soir, le déjeuner ayant eu lieu à neuf heures, et le médicament ayant été pris à onze heures du matin : ce qui établit le maximum d'action de quatre à sept heures après l'ingestion.

Sur le deuxième tableau récapitulatif de la même série (voy. 1ᵉʳ *tableau synoptique*). — Déjeuner à neuf heures ; poudre de digitale prise en deux doses, de midi à une heure : minimum des pulsations à trois heures, ce qui correspond à un intervalle de trois heures.

Troisième tableau récapitulatif de la même série. — Déjeuner à neuf heures ; digitaline à midi : minimum des pulsations à quatre heures, c'est-à-dire quatre heures après l'administration du médicament.

Sur le sixième tableau récapitulatif (voy. 1er *tableau synoptique*), le minimum ne s'observe plus dans le milieu de la journée, mais bien le soir à dix heures, comme cela avait eu lieu pour l'état normal.

Chien appelé Digitalin (deuxième tableau synoptique). — On voit qu'à l'état normal (première période, *avant*) le minimum des pulsations a lieu presque toujours le matin.

On trouve pour la période d'administration de la digitaline :

Premier tableau récapitulatif. — Déjeuner à huit heures ; digitaline à midi : minimum des pulsations à six heures du soir, c'est-à-dire six heures après le médicament, dix heures après le repas.

Deuxième tableau récapitulatif. — Digitaline à sept heures du matin ; déjeuner immédiatement après : minimum des pulsations à deux heures, sept heures après.

Troisième tableau récapitulatif. — Déjeuner et granules de digitaline à huit heures du matin : minimum des pulsations à deux heures, six heures après.

Cinquième tableau récapitulatif. — Déjeuner à huit heures du matin ; granules à dix heures : minimum des pulsations à six heures du soir, soit huit heures après la digitaline, dix heures après le repas.

Sixième tableau récapitulatif. — Repas unique à six heures du soir ; digitaline le lendemain à huit heures du matin, à jeun : minimum des pulsations à deux heures, six heures après l'ingestion.

Les chiffres du quatrième tableau font exception : il ne se produit pas d'abaissement des pulsations sous l'influence directe de la digitaline.

Si l'on envisage dans son ensemble toute la série des six expérimentations, et que l'on compare les moyennes des pulsations du commencement et de la fin, on trouve une diminution terminale de 8,72 (voy. *deuxième tableau synoptique, 2° division*).

Chien appelé Mars (troisième tableau synoptique). —Chez ce chien on constate presque toujours le minimum des pulsations, dans l'état normal, à six heures du soir.

Pendant la période d'administration de la digitaline on trouve :

Premier tableau récapitulatif. — Déjeuner et granules de digitaline à huit heures du matin. Minimum des pulsations à six heures du soir, dix heures après.

Deuxième et troisième tableaux récapitulatifs. — Mêmes résultats.

Quatrième tableau récapitulatif. — Repas unique à six heures du soir ; digitaline prise le lendemain à huit heures du matin, à jeun ; le minimum est atteint à deux heures, c'est-à-dire six heures après l'ingestion.

En comparant les moyennes du commencement et de la fin des quatre expérimentations, on a : diminution finale, 17,37 (voy. *troisième tableau synoptique, 2° division*).

Ainsi, dans la plupart des expériences, la digitaline atteint son maximum d'effet de quatre à six heures après avoir été introduite dans l'estomac, rarement plus tôt, quelquefois plus tard, surtout chez les chiens.

Ceci s'accorde avec les conclusions de M. Hervieux, qui admet que le maximum d'effet de la digitaline a lieu le plus ordinairement après cinq ou six heures (voy. plus loin, § VI).

Suivant M. Sandras, ce maximum d'action se montrerait un peu plus tôt : quelques heures après l'administration de la digitaline (§ VI).

*L'action de la digitaline s'étend d'une manière presque
égale à toutes les heures de la journée.*

Nous pensons que cette délimitation de maximum, dont nous venons de parler, n'a guère ici qu'un intérêt de précision dans les recherches. En effet, puisque nous voyons l'action se manifester à toutes les heures de la journée, et presque toujours d'une manière plus marquée après l'emploi du médicament que pendant son usage, n'est-il pas rationnel de se représenter la digitaline comme produisant une modification uniforme dans l'économie : de telle sorte que la circulation est influencée d'une manière presque égale à toutes les heures du jour, et même, avons-nous vu, au delà de la durée de l'administration de ce médicament, bien différent en cela de l'opium, par exemple, qui a un effet beaucoup plus apparent, mais d'une durée bien plus restreinte ?

La teinture de digitale, l'alcoolé et le sirop de digitaline ne produisent pas leur effet plus vite que les granules.

On eût pu élever quelques objections touchant la lenteur d'action, à cause de la forme pilulaire sous laquelle avaient été administrées la digitale et la digitaline dans les expériences qui précèdent, forme qui comporte un léger retard, en raison du temps nécessaire pour que la dissolution ait lieu dans l'estomac (voy. § I de première partie, article *forme médicamenteuse*) ; on eût pu croire peut-être que ces substances à l'état de dissolution auraient fait sentir plus promptement leurs effets sur l'économie.

Nous devions d'autant plus nous préoccuper de cette objection que Sanders, comme nous l'avons dit ailleurs (2ᵉ partie, § I, division B), prétend avoir souvent constaté une action immédiatement accélératrice avec la teinture de digitale.

En conséquence, la même personne dont il s'agit dans la première série de tableaux a fait les expériences suivantes :

Expériences avec la teinture de digitale.

Première expérience. — Le 3 juillet 1850, à une heure, l'expérimentateur s'étant placé sur un lit depuis un quart d'heure, et le pouls, compté à plusieurs reprises donnant 70 pulsations, prend 15 gouttes de teinture de digitale dans un verre d'eau sucrée. Le pouls compté après cinq et quinze minutes est à ces deux moments de 69.

Deuxième expérience. — Le même jour à quatre heures, le pouls étant remonté à 71, on prend encore 15 gouttes de teinture de digitale de la même manière : le pouls, compté aux mêmes intervalles, donne également un abaissement de 1.

Expériences avec le sirop de digitaline.

Première expérience. — Le 21 juillet, à une heure et demie, le pouls, compté plusieurs fois sur le lit, étant de 61, on prend 40 grammes de sirop de digitaline (= 2 milli-grammes de celle-ci), étendu dans un verre d'eau. Le pouls compté après cinq et quinze minutes, donne comme ci-dessus un abaissement d'une pulsation.

Deuxième expérience. — A quatre heures et demie, le pouls étant revenu à 61, on prend encore 40 grammes du même sirop. Cette fois on n'éprouve aucun changement, et le pouls, après cinq et quinze minutes, est toujours à 61.

Expériences avec l'alcoolé ou teinture de digitaline.

Première expérience. — Le 11 août, à dix heures et demie du soir, au moment où l'on vient de se coucher, le pouls compté pendant dix minutes varie de 70 à 71. On prend dans un verre d'eau sucrée 30 gouttes de solution de digitaline dans l'alcool à 55° c^x, équivalant à environ 3 milligrammes de ce principe actif. Le pouls compté alors pendant dix autres minutes, on trouve encore 70 à 71.

Deuxième expérience. — Le 14 du même mois, le pouls, compté cinq minutes dans la position horizontale, est trouvé à 61. On prend 30 gouttes du même alcoolé de digitaline, et l'on continue de compter le pouls pendant une demi-heure; on trouve durant ce temps de légères variations qui vont de 60 à 63.

Ces expériences ont été répétées plusieurs fois, non seulement sur chacun de nous, mais aussi sur deux autres personnes jouissant d'une bonne santé. Dans ces nouveaux essais on a employé, comme ci-dessus, soit la teinture de digitale, l'alcoolé ou le sirop de digitaline. L'état du pouls était d'abord constaté à plusieurs reprises après un intervalle de cinq à dix minutes de repos dans la position horizontale, et pendant les vingt minutes qui suivaient l'ingestion du médicament. En comparant le nombre des pulsations après l'ingestion à celui qui l'avait précédée, les différences obtenues ne se sont pas trouvées aller au delà de deux, rarement en plus, souvent en moins.

Dans ces diverses expériences, nous voyons donc tantôt un abaissement, tantôt un accroissement dans le nombre des pulsations quelques minutes après l'ingestion du médicament; mais ces différences ne dépassent pas en général deux en plus ou en moins. Or, ces légers écarts ne nous paraissent en rien sortir des limites de variations ordinaires du pouls dans l'état normal, et par conséquent nous ne croyons pas qu'on doive les rapporter à l'influence de la substance ingérée.

M. P. Duroziez, dans des expériences faites sur lui-même, n'a pas observé non plus l'action primitive d'excitation dont parlent certains auteurs, et il est porté à la considérer, lorsqu'elle a lieu, comme une sorte d'accident (voy. ci-après § VI).

Conclusion. — Lors même que l'on prend la digitale ou la digitaline à l'état de dissolution (au lieu d'être en pilules), il n'y a pas d'action *immédiate* appréciable sur l'économie.

*La digitaline peut quelquefois produire de l'accélération
dans le pouls comme effet primitif.*

Mais si nous nions l'effet d'accélération *immédiate*
attribué à la digitale, nous ne contestons pas qu'il puisse
s'en présenter quelquefois à une époque plus ou moins
éloignée de l'administration de la substance médicamenteuse.

En effet, sur les tableaux qui précèdent, nous trouvons
deux exemples d'accélération du pouls, sous l'influence de
la digitaline ; ils sont fournis par le chien appelé *Digitalin*
(2° *tableau synoptique*). Cet animal, chez lequel le nombre
des pulsations avait d'abord été sensiblement diminué dans
une première expérimentation, du 10 au 16 mai (1°° *tableau
récapitulatif de* 2° *série*), ayant été mis de nouveau à
l'usage de la digitaline, du 28 mai au 7 juin (2° *tableau récapitulatif de* 2° *série*), puis du 6 au 15 juillet (4° *tableau
récapitulatif de* 2° *série*), on voit dans ces deux cas le
nombre des pulsations augmenter sous l'influence de la digitaline. Cette action accélératrice a persisté assez longtemps chaque fois, puis s'est effacée pour ne plus reparaître de toute la durée des expérimentations, pendant
lesquelles l'animal a été soumis à des périodes alternatives
d'administration du médicament et de repos, et cela jusqu'au 9 septembre, en tout quatre mois.

Chez le chien appelé *Mars* (*troisième tableau synoptique*)
il n'y a eu qu'une accélération peu marquée et peu durable, et nous voyons le nombre des pulsations baisser peu
à peu, en passant par quelques variations pendant le cours
des expériences.

Les essais faits sur l'homme ne présentent pas d'exemple
d'accélération marquée sous l'influence de la digitale ou
de la digitaline. On voit seulement sur le petit tableau
additionnel, formant une dépendance du septième, que si
l'on fractionne en deux parts les huit jours de l'adminis-

tration du sirop de digitaline, on obtient une légère accélération pour les quatre premiers jours.

Nous devons dire, d'ailleurs, que la personne qui fait le sujet de ces observations se rappelle avoir vu une fois son pouls s'accélérer sensiblement par la digitaline, sans que nul changement apparent dans l'état des organes ou des fonctions pût expliquer cette différence. Comme on n'a pas enregistré les chiffres de cette expérience on ne peut que se rappeler le fait sans les détails, ce qui n'en constitue pas moins un cinquième exemple d'accélération primitive du pouls sous l'influence de la digitaline.

Cette expérience jointe aux dix-sept autres, ce serait donc, sur dix-huit cas, cinq exemples d'accélération directe et primitive, dont trois seulement ont été marquées, et treize où l'abaissement s'est montré de prime abord et a persisté.

Action émético-cathartique et toxique.

Quant à l'action émético-cathartique, nous l'avons éprouvée sur nous-même, dans nos expériences physiologiques, lorsque nous avons trop élevé la dose de digitale ou de digitaline (voy. surtout 5e *tableau récapitulatif de* 1re *série*); mais dans la pratique nous ne l'avons rencontrée que trois fois sur plus de cent personnes, à qui nous avons administré ce médicament, et dans ces trois cas, qui n'ont consisté du reste qu'en nausées, suivies deux fois de vomissement, il nous a suffi de suspendre la digitaline, ou même seulement d'en diminuer la dose, pour faire cesser aussitôt tout accident.

Reste l'action toxique proprement dite, signalée surtout par MM. Bouchardat et Sandras, qui, ayant injecté chez des chiens la digitaline dans les veines, ont vu ces animaux succomber rapidement (1). Ces faits, devenus la base de craintes exagérées, ont été évidemment mal interprétés,

____

(1) Voy. § II *bis*, l'article consacré à ces auteurs.

comme le remarque lui-même M. Bouchardat, dans son Annuaire de 1852, p. 30 (voy. un article spécial, à la fin du présent paragraphe, div. C, au sujet de la différence d'action suivant le mode d'absorption).

Ce que nous pouvons affirmer, c'est que ces phénomènes toxiques, tels qu'on les entend ici, c'est-à-dire graves, ne se sont jamais présentés à notre observation ; nous avons vu, quelques fois seulement, de la céphalalgie, un peu de délire même, mais rien au delà (§ V, 3° observation). Nous ajouterons que les vomissements, lorsque la digitaline est administrée par l'estomac à des doses exagérées, débarrassent l'économie de l'excès du médicament non encore absorbé, et, remplissant, pour ainsi dire, l'office de soupape de sûreté, mettent obstacle au développement des accidents véritablement toxiques.

Remarques. Le rapport de la commission de l'Académie (p. 31) fait observer qu'il y a quelque chose de trop rassurant dans cette comparaison, et qu'il faut user d'une grande circonspection lorsqu'il s'agit d'élever les doses de digitaline. Nous reconnaissons la justesse de cette observation ; et puis, lorsqu'il s'agit d'agents thérapeutiques aussi énergiques, on ne saurait avoir trop de prudence.

Le fait rapporté par M. le docteur Leroux vient d'ailleurs à l'appui de cette observation (1).

Il s'agit d'un homme de soixante-douze ans, d'une constitution vigoureuse, offrant de l'œdème des membres inférieurs, et auquel on avait prescrit deux granules de digitaline par jour. Cet homme, qui n'avait vu prendre jusque là que de grosses pilules et pour lequel le volume était tout, ayant jugé que ces petits granules ne devaient avoir que peu d'action, en prit le même jour une trentaine en deux fois.

Cinq heures après la première prise, légère céphalalgie, quelques nausées. Sept heures plus tard (la deuxième prise

(1) LEROUX, de Corbeny (Aisne), *Union médicale* du 19 août 1852.

ayant été ingérée dans l'intervalle), anxiété précordiale extrême; langue légèrement chargée et jaunâtre sur les côtés, sécheresse et légère rougeur au centre et à la pointe. Pas de soif, refus même des boissons, qui ramènent les nausées et produisent des vomissements. Abdomen rétracté, sans coliques, pas de selles ; *urines rares*, d'un roux brun, avec dépôt briqueté, abondant. Extrémités fraîches, pas de sueurs. Pouls plein, vibrant, régulier, descendu de 68-70 à 48-50. Bruits du cœur profonds, ayant une grande force d'impulsion ;· céphalalgie devenue forte et lancinante, bouffées de chaleur montant au visage ; troubles de la vue, étourdissements , vertiges. Sensibilité et intelligence nullement altérées. Pas de bourdonnements d'oreilles. Affaissement général avec assoupissement.

Pour le traitement, on a employé : Ipéca, tartre stibié, lavements purgatifs ; puis café avec rhum, eau vinaigrée et limonade citrique. Le troisième jour, le malade ne rendant toujours que ses lavements sans excréments, on lui administre du calomel, de la scammonée et de la crème de tartre, qui produisent cinq ou six selles. Le malade passe une bonne nuit et se trouve mieux ; urines moins rares mais encore colorées. Toujours quelques nausées, un peu de mal de tête, pas d'appétit. Enfin vingt jours après, cet homme s'est trouvé complétement remis et a pu reprendre ses travaux.

(Pour la nécessité de se maintenir à des doses faibles dans les maladies graves, voy. § VIII.)

Sirop comparé aux granules, quant à l'action générale.

Nous avions déjà vu par certaines expériences qui précèdent que la digitaline à l'état de dissolution n'avait pas plus d'action *immédiate* sur la circulation que lorsqu'on la donnait sous forme solide ; mais en était-il de même quant à l'effet général de ce remède dans les conditions ordinaires de son administration? C'est ce qu'il s'agissait d'examiner par une expérimentation *ad hoc*. Celle du 7° *tableau récapitulatif de* 1re *série* a donc été instituée dans le but d'étudier l'action du sirop de digitaline, comparativement avec celle des granules déjà observée sur les 1er, 2°, 4°, et 6° tableaux récapitulatifs (de 1re série).

Comme action générale de la digitaline, la seule remarque à laquelle puisse donner lieu ce tableau, c'est que si l'on scinde en deux, comme nous l'avons fait sur un petit tableau additionnel, la période d'administration, on a une *légère* accélération pour les quatre premiers jours, et un abaissement *très prononcé* pour les quatre derniers.

Comme phénomènes différentiels avec les granules, voici ce qu'on observe de plus saillant :

1° Au lieu de tiraillements d'estomac, souvent accompagnés de besoin de manger et d'augmentation d'appétit, ce sont plutôt des défaillances de cet organe.

Le matin du cinquième jour (4 milligr. de digitaline chacun des jours précédents), il y a eu des nausées, presque des vomissements, et l'on a dû diminuer la dose ce jour-là. On n'a osé la porter finalement qu'un seul jour à 5 milligr., et un autre à 6 milligr., dans la crainte de voir survenir les vomissements.

[On avait pu antérieurement, en débutant de même par 4 milligr., supporter les doses de 5 et 6 granules, chacune pendant deux jours (6° *tableau récapitulatif de* 1re *série*).]

2° La vue a été par intervalles obscurcie, surtout le cinquième jour ; il y a eu douleur ou tension sus-orbitaire, ce qui était rarement arrivé avec les granules, ou à un degré moindre.

3° L'état de prostration a été plus marqué.

4° Le pouls a été plein pendant tout le temps de l'administration de la digitaline, tout en restant d'ailleurs régulier.

Avec les granules le pouls s'était montré tantôt plus fort, tantôt plus faible qu'à l'état normal, et l'on avait eu

une fois, comme ici, l'occasion de constater de l'accélération.

5° Nous trouvons le maximum d'effet quatre heures
et demie après avoir administré le remède et huit heures
et demie après le repas (léger). C'est sensiblement comme
avec les granules.

6° La somme de l'abaissement moyen pendant ou après
l'administration du médicament (2,83 et 7,59), le chiffre
qui représente le maximum de cet abaissement (17,47),
sont analogues à ceux du premier tableau récapitulatif
(voy. aussi le troisième).

De l'ensemble des faits, il résulte que l'action de la digitaline est à peu près la même, soit qu'on l'administre à
l'état de sirop, c'est-à-dire dissoute par avance, ou à celui
de granules.

S'il y a quelques différences, elles sont légères et paraîtraient défavorables au sirop (nausées et phénomènes cérébraux plus marqués).

Mais pour apprécier à leur juste valeur ces petites différences dans leurs détails, on conçoit qu'il faudrait une
expérimentation plus prolongée : nous ne pouvions donner ici qu'un aperçu.

(Voy. pour d'autres expériences physiologiques déjà
faites à ce sujet, § I de la 1re partie, fin de l'art. *Forme
médicamenteuse.*)

Action directe sur les yeux.

Dans le cours des manipulations en grand de la digitaline, il est arrivé à plusieurs reprises que des fragments
de cette substance ont sauté dans l'œil de l'opérateur.
Voici ce qui en est résulté :

Sensation légèrement pénible dans l'organe, puis après
quatre ou cinq heures, la vue se trouble ; si alors on fixe
une lumière artificielle, la flamme de celle-ci paraît entourée d'une auréole offrant les couleurs de l'arc-en-ciel.
Cet état, lorsque l'accident est arrivé dans la matinée, a

duré ordinairement le reste de la journée et s'est dissipé le lendemain sans laisser aucune trace ; la vue était redevenue aussi nette qu'auparavant.

Sous cette influence, la pupille est à peine dilatée, et paraît moins contractile, et le cristallin semble présenter une certaine opalinité.

Le même effet se produit lorsqu'on est resté longtemps dans une atmosphère chargée d'émanations pulvérulentes de digitaline.

Théorie de M. Mialhe sur l'intolérance de la digitaline.

On voit l'intolérance de la digitaline survenir parfois brusquement après quelques symptômes précurseurs légers et souvent inaperçus. Notre honorable confrère M. Mialhe a donné de ce brusque développement une explication basée sur le peu de solubilité de la digitaline et sur son accumulation dans les voies digestives (1) ; quoique cette théorie ne nous parût établie sur aucun fait positif et fût purement spéculative, l'un de nous, pour en apprécier la valeur, s'est soumis à l'expérimentation consignée sur le 5e tableau récapitulatif.

Là, on voit que de la poudre de digitale de première qualité fut prise en pilules, à la dose de 20 centigr. chacun des trois premiers jours, à la dose de 30 centigr. les 4e, 5e, 6e, 7e et 8e jours, en tout 2,10 de digitale en huit jours. Malgré quelques maux d'estomac et de la dyspepsie éprouvés le huitième jour, les pilules n'en furent pas moins prises le soir ; mais le neuvième au matin, survinrent des défaillances suivies bientôt de nausées et de vomissements, et accompagnées d'une prostration extrême. Le lit, la diète et l'eau de Seltz donnée par cuillerées, quelques tranches d'orange, calmèrent les vomissements qui reparurent toutefois encore le lendemain. Ce fut le

____

(1) M^cALHE, *Art de formuler*, p. CCLXII.

huitième jour seulement après l'intoxication, qu'il fut possible de revenir à une alimentation solide.

L'action vomitive qui constitue l'intolérance observée dans cette expérience nous paraît démontrer :

1° Que ce n'est pas au peu de solubilité de la digitaline, et par suite, à son accumulation dans une partie quelconque du tube digestif qu'on doit attribuer l'intolérance, puisque la poudre de digitale contenant le principe amer à l'état soluble a produit le vomissement d'une manière aussi rapide et pour le moins aussi prononcée ;

2° Que cette propriété est inhérente à la nature intime du médicament ;

3° Que la digitale provoque tout aussi fortement, sinon plus que la digitaline, les effets dus à l'intolérance de l'estomac.

Action des aliments sur la digitaline.

A quelle distance des repas est-il préférable d'administrer la digitaline ?

Nous avions constaté dans plusieurs expériences que lorsque la digitaline est mise en contact avec le chyme, on voit disparaître la saveur amère, tandis que celle-ci n'est en rien diminuée, si c'est au suc gastrique filtré et limpide qu'est mélangé le principe amer. Nous en conclûmes naturellement que ce devaient être les matières alimentaires solides, tenues en suspension, qui jouissaient, dans cette circonstance, de la propriété d'absorber la digitaline.

Première expérience. — Un granule de 1 milligr. de ce principe ayant été écrasé et mis dans 8 gr. d'eau, dont on constitua une bouillie avec 4 gr. de bœuf cuit et pilé (1), nous vîmes la saveur amère disparaître au bout d'un quart d'heure environ.

(1) La chair musculaire crue produit le même effet.

Deuxième, troisième et quatrième expérience. — En substituant du foie de veau et de la chair de poisson ou de veau au tissu musculaire de bœuf, le résultat fut le même.

Cinquième expérience. — Bouillie composée de 3 gr. de mie de pain et de 9 gr. eau. 1 milligr. digitaline. — Effet moins complet et moins prompt.

Sixième expérience. — 4 gr. de caséum fraîchement coagulé par l'acide acétique et pressé, 8 gr. d'eau, 1 milligr. de digitaline. — Le résultat est à peu près le même qu'avec la mie de pain , c'est-à-dire qu'il y a simple diminution de la saveur amère (1).

Septième expérience. — 6 gr. de blanc d'œuf liquide, étendu de 6 gr. d'eau, 1 milligr. de digitaline. — Très peu de diminution de la saveur amère.

Huitième expérience. — 6 gr. du même blanc d'œuf coagulé et écrasé, 6 gr. d'eau, 1 milligr. de digitaline. — Même résultat que pour le sixième essai.

Neuvième expérience. — 4 gr. de fibrine de sang, fraîche, coupée menu, 8 gr. d'eau, 1 milligr. de digitaline. — Absorption de la saveur amère aussi complète qu'avec la chair musculaire (premier à quatrième essai).

Dixième expérience. — 12 gr. d'une bouillie préparée avec de la fécule. L'amertume de 1 milligr. du principe ci-dessus ne paraît point affaiblie.

Ainsi, la fibrine du sang , la chair musculaire, le tissu parenchymateux du foie, jouissent de la propriété d'absorber la digitaline dans une solution aqueuse de ce principe.

Le caséum, la mie de pain (probablement par son glu-

____

(1) La digitaline dissoute dans le lait ne semble pas y perdre de son amertume, probablement parce que la proportion du caséum qui s'y trouve naturellement est trop faible. (Voy. § I de la première partie, art. *Propriétés de la digitaline.*)

ten), l'albumine coagulée, possèdent la même propriété à un moindre degré.

L'albumine liquide exerce bien moins d'action sur la digitaline, et la fécule ne paraît point en avoir d'appréciable.

Nous nous sommes, d'ailleurs, assurés qu'il y avait dans ces cas simple absorption et non destruction de la digitaline, car la bouillie fibrineuse exprimée, traitée par l'alcool, lui a cédé le principe amer.

Doit-on, en raison de ce fait, administrer la digitaline lorsque l'estomac contient encore des aliments, dans le but de former entre ceux-ci et le principe médicamenteux une combinaison nouvelle et plus facilement tolérée? L'expérience clinique a prononcé. -

En effet, M. Bouillaud, n'ayant point observé de différence dans l'action de la digitaline administrée au moment des repas ou longtemps après (*Rapport sur la digitaline*, p. 51, *note*), il faut conclure que les aliments n'exercent point d'action modificatrice sensible sur les effets du médicament, et que, par conséquent, il n'y aurait pas d'avantage à le faire prendre à un moment très rapproché des repas.

Il nous a semblé, par d'autres raisons, que le moment le plus favorable pour l'administration de la digitaline était de deux ou trois heures après le repas. L'intervalle à laisser écouler ensuite entre le moment de l'ingestion du médicament et le nouveau repas est subordonné aux exigences du malade ou de sa position. Il doit être au moins de demi-heure ; mais il y a lieu de croire qu'il y aurait avantage à rendre cet intervalle plus long : deux à trois heures par exemple.

Digitalose , digitalin , digitalide ; extraits analytiques de digitale.

Comme contre-épreuve des faits qui établissent directement que la digitaline est le principe actif de la digitale, nous avons voulu savoir si les autres substances extraites de cette plante : — *Digitalose*, *digitalin*, *digitalide*, posséderaient réellement quelque propriété thérapeutique marquée. Nous avons pris nous-mêmes de ces substances, soit isolément, soit réunies, nous en avons administré à quelques personnes ; jamais nous n'avons observé aucun effet physiologique appréciable.

Malgré ces résultats négatifs propres à nous confirmer dans la pensée que toutes les propriétés thérapeutiques de la digitale se retrouvent dans la digitaline, nous nous laissions encore parfois surprendre par le doute , et nous revenions, pour un moment du moins, à l'idée de l'existence dans la plante d'un principe diurétique différent de la digitaline.

A l'appui de ces doutes, nous nous posions cette question : Malgré le nombre déjà grand des principes retirés de la digitale, n'en avons-nous pas laissé échapper quelqu'un, perdu dans les eaux mères, et dans lequel résiderait précisément l'action diurétique? Si cette supposition était fondée, on devait croire le principe en question plutôt soluble dans l'eau que dans l'alcool, attendu que des praticiens disent avoir obtenu des effets diurétiques plus marqués avec les infusions de la plante, tandis que la teinture alcoolique porterait de préférence son action sur le cœur (1).

(1) Hamilton dit qu'on doit préférer l'infusion de feuilles de digitale lorsqu'on veut n'obtenir que des effets diurétiques ; dans ce cas , on doit doubler la dose de feuilles (on la porte ainsi ordinairement à 4 grammes), et ne pas prolonger beaucoup la durée de l'infusion, afin de ne pas rendre le médicament trop désagréable au goût. (Mérat et Delens, *Dict. de mat. méd.*, t. II, p. 648.)

(Quel vague dans la manière de faire l'infusion d'une plante très active ! Que de chances d'avoir un médicament variable si ce n'est pas toujours la même personne qui le prépare !)

Voy. aussi Munck, in *Guy's hospital reports*, n° IV, octobre 1844. — Suivant cet auteur, la teinture de digitale agirait sur le cœur et l'infusion sur les reins.

C'est dans le but de résoudre cette question que nous avons extrait en trois fractions différentes par leur nature tous les principes de la plante. (§ III de la 1ʳᵉ partie, 7ᵉ *expérience avec l'éther*.)

L'une, la matière verte, composée surtout de chlorophylle et de digitalose ;

La deuxième, constituée par une matière jaunâtre amère, et renfermant la digitaline, le tannin, les acides digitalique et antirrhinique et plus ou moins de certains des autres principes ;

La troisième, particulièrement composée de la digitalide, des matières extractive et colorante orangée.

Nous étions sûrs d'avoir en trois parts tous les principes de la plante, rien n'ayant été éliminé, et la bonne qualité des produits nous étant garantie par les soins apportés à leur préparation, surtout quant à l'action de la chaleur.

L'un de nous a expérimenté ces trois extraits sur lui-même, suivant le plan des tableaux placés à la fin du mémoire, c'est-à-dire avec trois périodes pour chaque expérimentation. Il n'y a eu aucun effet diurétique, pas plus avec l'un qu'avec l'autre de ces produits, bien que le premier et le dernier (chlorophylle, — matières extractives) aient été portés jusqu'aux [doses équivalentes à 2 grammes de poudre de digitale dans les vingt-quatre heures.

Ainsi, rien ne nous autorise à croire que la digitale doive ses propriétés diurétiques à quelque principe encore inconnu et perdu dans les manipulations de l'analyse ; les parties de l'extrait de digitale dans lesquelles nous avons concentré les principes autres que la digitaline, de manière à pouvoir les supporter à haute dose, n'ont pas produit plus d'effet diurétique que les principes immédiats pris isolément, ou que la poudre en nature (voy. pour celles-ci, les 2ᵉ et 3ᵉ *tableaux récapitulatifs de la* 1ʳᵉ *série*) ; et nous revenons dès lors, avec une probabilité de plus, à la croyance motivée plus loin (§ VI, art. *Remarques au sujet de l'action diuré-*

tique de la digitale et de la digitaline), que c'est à la digitaline que doivent être rapportées les deux propriétés fondamentales de la plante : action sur les organes de la circulation, action sur ceux de la sécrétion urinaire.

L'expérience aujourd'hui acquise (1853), les observations de M. Hervieux, celles de MM. Andral et Lemaistre, ne permettent pas de douter que la digitaline possède réellement la propriété diurétique au même degré que la digitale (voy. plus loin, § VI).

On pourrait, peut-être, invoquer une autre considération en faveur de l'opinion qui accorde une action diurétique plus prononcée aux préparations aqueuses de digitale, qu'à celles obtenues par l'alcool, ou à la digitaline ; c'est celle-ci : La diversité d'action ne dépendrait-elle pas de ce que le nitre, que l'on sait exister dans la plante (1), et qui est, non pas insoluble, mais peu soluble dans l'alcool, se trouverait en plus grande quantité dans les préparations obtenues par l'eau ???

Si telle était en effet la cause de la différence (différence qui ne nous semble pas suffisamment établie), on voit que tout serait expliqué, et qu'il suffirait de faire boire au malade une légère solution de nitre avec ou après la digitaline pour retrouver l'auxiliaire qui favorisait l'action de celle-ci dans la plante.

La digitaline ne se retrouve pas dans les urines.

Dans le cours de nos expériences, nous avons plusieurs fois recherché la digitaline dans les urines, notamment chez les chiens, lorsqu'ils en prenaient 10 milligram. par jour : nous n'en avons pas trouvé la moindre trace. Il en a été de même chez l'homme après en avoir pris 12 milligrammes en deux jours. (6e *tableau récapitulatif de* 1re *série, sur le* 1er *tableau synoptique.*)

Le moyen dont nous nous sommes servis pour recher-

(1) *Journ. de pharm.* 2e série, t. XXI, p. 130.

14

cher la présence de la digitaline dans les urines est tout
simplement la dégustation. (Il suffit de placer une goutte
de liquide sur la langue et de la rejeter aussitôt pour savoir à quoi s'en tenir.) Ce mode de recherche, dans le cas
où il s'agit d'une substance extrêmement amère et altéra-
ble par la chaleur, comme ici, et en tant que les résultats
sont négatifs , est certainement bien au-dessus des moyens
chimiques qui pourraient être employés en cette circonstance , pour le degré de sensibilité et de certitude.

Ce résultat négatif se conçoit d'ailleurs parfaitement
pour un médicament qui s'administre à doses si minimes.
—Retrouverait-on de la quinine dans les urines d'un malade qui n'en prendrait que 10 milligrammes par jour? —
Non sans doute.

**C. — Différents modes d'absorption , ou différence des effets
obtenus par l'injection dans les veines et l'absorption digestive
ou capillaire.**

Dans les expériences de physiologie et les conséquences
qu'on en déduit, il est un fait trop souvent oublié, savoir :

La différence des effets obtenus par l'injection directe
des poisons dans le système vasculaire, d'une part, — et
de ceux produits par l'absorption de l'agent toxique introduit dans quelque partie du canal digestif, ou mis au
contact du tissu cellulaire.

Si, toutes choses égales d'ailleurs, on suppose une même
dose de poison employée dans ces différentes circonstances, les effets seront beaucoup plus rapides dans le premier
cas. Dans les deux derniers, au contraire , l'introduction
dans la circulation n'ayant lieu que peu à peu et successivement par le fait de l'absorption, les effets seront plus
lents à apparaître et généralement moins énergiques.

Non seulement les effets sont plus rapides et plus énergiques par l'injection directe, mais il arrive souvent aussi

qu'ils présentent des différences dans leur nature, comme le travail de M. Stannius (analysé plus loin, § II *bis*) nous en offre l'exemple.

Ainsi, dans les expériences où il employait, soit la digitale soit la digitaline à dose modérée, il voyait apparaître d'abord les nausées, les vomissements, accompagnés quelquefois de déjections alvines, — puis les crampes, les convulsions et enfin la mort.

Quand, au contraire, il avait injecté le poison dans les veines, à dose comparativement aussi élevée et suffisante, on voyait de suite se produire les crampes et les convulsions précurseurs de la mort, sans qu'il y eût eu d'abord ni nausées ni vomissements.

Nous trouvons dans la *Toxicologie* d'Orfila un exemple de différence d'intensité d'action. Ce savant ayant essayé comparativement les extraits de digitale par injection dans les veines, pàr la méthode endermique et par injection dans l'estomac, conclut ainsi :

« L'action des extraits (alcoolique et aqueux de digitale) est vive et rapide lorsqu'on les injecte dans la veine jugulaire : elle l'est moins lorsqu'on les applique sur le tissu cellulaire, *et beaucoup moins encore lorsqu'on les introduit* dans l'estomac, et qu'on empêche le vomissement (1). »

Nota. — Dans l'expérience de M. Orfila l'œsophage avait été lié pour s'opposer au vomissement ; par conséquent on est en droit de penser que si les chiens eussent pu vomir, l'action toxique eût encore été moindre.

M. Bouchardat nous fournit un autre témoignage en faveur de la proposition en question. En effet, tout en disant que la méthode d'injection dans les veines, pratiquée avec soin, est excellente pour juger bien et sainement de la valeur physiologique de la plupart des médicaments, ce savant observe ceci : — « Il est bien évident qu'il faut se garder de conclure immédiatement des effets

(1) ORFILA, *Traité de toxicologie*, 4e édit., t. II, p. 419, troisième conclusion sur la digitale.

produits par une substance introduite par injection dans les veines, à ceux qu'elle produira dans l'appareil digestif (1).»

Ainsi il faut, dans ces sortes d'expériences, tenir compte du mode d'absorption qui modifie si profondément l'action des médicaments et des dangers qu'il peut entraîner par lui-même. A combien d'agents thérapeutiques en effet le médecin ne devrait pas renoncer si pareille épreuve devait être un motif d'exclusion !

Résumé.

1° L'action de la digitale et de la digitaline sur le cœur s'est montrée de même nature.

2° Ces substances ont pour effet ordinaire et direct de produire le ralentissement du pouls.

3° Le maximum d'effet, relativement au temps écoulé après une prise de digitaline, se montre, dans la plupart des cas, après un intervalle de quatre à six heures ; mais ce maximum est peu prononcé, et il semble plus rationnel d'envisager l'action de ce principe médicamenteux comme s'exerçant d'une manière presque uniforme sur l'économie : de telle sorte que le nombre des pulsations se trouve diminué à peu près également à toutes les heures de la journée.

4° Que la digitaline soit administrée à l'état solide (granules) ou à l'état liquide (sirop ou alcoolé), on ne voit pas que son effet apparaisse plus vite dans un cas que dans l'autre, ni qu'il soit sensiblement différent ; jamais l'effet du médicament ne s'observe *immédiatement* après l'ingestion.

5° Non seulement le ralentissement imprimé au pouls par la digitale ou la digitaline est susceptible de se prolonger au delà du temps de l'administration du médicament, mais nous le voyons souvent (quatorze fois sur dix-sept) s'accroître dans nos expériences, à partir de ce moment.

(1) Bouchardat, *Ann. de thérap.*, 1852, p. 131 à 132.

Nous n'avons point été à même de déterminer la durée de cette persistance d'action : nous savons seulement qu'elle peut être de dix jours.

6° Le chiffre de l'abaissement moyen des pulsations n'a généralement pas été grand dans les expériences que nous présentons ici.

Nous le trouvons seulement de 4,70 sur le quatrième tableau récapitulatif de la première série (homme), à la période intitulée *après*; de 6,60 sur le tableau numéro 1 (*pendant*); et de 9,33 sur le numéro 3 (*après*). Les autres sont intermédiaires. Mais il faut noter qu'il s'agit là de l'homme en santé, c'est-à-dire dans les conditions physiologiques normales où le ralentissement du pouls est moins prononcé, comme nous le dirons plus loin (§ VI).

Pour le chien appelé *Digitalin*, après divers décroissements et accroissements, et un usage intermittent de la digitaline pendant quatre mois, nous trouvons un abaissement final de 8,87 seulement (voy. 2° *tableau synoptique*).

Chez le chien appelé *Mars*, après trois mois d'usage de la digitaline , alternant avec des périodes de repos, nous voyons un abaissement de 17,33 (3° *tableau synoptique*).

7° Chez l'homme, le pouls a souvent montré de la dureté ; quelquefois il est devenu faible et filiforme ; dans d'autres circonstances il a conservé sa force ordinaire ; rarement on a observé de l'irrégularité.

Chez les chiens il a aussi, en général, conservé sa régularité, et n'a été que rarement modifié dans ses autres caractères.

8° Il y a eu dans les diverses expériences sur l'homme, plus ou moins de tiraillements d'estomac et même des nausées , surtout lorsque la dose du médicament était élevée.

Une fois (5° *tableau récapitulatif de* 1re *série*) avec une poudre de digitale de qualité supérieure, les vomissements sont survenus d'une manière brusque et presque sans signes précurseurs; ils ont été opiniâtres et persistants.

Une autre fois on a observé des coliques et des selles diarrhéiques pendant les premiers jours qui ont suivi la période d'administration de la digitaline (1er *tableau récapitulatif de* 1re *série*).

9° Chez les chiens nous avons dit que la dose de digitaline, dans un but spécial, avait toujours été élevée jusqu'à l'apparition des vomissements. L'indisposition survenue chez eux par ce fait ne s'est jamais prolongée au delà de quinze ou vingt heures, souvent moins. Outre les vomissements, ils ont quelquefois eu de la diarrhée, qui était pareillement de courte durée. Souvent il y avait de la diminution d'appétit un, deux ou trois jours avant l'apparition des vomissements.

10° Les phénomènes généraux chez l'homme ont souvent consisté en un sentiment de plénitude générale, quelquefois accompagné de faiblesse dans les membres.

Les chiens n'ont jamais paru souffrir dans leur état général, à part le temps des vomissements ou celui qui les précédait et les suivait.

11° La digitaline en substance, introduite accidentellement dans l'œil, même en quantité fort minime, a occasionné après quatre ou cinq heures, un trouble de la vue qui a persisté pendant dix ou quinze heures.

12° Dans aucun des dix-sept cas rapportés sur les tableaux (tous relatifs à des sujets en bonne santé) nous n'avons observé d'action diurétique nettement appréciable.

13° La digitalose, le digitalin, la digitaline, n'ont paru avoir d'action appréciable, ni sur les organes de la circulation, ni sur les reins.

14° Certains aliments, la chair musculaire surtout, le caséum, le pain (celui-ci en raison de son gluten sans doute), jouissent de la propriété d'absorber la digitaline dans les solutions aqueuses, lesquelles perdent ainsi leur amertume. Le même phénomène s'accomplit dans l'estomac si l'on y introduit de la digitaline lorsqu'il renferme encore des aliments.

L'albumine liquide et la fécule ont beaucoup moins de tendance à précipiter la digitaline.

Il ne paraît pas que cette propriété des aliments ait d'influence marquée sur l'effet du remède, et l'action a été trouvée sensiblement la même chez les malades lorsqu'on a administré la digitaline à un moment rapproché ou éloigné des repas.

15° Il ne nous a été possible, dans aucun cas, de constater le passage de la digitaline dans les urines.

16° Les effets de la digitale et de la digitaline diffèrent d'intensité et même de nature suivant le mode d'absorption.

Pour un poids donné, ces effets vont en décroissant, suivant que l'on injecte la substance dans les veines, qu'on la dépose dans le tissu cellulaire, ou qu'on l'introduit dans l'estomac.

§ II *bis*. — SUITE DES EXPÉRIENCES PHYSIOLOGIQUES.

MM. Bouley et Reynal. — Dupuy et Delafond. — Bouchardat et Sandras. — Stannius. — A. Duméril, Demarquay *et* Lecointe. — Traube.

Expériences toxicologiques et thérapeutiques sur la digitale, par MM. H. Bouley, professeur, et Reynal, chef de clinique à l'école vétérinaire d'Alfort (1).

Les expériences qui constituent ce travail se divisent en trois séries :

1° A un premier groupe d'animaux (chevaux) on a administré la digitale à doses rapidement toxiques, afin d'exagérer son action et de grossir les phénomènes.

2° Sur un second groupe elle a été expérimentée à doses toxiques encore, mais plus atténuées, afin de prolonger la durée des phénomènes, et de permettre de les saisir dans l'ordre de leur succession.

(1) *Recueil de médecine vétérinaire pratique,* 3° série, t. VI, p. 297 (1849).

3° Sur un troisième groupe enfin, les expériences n'ont eu pour but que d'éclairer l'action thérapeutique de ce puissant modificateur.

I. — *Expériences sur la digitale à doses rapidement toxiques.*

Six à huit heures après l'administration de cette substance à dose susceptible de produire une action toxique, ses effets se traduisent par quelques changements saisissables dans l'habitude extérieure des animaux (il s'agit de chevaux).

Ils se tiennent à l'extrémité de leur longe, tristes, abattus, sans appétit ; les poils se hérissent et perdent leur luisant. Puis surviennent les signes d'une excitation générale : coloration des muqueuses, narines dilatées et animées de mouvements nerveux vibratoires, yeux brillants, fixes, face grippée ; la respiration et la circulation s'accélèrent un peu sans rien présenter encore de caractéristique, si ce n'est l'effet ordinaire d'un agent excitant introduit dans l'économie.

Souvent dans les douze heures qui suivent l'administration, les animaux présentent des signes de douleurs intestinales, des coliques qui ne sont pas de longue durée.

A ces premiers symptômes, qui n'ont rien de bien caractéristique et peuvent manquer, succèdent après vingt-quatre ou trente-six heures, les] signes d'un abattement nerveux profond ; les fonctions sensoriales sont suspendues ; les animaux sont plongés dans un état comateux complet ; leur tête alourdie penche vers la litière ou se tient dans le fond de la mangeoire. Ils demeurent complétement insensibles aux excitations et aux bruits extérieurs ; leurs yeux sont éteints, sans mouvement et sans expression, tantôt à moitié recouverts par les paupières tombantes, d'autres fois fixes, hagards, comme saillants en dehors de l'orbite et laissant voir la pupille largement dilatée.

La démarche est incertaine, chancelante. Bientôt la faiblesse devient extrême, les membres s'affaissent sous le corps ; puis enfin les animaux se laissent tomber tout d'une masse. Leur peau est alors frappée d'un froid glacial précurseur de la mort, qui arrive d'ordinaire au milieu d'un grand calme. Quelques sujets, par exception, se livrent à des mouvements désordonnés au moment de l'agonie.

Toutefois, cet ensemble de symptômes ne présente rien de particulièrement propre à la digitale ; la plupart des substances toxiques déterminent, à quelques légères différences près, cette même sidération générale.

Mais les signes fournis par les fonctions spéciales sont plus caractéristiques.

Circulation. — Dans les premières vingt-quatre heures qui suivent l'administration de la digitale à dose toxique, les battements du cœur deviennent précipités, leur énergie s'accroît beaucoup, et au bout d'un certain temps, ils s'accompagnent d'un *frémissement vibratoire* avec *tintement métallique* très prononcé.

Au fur et à mesure que l'intoxication fait des progrès, on distingue, en auscultant le cœur, un *bruit de souffle* qu'on perçoit très distinctement et qui augmente après un léger exercice.

Enfin, de temps à autre, les battements du cœur présentent une *intermittence bien marquée*.

Le pouls, dans le cas d'intoxication rapide, est toujours petit, filiforme, à peine perceptible et intermittent, quand le rhythme du cœur l'est lui-même.

La circulation capillaire présente des signes caractéristiques. Au début de l'intoxication, les conjonctives s'injectent et prennent une teinte rouge vif, qui plus tard passe au brun violacé ; la sécrétion dont elles sont le siége paraît comme tarie.

Respiration. — Le rhythme de la respiration subit, sous

l'influence de la digitale à dose rapidement toxique, des modifications très notables.

Six à huit heures après l'administration de cette substance, les mouvements respiratoires s'accélèrent et s'élèvent jusqu'à 15, 20 et 25 par minute, accélération qui coïncide avec celle des pulsations cardiaques.

Puis, lorsque les premiers phénomènes d'excitation sont passés et que l'action stupéfiante de la digitale s'est exercée sur le système nerveux, on observe un ralentissement marqué dans la succession des mouvements respiratoires. Ils deviennent surtout profonds, entrecoupés, tremblants. Leur nombre descend à 8, 7 et même 6.

Vers la fin de la vie, le rhythme de la respiration se trouble davantage, sans qu'il y ait rien de fixe et de constant dans la succession des phénomènes qu'elle présente. Tantôt elle est saccadée, difficile, plaintive ; tantôt et le plus ordinairement très lente ; quelquefois un peu accélérée ; mais la lenteur est son mode le plus habituel.

Chez quelques sujets, la respiration présente un caractère d'intermittence bien remarquable, et ses temps d'arrêt coïncident avec le repos du cœur, quand le rhythme de cet organe est intermittent lui-même.

Digestion. — Les symptômes les plus immédiats qui suivent l'administration de la digitale à dose rapidement toxique, sont l'inappétence, et même le dégoût des aliments solides ou liquides. La bouche est chaude et remplie d'une salive peu abondante et mousseuse. La langue, d'un rouge violacé sur ses bords et à sa pointe, présente sur sa face supérieure une teinte plombée due à un enduit sédimenteux épais. Chez quelques sujets, on remarque, vingt-quatre à trente-six heures avant la mort, une paralysie des lèvres (la supérieure principalement). La bouche laisse alors écouler une salive épaisse et filante. Pendant les premières heures qui suivent l'administration de la digitale, les crotins ont leur forme et leur consistance normales ; puis, lorsque l'action spécialement irritante de cette substance s'est pro-

duite sur la muqueuse intestinale, les matières excrémen-
titielles, moulées encore, prennent une couleur plus
brune qu'à l'ordinaire, et se revêtent d'une pellicule muqueuse plus ou moins épaisse. Sur la fin de l'expérimentation la diarrhée se déclare, il y a expulsion abondante de
matières sous forme de pâte molle, noirâtre et très fétide,
puis, lorsque le canal est complétement évacué, la diarrhée
devient séreuse ; les matières expulsées sont presque liquides, noirâtres et d'une odeur repoussante.

Appareil urinaire. — Le premier effet de la digitale à
dose toxique est la suppression de la sécrétion urinaire, à
laquelle succède, au bout de trente-six à quarante-huit
heures, une diurèse abondante. L'urine excrétée à cette
époque est claire et inodore ; son expulsion a lieu souvent
et en petite quantité à la fois.

Système nerveux. — L'action de la digitale à haute dose
sur le système nerveux est profondément stupéfiante. Cette
influence est accusée par l'état comateux, l'affaiblissement
des fonctions sensoriales, l'état de stupeur et d'insensibi-
lité générale, la faiblesse musculaire extrême, d'où résulte
la titubation dans la marche, l'oscillation du train postérieur et l'espèce de paralysie qui en ralentit les mouvements. Chez quelques chevaux, l'influence de la digitale
est exprimée par des mouvements vertigineux peu prononcés, chez d'autres par des contractions fibrillaires spasmodiques des muscles de la face et des ailes du nez.

Nutrition générale. — Les animaux soumis à l'action
toxique de la digitale maigrissent avec une grande rapidité, effets que concourent à produire, d'une part, la suspension de la fonction digestive ; d'autre part, l'activité
des fonctions sécrétoires de l'intestin et des reins.

Calorification. — Dans les premiers temps de l'administration de la digitale à haute dose (période d'excitation),
la chaleur du corps est un peu augmentée ; des sueurs
chaudes se manifestent aux oreilles, aux naseaux, aux ai-
nes, en arrière des épaules et aux flancs. Mais lorsque

l'intoxication est complète, ces sueurs se tarissent, la peau devient froide, et en même temps aussi la chaleur des parties profondes diminue.

Le thermomètre de Réaumur, introduit dans l'oreille, dans la bouche, dans le tissu cellulaire sous-cutané et dans le rectum est descendu, sur certains sujets, à 26 (32 1/2 C.), et à 20 même (25 C.) dans les heures d'agonie qui précèdent la mort.

II. — *Expérience sur la digitale administrée à doses plus lentement toxiques.*

Quand la digitale est administrée à doses suffisamment atténuées, quoique toujours toxiques, les symptômes par lesquels elle se traduit apparaissent plus tardivement que dans le premier cas et se succèdent avec moins de rapidité. Les premiers signes qui dénotent son action ne sont, pour ainsi dire, que des diminutifs des symptômes que nous avons exposés dans le premier groupe d'expériences, symptômes qui disparaissent bientôt pour faire place aux caractères de la santé, si l'on n'a soin de maintenir l'organisme sous le coup de l'action toxique de la digitale, en renouvelant les doses de celle-ci au fur et à mesure que son influence s'épuise par le fait même des réactions et des éliminations organiques.

Lorsque, par l'administration plusieurs fois répétée de doses légèrement toxiques, les forces de l'économie sont enfin surmontées, et que l'influence de la digitale s'est établie en plein, alors les signes par lesquels elle se manifeste ont quelque chose de plus caractérisé. Et c'est dans ce cas surtout que nous devons plus particulièrement étudier les fonctions de la circulation, sur les organes de laquelle la digitale exerce une influence toute spécifique.

Appareil circulatoire. — Ici encore le premier effet est une légère excitation du cœur, qui en accélère un peu les battements ; plus tard, ceux-ci se ralentissent notablement, ils tombent jusqu'à vingt-cinq et même vingt par minute.

Mais cette sédation ne persiste pas. Si l'on administre de nouveau la digitale, et sous l'influence de doses suffisamment répétées, les mouvements du cœur s'accélèrent et augmentent d'énergie, comme dans le cas d'intoxication rapide, et s'élèvent au nombre de 55, 60, 65, 70. Les bruits qui accompagnent ces battements et par lesquels ils se traduisent, se font entendre à l'oreille plus clairs, plus distincts les uns des autres que dans l'état normal et suivant un rhythme différent.

Ce qui caractérise ce rhythme nouveau, ce sont les intermittences, c'est-à-dire qu'après un certain nombre de pulsations, le cœur *s'arrête, se repose* pendant un espace de temps sensiblement égal à celui que dure une pulsation. Ces intermittences sont ordinairement régulières et se reproduisent après le même nombre de battements ; mais ce nombre varie suivant les sujets, et sur le même sujet, suivant la date de l'intoxication. Nous avons vu des intermittences séparées par cinq ou six pulsations ; d'autres par quinze ou seize et même au delà. Enfin, chez quelques sujets, les intermittences sont tout à fait irrégulières.

Il est une autre modification des battements qui se manifeste dans leur timbre et qui a lieu d'une manière constante dans le cours de l'intoxication lente : c'est le *tintement métallique.* Il devient de plus en plus clair, distinct et sonore à mesure que les effets de l'intoxication se prononcent davantage. — A une époque plus avancée encore, le *frémissement vibratoire* et le *bruit de souffle* signalés (premier groupe) deviennent à leur tour perceptibles à l'auscultation.

Ainsi, accélération d'abord, puis ralentissement des battements du cœur : tel est l'effet d'une première dose modérément toxique de digitale. Si l'on en donne de nouvelles quantités, et cela d'une manière répétée, alors on voit réapparaître et se maintenir l'accélération des battements avec augmentation de leur énergie, intermittence régulière ou irrégulière, *tintement métallique*, *frémissement vibratoire et bruit de souffle*, tel est l'ensemble des symptômes et l'ordre dans lequel ils se succèdent. A mesure que se rapproche le moment de la mort, les battements du cœur se précipitent davantage. « Nous les avons vus, disent les auteurs, monter jusqu'à 92, 100, et même 114. »

... Les pulsations artérielles s'opèrent suivant un rhythme exactement concordant avec celui des pulsations du cœur. Cependant les premières, loin de répondre par leur intensité à l'énergie des battements du cœur, faiblissent, décroissent et deviennent de moins en moins sensibles à mesure qu'augmente l'énergie des pulsations de cet organe. Lorsque l'influence toxique de la digitale est complète, le pouls devient tout à fait misérable et imperceptible.

III. — *Phénomènes produits par la digitale administrée à dose thérapeutique.*

Lorsque la digitale est administrée à dose suffisamment atténuée pour ne pas porter atteinte aux forces de la vie, et borner son influence à la modification de quelques unes des fonctions de l'organisme, ses effets portent principalement, d'abord sur la sécrétion urinaire, et en second lieu, sur l'appareil central de la ciculation.

Pour donner une idée de cette action, les auteurs rapportent sommairement l'une des observations où le fait s'est manifesté avec une très grande clarté. « Cette histoire, ajoutent-ils, est à quelques différences près, dépendantes des individualités sur lesquelles on opère, l'histoire de tous les sujets sur lesquels nous avons expérimenté. »

Observation. — Cheval hongre, de race allemande, d'une excellente constitution, employé au service de l'école ; dix ans ; taille de 1ᵐ,55.

État au moment de l'expérience. — 16 respirations ; 37 pulsations du cœur ; artère roulante et pleine : muqueuses rosées ; fonctions digestives intactes ; tous les signes de la santé.

1ᵉʳ *janvier* 1849, dix heures du matin. — 6 grammes de poudre de digitale en électuaire, l'animal étant complétement à jeun.

A deux heures. — 14 respirations. Expulsion d'une urine claire et abondante.

A six heures.—13 respirations ; 35 pulsations cardiaques. Les urines sont toujours expulsées en abondance et avec le même caractère de limpidité.

Le lendemain, les effets de la digitale avaient disparu.

4 *janvier*, dix heures du matin. — 6 grammes de digitale dans les mêmes conditions. Au moment de l'administration, 16 respirations, 37 pulsations.

A trois heures. — 14 respirations ; les urines sont claires, abondantes et sans odeur.

A six heures. — Mêmes signes fournis par la respiration et la circulation ; même état de la sécrétion urinaire.

A huit heures. — 13 respirations ; les battements du cœur ont un peu diminué d'intensité.

Du reste, tous les signes de la santé.

5 *janvier*, sept heures du matin. — Conjonctives pâles ; pouls petit et peu sensible ; 22 pulsations ; les battements du cœur ont diminué d'intensité, sont restés très distincts ; intermittence marquée après chaque battement. — 6 à 7 respirations.

A midi. — Même état.

A deux heures. — 25 pulsations ; intermittence moins sensible. —11 respirations ; urines toujours claires, moins abondantes.

A sept heures. — Décubitus calme ; litière très mouillée par l'urine. 30 pulsations ; disparition de l'intermittence ; 15 respirations.

6 *janvier*. — Tous les signes de la médication disparaissent ; retour des fonctions à leur état normal.

8 *janvier*. — 6 grammes de digitale. Au moment de l'administration, 30 pulsations, 10 à 11 respirations. Le thermomètre Réaumur introduit dans le rectum marque 31 (38°3/4 C.), et 25 seulement (31° 1/4 C.) aux cavités nasales. — Tous les signes de santé.

A une heure. — Rien de particulier.

A quatre heures. — 28 pulsations ; rien de changé dans le rhythme du cœur ; 10 respirations. Expulsion d'urines claires en quantité considérable. — 29 degrés au rectum (36° 1/4 C.). — Un peu de sensibilité à l'abdomen.

A huit heures. — Appétit bon ; 26 pulsations ; battements du cœur retentissants ; 14 respirations. Urines toujours abondantes.

9 *janvier*. — Conjonctive pâle ; 24 pulsations ; pouls petit, à peine sensible ; battements du cœur affaiblis. — 6 respirations ; température à 29° Réaumur (36° 1/4 C.).

A deux heures. — Muqueuses plus colorées ; 30 pulsations ; battements du cœur plus intenses ; 12 respirations. — Urines moins abondantes et moins limpides.

A partir de cette époque les fonctions reviennent peu à peu à leur état normal.

« Il résulte de cette observation, disent les auteurs, que sous l'influence de la digitale administrée à doses tolérables par l'organisme, la fonction urinaire est notablement activée, tandis que par contre, les pulsations du cœur et les mouvements de la respiration sont manifestement ralentis. »

Nous avons vu que dans les expériences de ces messieurs, le contraire avait eu lieu, lorsque le médicament avait été administré à dose toxique.

Dans cette différence d'action exercée par la digitale sur l'organisme du cheval, suivant que la dose est très forte ou suffisamment atténuée, les auteurs voient la confirmation de la règle formulée par MM. Trousseau et Pidoux, dans leur *Traité de thérapeutique*, à savoir : — que lorsque la digitale produit des effets excitants sur le cœur et sur la respiration, son action diurétique est nulle ou à peu près. Celle-ci devient au contraire progressivement croissante en raison de la puissance sédative de cet agent modificateur sur les fonctions respiratoire et circulatoire.

Autopsie. — Il résulte des lésions qu'on rencontre à l'autopsie des chevaux qui ont succombé à l'empoisonnement par la digitale, que l'action toxique de cette substance porte principalement sur la masse entière du sang qu'elle rend noire, incoagulable et poisseuse, et d'une manière toute spéciale sur l'organe central de la circulation, qui s'est toujours montré plus pâle et plus flasque que dans l'état normal, pour peu que l'autopsie fût différée. Mais chez les animaux qu'on ouvre immédiatement, il présente la teinte et la fermeté ordinaires. On a observé des ecchymoses plus ou moins étendues, plus ou moins profondes à la surface extérieure des ventricules et des oreillettes. La muqueuse du sac droit de l'estomac a offert une teinte rouge pointillée de taches ecchymotiques.

Nota. — Les auteurs ne disent pas quelles quantités de digitale il leur a fallu employer pour tuer les chevaux ; mais, dans leur opinion, 16 gr. administrés pendant un certain nombre de jours pourraient entraîner la mort de l'animal. Ils indiquent 4 à 6 gram. comme suffisant et devant constituer la dose thérapeutique à employer.

MM. *Delafond* et *Dupuy*, professeurs à Alfort (1), ont vu aussi que la digitale donnée à *fortes doses*, chez les animaux domestiques et surtout le cheval, produit, dans le premier moment, des phénomènes d'excitation ; mais que si l'on administre le médicament à faible dose, la diminution du nombre des battements du cœur est un des premiers phénomènes observés.

(1) *Bulletin de l'Académie de médecine*, t. XVI, p. 428-29.

Ces messieurs ont vu pareillement la diminution du nombre des respirations sous l'influence de la digitale.

Remarques. — Une chose fixe surtout l'attention dans les observations des professeurs de l'école d'Alfort : c'est ce fait, que si l'on n'administre la digitale qu'à dose thérapeutique, il n'y a pas d'accélération des battements du cœur et des mouvements respiratoires, ni d'élévation de température, et les seuls changements signalés sont les effets sur la sécrétion urinaire (activée) et sur l'appareil central de la circulation (ralenti).

Or, en voyant ces résultats différentiels, on est tout naturellement porté à se demander si les phénomènes d'excitation signalés par certains auteurs comme effet primitif de la digitale, et dont nous avons longuement parlé, 2e partie, § Ier, n'auraient pas dépendu, non toujours assurément, mais *souvent*, de ce qu'on avait administré le médicament à des doses trop élevées; ce qui a pu arriver surtout lorsque l'on est tombé sur une qualité supérieure de plante.

A l'appui de cette opinion, nous citerons l'observation de M. Sandras, dans son premier travail sur la digitale (cité 2e partie, § I), à savoir : que cette plante, de même que beaucoup de médicaments actifs, ne produit pas le même effet à haute et à petite dose (1).

MM. Bouchardat et Sandras (2).

Ces observateurs ont fait leurs expériences physiologiques sur des chiens. Tantôt ils ont injecté la digitaline dans les veines après l'avoir dissoute dans quelques gouttes d'alcool, qu'ils étendaient ensuite d'environ 60 grammes d'eau; tantôt ils ont introduit cette substance dans l'estomac.

(1) SANDRAS, *Bullet. de thérap.*, t. V, 1835, p. 318.
(2) BOUCHARDAT et SANDRAS, *Ann. de thérapeutique de Bouchardat*, 1845, pages 60 à 68, et *Répertoire de pharmacie*, t. I, p. 196.

Dans leurs premières expériences, ces savants ont eu pour but d'étudier l'action toxique du nouveau principe porté à haute dose dans l'économie ; ensuite ils ont examiné l'action thérapeutique.

Première expérience. — 10 centigr. de digitaline (d'Homolle et Quevenne) sont injectés dans la jugulaire externe d'un chien. L'animal a marché un instant comme étourdi, puis il s'est arrêté et est tombé brusquement. Les pulsations étaient lentes et inégales, à peu près 40 par minute. Le chien est mort tout au plus une minute et demie après l'injection (p. 61 de l'*Annuaire* cité).

Deuxième expérience. — On a injecté, de la même manière et pareillement dans la veine jugulaire externe d'un chien, 1 centigr. de digitaline. Les battements du cœur étaient avant l'expérience, de 120 par minute.

Aussitôt l'injection faite, le chien eut une évacuation alvine abondante, puis il se mit à vomir à deux ou trois reprises un peu de matière mousseuse, vomissements qui se renouvelèrent à plusieurs reprises ; titubation au bout de quatre ou cinq minutes. Les pulsations du cœur étaient dures, inégales pour la force et la fréquence, et réduites à 36. Les signes de vertige, de malaise, les envies de vomir continuèrent. Au bout de dix minutes, les pulsations étaient revenues à plus de 100. L'animal est mort au bout de quatre heures et demie (p. 63).

Troisième expérience. — 5 centigr. de digitaline dissous dans très peu d'alcool, avec addition de 60 gr. d'eau distillée, ont été injectés dans l'estomac d'un chien, et l'œsophage lié. Les pulsations étaient, avant l'expérience, de 128 par minute. Deux heures après il y en avait seulement 58 ; le chien faisait beaucoup d'efforts pour vomir et aller à la selle ; il semblait très affaissé. La mort est arrivée trois heures après l'ingestion (p. 62).

L'action toxique de la digitaline à *haute dose* précisée, MM. Bouchardat et Sandras procédèrent à des expériences cliniques. Ils administrèrent le médicament à la dose de 5 milligr. sous forme de pilules.

« Tous nos malades ont eu un ralentissement du pouls, disent les auteurs... Nous avons trouvé que le plus grand abattement du pouls avait lieu en général quelques heures après l'administration du médicament. A cette époque, il est arrivé plusieurs fois de le trouver diminué de fréquence presque à la moitié de l'état normal ; très souvent il l'a été de 1/3 ou de 1/4 (p. 65). »

« .... Un seul de nos malades nous a parlé de modification en plus dans la sécrétion urinaire, et nous n'avons pas pu attribuer ce fait à une autre cause saisissable que l'administration du médicament (p. 67). »

Les auteurs parlent aussi de phénomènes nerveux, tels que, troubles des sens, troubles de la tête, rêves fatigants, etc... Mais ils observent que ces inconvénients se sont montrés au début des effets toxiques, ou, en d'autres termes, lorsqu'on dépassait la dose thérapeutique (p. 67).

Finalement, MM. Bouchardat et Sandras, après avoir insisté sur l'obligation de n'employer qu'avec une grande circonspection un médicament aussi énergique, concluent :

Que la digitaline est une des substances les plus actives que nous connaissions ; qu'elle représente exactement toutes les propriétés médicales de la digitale ; que ce nouveau produit, lorsqu'on aura fait une étude attentive et suivie de ses effets, pourra rendre des services dans toutes les maladies où la digitale a été employée avec succès ; et que le médecin pourra connaître toujours rigoureusement la quantité de principe actif qu'il emploie (p. 68).

Recherches sur la digitale et la digitaline, par M. le docteur Stannius, professeur à l'université de Rostock (1).

Dans ce travail, qui date de quelques années seulement (1848, 1850), M. Stannius a eu pour objet principal d'étudier l'influence des nerfs vagues, du grand sympathique et de la moelle allongée sur les battements du cœur ; il a été conduit, par suite, à examiner le mode d'action de la digitale sur ce dernier organe.

M. Stannius s'est servi, pour ses expériences, tantôt d'infusion de digitale, tantôt d'une solution de digitaline au 1/8 dans l'acide chlorhydrique faible (2).

Les expériences ont été faites principalement sur des chats ; d'autres ont été faites sur des lapins, un chien, plusieurs oiseaux, des grenouilles.

Le lieu d'application du poison a varié : on a déposé celui-ci, tantôt entre les muscles des parois abdominales et le péritoine, tantôt sous la peau de diverses autres parties du corps ; d'autres fois on l'a injecté dans les veines, une fois dans la plèvre ; enfin quelquefois on l'a ingéré dans l'estomac.

L'autopsie a été pratiquée dans presque tous les cas aussitôt que l'animal venait de s'affaisser, et lorsque la vie, éteinte en apparence, présentait cependant encore pour l'homme de science quelques vestiges de ses attributs.

Nous ferons remarquer tout d'abord qu'il s'agit de l'action toxique et nullement des effets thérapeutiques de la digitale, le but du travail de M. Stannius le mettant

(1) Le travail de M. Stannius a été imprimé dans les *Archives de médecine et de physiologie* publiées par le docteur Vierordt, de Tubingue, 2ᵉ livraison de 1851.

Nous analysons ce travail d'après une traduction manuscrite de M. le docteur H. MEDING, *président de la Société médicale allemande*, à Paris.

(2) Il s'agissait, comme le dit d'ailleurs M. Stannius, d'une digitaline *brute*. En effet, la digitaline pure ou à peu près pure se dissout à peine dans les acides affaiblis (voy. § I de la 1ʳᵉ partie).

dans l'obligation de faire succomber l'animal sous l'influence de l'agent expérimenté.

Pour donner une idée de la manière d'expérimenter de l'auteur, nous rapporterons trois de ses expériences, dont deux où l'on a employé les plus fortes doses de digitaline.

1° *Expérience du 8 septembre 1848 sur un jeune chat.*

On injecte dans la cavité thoracique 18 grammes d'infusion de digitale (faite dans la proportion de 16 gr. de feuilles pour 190 gr. d'eau, ce qui représente ici 1 gr. 50 de la plante).

Deux minutes après. — Expulsion de quelques matières fécales.

Seize minutes id. — L'animal tire la langue, se lèche et paraît éprouver du dégoût.

Peu après surviennent les vomituritions et le vomissement des aliments contenus dans l'estomac. Puis des tremblements musculaires ; la respiration semble accélérée.

Les pupilles sont dilatées, mais se contractent sous l'influence d'une lumière vive.

Vingt-deux et vingt-cinq minutes id. — Nouveaux vomissements ; l'animal marche à reculons.

Trente-six minutes id. — Tremblement de tout le corps, décubitus sur le côté. Les extrémités se roidissent, apparition des spasmes.

Bientôt la mort arrive. Les pupilles sont très dilatées, la cornée paraît saillante.

Ouverture du thorax. — Pendant et immédiatement après l'autopsie, on remarque des mouvements évidents de respiration, le cœur offrait des battements intermittents (quatre à cinq contractions accélérées, puis une longue pause).

Quatre minutes après, ces contractions cessèrent, et ne se répétèrent même pas sous l'influence de l'appareil magnéto-électrique appliqué sur le péricarde.

Celui-ci ouvert, on aperçoit des contractions spontanées du ventricule et de l'oreillette gauche ; le ventricule droit, gonflé de sang, ne se contractait pas ; il resta même insensible après l'évacuation du liquide au moyen d'une piqûre.

Sept minutes après. — Contractions de l'oreillette droite provoquées au moyen de l'appareil électrique.

Dix minutes id. — Les contractions du ventricule gauche, jusque-là spontanées, cessent pour ne plus reparaître, même au moyen de l'électricité. Les contractions de l'oreillette du même côté peuvent encore avoir lieu sous l'influence d'excitations directes.

Aucun organe des cavités abdominale, thoracique ou cérébrale, n'offrait de lésions pathologiques appréciables.

2ᵉ *Expérience du 6 juin 1850 sur un jeune chat.*

Une solution de digitale brute, renfermant 0,198 de celle-ci, est injectée entre le péritoine et les muscles de l'abdomen, puis on ferme la plaie au moyen de sutures.

Deux minutes après. — L'animal commence à se lécher.

Quatre minutes id. — Il vomit et tombe sur le sol, puis se redresse et fait quelques pas.

Quatre minutes dix secondes id. — Il chancelle ; convulsions dans les extrémités.

Quatre minutes et demie id. — Il pousse des cris, se roule par terre et ouvre la gueule ; émission d'urine. Bientôt il tombe et paraît mort.

Ouverture.—Six minutes et demie après l'injection on procède à l'ouverture du thorax.

Le cœur, entouré du péricarde, ne bat plus et ne présente aucune contraction spontanée ; il n'en offre pas davantage sous l'influence des moyens d'irritation les plus forts.

Toutes les cavités du cœur sont dans l'état de relâchement, distendues et gorgées de sang.

Le cœur gauche contient un sang d'un beau rouge clair ; le sang des veines du poumon et des artères du cœur était de couleur pourpre.

Du reste, le sang entier était partout liquide, nulle part coagulé.

3° *Expérience du 27 juillet 1850 sur un chat adulte.*

Solution de digitaline filtrée (contenant environ 0,075 milligr. de celle-ci).

On injecte dans la veine crurale gauche.

Trente secondes après. — Pupilles dilatées, respiration pénible, langue tirée ; inquiétude extrême peinte sur la physionomie ; griffes courbées ; convulsions des membres et des muscles de la mâchoire.

Deux minutes trente secondes id. — L'animal présente les apparences de la mort.

Autopsie. — On ouvre aussitôt le thorax. On trouve le péricarde immobile, ainsi que les veines caves supérieures, et celles du poumon.

Le péricarde ouvert à son tour, on ne trouve aucune trace de contractions dans aucune partie du cœur. Les excitations mécaniques et électriques les plus fortes restent sans effet, bien que l'action de l'appareil électrique ait été continuée pendant trois minutes.

Au contraire, tous les muscles volontaires, le canal intestinal, les uretères, les veines et les artères mésentériques étaient très sensibles et se contractaient visiblement à l'endroit irrité.

L'auteur a expérimenté sur un seul chien : l'action de la digitaline s'est montrée analogue à ce qu'elle avait été chez les chats.

Pour les expériences de M. Stannius, sur les lapins et les oiseaux, voy. § III, ci-après.

Conclusions tirées par M. Stannius de son travail.

Chats et chiens. — La digitale et la digitaline, dit M. Stannius, agissent sur les chats à la manière d'un poison violent. Une dose très petite de digitaline, 0,030 et peut-être moins, peut tuer un chat adulte (1).

Ces poisons ne narcotisent point, ne troublent point les fonctions des sens supérieurs.

Si la dose n'est pas très forte, et qu'on n'injecte pas le poison dans le système vasculaire, mais qu'on le dépose dans quelques parties du corps où il soit absorbé peu à peu, il y a des maux de cœur, des vomituritions, des vomissements, suivis de selles ou de selles et d'urines (2).

Mais si la dose a été très forte, et surtout si le poison a été porté directement dans le torrent de la circulation en l'injectant dans les veines, comme dans le troisième exemple précédemment rapporté, on voit tout de suite apparaître les convulsions, sans que les nausées et les vomissements aient eu le temps de se produire, et la mort arrive en deux ou trois minutes. Le cœur, alors devenu immobile, est insensible à toute espèce d'excitation.

Pupilles. — M. Stannius a presque toujours constaté la dilatation des pupilles dans ses expériences.

(1) Il faut encore rappeler ici, à propos de cette dose de 30 milligrammes, que M. Stannius s'est servi d'une digitaline *brute.*

La digitaline pure, ou du moins ne retenant que peu de corps étrangers, est bien autrement énergique, comme on a pu le voir à l'article précédent, au sujet des expériences de MM. Bouchardat et Sandras.

(2) Dans presque toutes les expériences de M. Stannius, on trouve signalées des émissions d'urine à la suite de l'introduction du poison dans l'économie. Quelle part faut-il faire dans cette circonstance, où la mort venait rapidement, à l'action de la substance essayée? Quelle part faut-il attribuer à la douleur, à la frayeur, nécessairement éprouvées par les animaux lorsqu'on leur pratiquait des incisions, surtout lorsque l'agent toxique était injecté dans la cavité thoracique ou dans la cavité abdominale? On ne le sait pas, et l'auteur enregistre le fait sans ajouter la moindre réflexion à ce sujet.

Quant à l'action directe sur les yeux, l'auteur rapporte, à la fin de son mémoire, que de la solution de digitaline instillée dans les yeux des chats ne produisait aucun changement dans l'état de la pupille ; celle-ci ne se dilatait point, et l'iris restait entièrement contractile. Au § II de la 2ᵉ partie, division B, nous avons rapporté ce que nous avons observé nous-mêmes de l'action directe de la digitaline sur les yeux, chez l'homme.

Les phénomènes sur lesquels l'auteur appelle surtout l'attention sont :

Les troubles si remarquables dans les mouvements du cœur.

Les spasmes dans les extrémités avant le moment de la mort.

Considérations générales déduites par l'auteur, relativement à la manière d'agir de la digitale et de la digitaline sur le cœur.

Toute dose un peu forte de poison cause promptement un affaiblissement surprenant des pulsations cardiaques, qui bientôt se transforme en une paralysie de l'organe, d'abord partielle et enfin totale.

Si l'on ouvre le thorax au moment même où la vie s'éteint, on voit que les pulsations sont d'abord intermittentes, puis cessent d'avoir lieu. On a pu cependant encore les reproduire, tantôt entièrement, le plus souvent partiellement, mais pour peu de temps, par l'irritation directe exercée sur le cœur d'une manière mécanique ou au moyen de l'électricité.

Dans tous les cas, l'irritabilité du cœur s'éteint beaucoup plus vite que lorsque la mort est causée par d'autres poisons, comme la strychnine, l'acide cyanhydrique, l'acide sulfhydrique, etc., et même si le poison a été administré à de très fortes doses (voy. expériences nᵒˢ 2 et 3), le cœur reste immobile et insensible à toute espèce d'excitation.

Les parois de l'organe paralysé sont toujours distendues et gorgées de sang ; il n'y a donc là aucun indice de contraction ni de tétanos.

Le sang est rutilant.

M. Stannius se demande ensuite quel est le mode d'action intime du poison sur le cœur. On peut songer, dit-il, à deux manières de l'expliquer :

1° Ou la paralysie du cœur est le résultat de l'action des centres nerveux et surtout de la moelle allongée, après une absorption préalable de l'agent médicamenteux, action dont les nerfs vagues seraient les intermédiaires.

2° Ou la digitaline, après avoir été absorbée et répandue dans le torrent de la circulation, agirait directement par l'intermédiaire du sang sur la substance du cœur.

Suivant l'auteur, la première manière de voir n'est point admissible, puisque dans plusieurs expériences où il avait coupé soit les nerfs vagues seulement, soit les branches cervicales du nerf grand sympathique, ou tous ces nerfs ensemble, la paralysie caractéristique n'en a pas moins eu lieu.

Il faut donc, dit-il, regarder comme seule admissible la seconde hypothèse, à savoir, que l'action de la digitaline s'exerce d'une manière directe et immédiate sur le cœur par l'intermédiaire du sang.

De plus, l'auteur est disposé à croire que cette action de la digitaline se porte directement sur la fibre musculaire, à laquelle il attribue une contractilité innée, et il n'accorde tout au plus aux nerfs du cœur, et surtout à leurs centres (dans l'état normal), qu'une influence régulatrice de la contractilité particulière et des mouvements alternatifs de cet organe.

Toutefois il convient finalement qu'il est impossible de rien conclure de certain relativement à cette question de savoir si la contractilité musculaire est ou n'est pas indépendante des nerfs. Car le reste de contractilité, *irrégulière* d'ailleurs, observée immédiatement avant ou après la mort

par la digitaline, dans le cas de section des nerfs, pourrait
à la rigueur dépendre de quelques parties nerveuses ayant
une origine différente des pneumogastriques ou du grand
sympathique.

Influence de la digitale et de la digitaline sur la température animale.

MM. Aug. Duméril, Demarquay et Lecointe ont étudié
cette influence dans leur travail intitulé : *Action des sédatifs et des altérants sur la chaleur animale* (1).

Les essais ont été faits sur des chiens avec l'extrait de
digitale et la digitaline. Ces expérimentateurs ont vu huit
fois la température s'élever (dans une période de onze à
douze heures), et une seule fois s'abaisser d'une manière
constante.

La digitaline a été donnée à la dose de 0,010, 0,020,
0,025, l'extrait de digitale à celle de 1 à 4 gr.

Le chiffre d'élévation a varié de 1 à 2 degrés.

Dans le cas où il y eut abaissement, celui-ci fut de 1,7 :
on avait donné une dose énorme de digitaline (0,050), et
la mort eut lieu en une heure.

MM. Bouley et Reynal (2) avaient déjà étudié antérieurement l'influence de la digitale sur la calorification chez
les chevaux, comme nous l'avons vu.

Suivant ces observateurs, lorsqu'on administre cette
plante à dose suffisamment élevée pour arriver à produire
des effets toxiques, il y a dans les premiers temps une légère augmentation de la chaleur du corps, des sueurs
chaudes; tandis que pour les doses thérapeutiques (4 à
6 gr. pour le cheval) ces auteurs ne parlent plus d'élévation de température ; au contraire, ils ont constaté, quelque
temps après le moment de l'administration de la digitale,
un abaissement sensible de la chaleur du corps.

(1) *Comptes rendus de l'Académie des sciences*, 26 mai 1851, p. 801;
voyez aussi *Répert. de pharm.*, t. VIII, p. 19.

(2) *Loc. cit.*, p. 304 et 309.

M. Traube, médecin de l'hôpital de la Charité à Berlin, a fait des expériences sur le même sujet (1).

Suivant cet observateur, la digitale abaisse la température du corps : fait qui serait en rapport, dit-il, avec une oxygénation ou combustion du sang moins grande, et se comprendrait facilement là où ce liquide, circulant avec moins de rapidité, doit éprouver par cela même un contact moins multiplié avec l'oxygène. Quant aux détails d'expérimentation, aux doses employées par M. Traube, les journaux qui ont donné le résumé de son travail ne les ont point fait connaître ; on dit seulement que l'auteur a employé de fortes doses du médicament, sans les préciser.

Ces trois séries d'observations, ne concordant point entre elles, laissent indécise la question de savoir dans quelles conditions la digitale élève ou abaisse la température animale.

§ III. — RÉSUMÉ DE L'ACTION DE LA DIGITALE ET DE LA DIGITALINE SUR DES ANIMAUX DE DIFFÉRENTES CLASSES.

Homme, chiens et chats.

Nous avons rapporté au paragraphe précédent les expériences par lesquelles M. Stannius a établi l'action de la digitale et de la digitaline sur les chats et les chiens. Nous avons, de notre côté (§ II), étudié cette action sur l'homme et les chiens. Il serait superflu d'y revenir ici, et nous nous contenterons d'observer que cette action offre la plus grande analogie sur les trois espèces dont nous parlons.

Chevaux.

L'action de la digitale a été étudiée chez les chevaux,

(1) TRAUBE, *Abeille médicale*, n° du 3 juin 1851, p. 152, et *Journ. des conn. méd.*, 2e série, t. IV, 1851, p. 307.

comme nous l'avons vu (§ II *bis*), par MM. Bouley et Reynal, Delafond et Dupuy.

Il résulte des travaux de ces observateurs que les animaux dont nous parlons sont très accessibles à l'action de la digitale. Les principaux caractères de cette action, lorsqu'il s'agit de doses thérapeutiques, se traduisent par une augmentation de la sécrétion urinaire et un ralentissement dans le nombre des battements du cœur, ainsi que dans celui des respirations.

Il y a dans ces effets une grande analogie avec ce qui s'observe chez l'homme, si ce n'est que pour celui-ci la respiration ne semble pas être aussi positivement influencée. Il faut dire aussi qu'à dose toxique, on n'a point vu la digitale produire des vomissements chez les chevaux, comme cela a lieu pour l'homme, les chiens et les chats. Mais ces animaux (les chevaux) n'étant point, de leur nature, susceptibles de vomir, ce signe ne peut être allégué comme différentiel en ce qui concerne la digitale. Du reste, on retrouve dans ce cas (doses toxiques), les effets purgatifs et l'action sur les centres nerveux comme chez les autres animaux.

Lapins.

M. Stannius (1) a vu que l'action de la digitale et de la digitaline est beaucoup moins vive chez les lapins que chez les chats et les chiens. Une dose de digitaline qui à coup sûr eût tué un chat fut injectée entre la peau et les muscles d'un lapin presque sans qu'il en fût incommodé. Mais si l'on élève suffisamment les doses de digitale ou de digitaline, on finit par produire chez ces animaux une action délétère.

Non seulement l'action est moindre, mais les effets diffèrent de ceux observés chez les chats. Point de nausées, point de vomituritions ou de vomissements ; toutefois ces

(1) *Loc. cit.*

animaux étant, comme le cheval, dépourvus de la faculté
de vomir, la différence dont il s'agit ne doit point être
rapportée à la digitale. Il n'y a pas ou il y a peu de paralysie du cœur. Les pupilles, toujours dilatées chez les
chats, l'étaient aussi la plupart du temps chez les lapins ;
dans deux cas cependant elles étaient contractées.

L'ensemble des symptômes chez les lapins consistait en
un certain abattement des forces, lassitude, impossibilité de
se tenir debout ; spasmes dans les muscles de la tête, du
cou, du dos et surtout des extrémités ; puis la mort survenait bientôt après.

Ces observations concordent, en ce qu'elles ont d'essentiel, avec les expériences déjà faites par l'un de nous, et
rappelées § II, divis. A, art. *Expériences physiologiques
antérieures.*

Oiseaux.

L'action de la digitaline est moins vive sur les oiseaux
que sur les chats et les chiens (1). Comme pour ces deux
dernières espèces, on a observé de la faiblesse musculaire,
et il y a eu des vomissements ou des selles liquides quatre
fois sur cinq. Dans l'expérience où il n'y a eu ni vomissements ni selles, il s'agissait d'une poule à laquelle on
avait injecté, çà et là sous la peau, de la solution de digitaline. Le seul phénomène observé fut un peu de faiblesse
dans les mouvements du corps ; à part cela, l'animal ne
présenta aucun signe de maladie. Chez les pigeons, les
corneilles et les hiboux, lorsque la dose de digitaline a été
suffisamment élevée, la mort s'en est suivie. Après la mort
le cœur restait encore longtemps excitable par un appareil électro-magnétique.

L'auteur a cru observer quelque légère différence entre
les carnivores et les granivores. La corneille et le hibou ont
succombé plus tôt que les pigeons. Ainsi on retrouverait

_____
(1) STANNIUS, *loc. cit.*

chez les oiseaux une différence rappelant celle qui a été observée, chez les mammifères, entre les carnivores et les herbivores ; toutefois le contraste est beaucoup moins frappant.

Pour ces expériences, tantôt la solution de digitaline a été déposée sous la peau, d'autres fois elle a été ingérée par le bec.

Les résultats obtenus par M. Stannius s'accordent avec ce qui avait été observé anciennement quant au peu d'intensité d'action de la digitale sur les oiseaux. Ainsi on voit dans le *Dictionnaire des sciences médicales*, que :

Schiemann ayant fait prendre pendant longtemps de la poudre de digitale (on ne dit pas combien) à une poule, il survint seulement de la tristesse chez celle-ci et elle perdit une grande partie de ses plumes.

Mongiardini a conclu de ses expériences, que la digitale avait une action très faible sur les oiseaux, qui la rendent très promptement par les selles. Il en faut une dose considérable pour les tuer, et l'irritabilité de leurs muscles ne semble pas être notablement diminuée par ce genre de mort.

Cependant dans un autre exemple on trouve une action plus vive : Une dinde, au rapport de Salerne, fut frappée d'une sorte d'ivresse, d'anorexie, de convulsions, et succomba dans un état d'émaciation extrême (1).

Expérience de M. Bonjean (2).

Les faits observés par M. Bonjean tendent à prouver que les poules sont extrêmement réfractaires à l'action de la digitale.

Ainsi dans une expérience, un poulet ayant pris en quatre jours 56 gr. de poudre de digitale, réduite en boulettes à l'aide d'un peu d'eau de gomme, la seule chose

(1) *Dict. des sciences méd.*, t. IX, p. 456.
(2) BONJEAN, *Journ. de pharm. et de chim.*, t. IV, p. 21 (1845).

anormale remarquée fut que le lendemain du jour où il en
avait pris 32 gr. il se tint souvent couché et mangea peu.
Ses excréments avaient la couleur de la digitale.

A un deuxième poulet, qui en avait déjà pris huit jours
auparavant, on donne en deux jours 48 gr. de poudre de
digitale de l'année, et on le prive en outre de nourriture.
Le soir du deuxième jour il devient malade et meurt dans
la nuit.

A l'autopsie on a trouvé l'estomac (on ne dit pas quelle
partie) distendu par une énorme quantité de substance
ingérée.

Un troisième poulet a pu prendre impunément, pendant
dix-sept jours, 8 gr. chaque jour (total, 136 gr.), de poudre de digitale de l'année, sans que l'on ait vu se produire
aucun effet appréciable, et il a mangé chaque jour comme
à l'ordinaire.

L'extrait alcoolique, administré à d'autres poulets, n'a
pas produit plus d'effets que la poudre.

Dans une autre expérience (sixième), où un poulet avait
pris de fortes doses de poudre de fleurs, puis de feuilles
de digitale, on trouve noté un peu de faiblesse ; mais
comme l'animal était en même temps privé de nourriture,
on ne sait à laquelle de ces deux circonstances rapporter
l'affaiblissement.

M. Bonjean fait ressortir dans ses conclusions cette circonstance, que 24 gr. de poudre de digitale suffisent pour
causer, dans l'espace de douze à quinze heures, la mort
d'un chien robuste et de moyenne taille (Orfila, *Traité des
poisons*, 3ᵉ édit., t. II, p. 285), tandis que 64 gr., administrés à des poulets dans les vingt-quatre heures, ne
produisent chez ces animaux aucuns phénomènes morbides (1).

(1) Il faudrait dire, suivant nous : *ne produisent pas toujours de phénomènes morbides*, puisque, dans la deuxième expérience, on voit un
poulet mourir après avoir ingéré 48 grammes de digitale, mort que
M. Bonjean veut bien attribuer à une indigestion (de digitale).

De ces diverses expériences il ressort que la digitale et la digitaline exercent une action peu vive sur les oiseaux. Les principaux phénomènes observés sont de la faiblesse musculaire, quelquefois des vomissements ou des selles. Il semble que les poules soient particulièrement réfractaires à ces substances.

Grenouilles.

M. Stannius (*loc. cit.*) a constaté que la digitale et la digitaline avaient très peu d'action sur les grenouilles. Après avoir fait plusieurs incisions à la peau de ces animaux, on plongeait ceux-ci, pendant plusieurs heures, dans une infusion de digitale; le seul effet observé a été un peu de faiblesse musculaire, et encore cette faiblesse était-elle passagère; avec la solution de digitaline l'action n'a pas été plus marquée.

Ces expériences de M. Stannius s'accordent, quant au peu d'intensité d'action, avec celles de ses devanciers; mais elles en diffèrent en un point, comme nous allons le voir, pour deux de ces expérimentateurs.

En effet, King et Beddoes ayant soumis des grenouilles séparément à l'action de l'opium et de la digitale, en appliquant sur la partie postérieure de ces animaux un papier imprégné d'une forte infusion de chacune de ces substances, on les vit, dans les deux cas, donner des marques extraordinaires d'excitation en sautant violemment, et s'élevant sur leurs membres postérieurs contre les parois du vase. Ces mouvements diminuèrent peu à peu, et s'étaient dissipés au bout de trois quarts d'heure; puis ces animaux tombèrent dans un engourdissement complet, suivi d'affaiblissement dans les muscles.

Nous voyons donc là de l'excitation dans le premier moment (ce qui n'a point lieu dans les expériences de M. Stannius), puis plus tard, la torpeur et l'affaiblissement musculaire, et cela sans qu'on puisse apercevoir de différence entre l'opium et la digitale. Dans aucun cas il n'y a eu de sommeil (1).

Mongiardini rapporte, de son côté, que les effets de la digitale sont presque nuls chez les batraciens; car les muscles d'une grenouille, trempés dans la décoction de cette plante, ne perdent rien de leur contractilité ordinaire (2).

Ainsi King et Beddoes ont vu une vive excitation dans le premier moment, puis de la torpeur et de l'affaiblissement musculaire. Mongiardini et M. Stannius n'ont observé que l'affaiblissement des muscles.

Du reste, les faits signalés par ces quatre expérimentateurs tendent à donner l'idée que les grenouilles n'ont qu'une susceptibilité fort obtuse quant aux effets de la digitale. — Le phénomène dominant est l'affaiblissement musculaire.

§ IV. — THÉORIES DIVERSES AU SUJET DU MODE D'ACTION DE LA DIGITALE ET DE LA DIGITALINE SUR LA CIRCULATION.

Nous avons déjà vu au § II *bis* que M. Stannius considère la digitale et la digitaline comme agissant sur le cœur en le paralysant. L'auteur considère cette action comme s'exerçant immédiatement sur l'organe par le moyen du sang, et sans que ni les nerfs vagues ni les nerfs sympathiques en soient les intermédiaires. Il est disposé à croire que cette action se produit directement sur la fibre du cœur, à laquelle il attribue une contractilité innée, n'accordant aux nerfs qui s'y rendent et surtout à leurs centres, tout au plus qu'une influence régulatrice des mouvements alternatifs de cet organe.

(1) BIDAULT DE VILLIERS, *ouv. cit.*, p. 62. — BEDDOES a fait ses expériences sur la digitale vers la fin du XVIIIe siècle. (Voy. 2e partie, § I, *Historique*.)

(2) *Dict. des sciences méd.*, t. IX, p. 456.

M. Traube (1) admet, d'après les travaux de Ed. Weber, Ludwig, etc., deux systèmes nerveux du cœur, différant quant aux fonctions : l'un provoque les contractions du cœur, l'autre tend à les régler ; il appelle le premier *système musculo-moteur*, le second *système régulateur*.

Le système musculo-moteur a son centre ganglionnaire dans le cœur même ; le centre du système régulateur se trouve dans la moelle allongée, et communique avec le cœur par des fibres faisant partie des nerfs vagues.

Il base cette doctrine sur les expériences suivantes :

1° Si l'on soumet la moelle allongée ou les nerfs vagues à un faible courant électrique, il s'ensuit un ralentissement considérable des mouvements du cœur (Ed. Weber).

2° Si l'on coupe les deux nerfs vagues d'un mammifère, il y a au contraire augmentation extraordinaire de vitesse (Ludwig).

Une substance qui agit en ralentissant les mouvements du cœur, doit donc être considérée comme ayant une action spéciale sur le système nerveux régulateur de la circulation. — Tel est le cas pour la digitale.

Voici deux expériences à l'appui de ces conclusions.

1° Ralentissez les mouvements du cœur chez un chien par l'injection d'infusion de digitale dans la veine jugulaire externe ; coupez alors les nerfs vagues, et tout de suite le ralentissement fera place à une accélération.

2° Coupez les nerfs vagues à un chien, puis injectez de l'infusion de digitale dans les veines et vous n'observerez aucun ralentissement.

Ces faits de physiologie ainsi établis, voici les principales propositions de l'auteur.

1° La digitale à hautes doses exerce une action excitante sur le système nerveux régulateur du cœur.

2° Par le fait de cette action sur le système régulateur, la digitale diminue la pression des artères, ainsi que la

____

(1) *Loc. cit.,* § 44 *bis.*

rapidité du courant sanguin dans toute l'étendue de la circulation.

3° La diminution de la rapidité du courant sanguin a elle-même pour conséquence d'abaisser la chaleur animale, fait que M. Traube annonce avoir vérifié par l'expérimentation directe, comme nous l'avons rapporté au § II *bis* (1).

Dans l'exposé des théories sur l'action de la digitale, nous devons faire abstraction des auteurs qui ont attribué à cette plante, comme effet primitif, un pouvoir accélérateur des pulsations, tels que Sanders et autres, car nous croyons avoir suffisamment démontré dans le I⁰ʳ et le II° paragraphe (voy. aussi le VI°), que cette prétendue action primitive d'accélération est tout à fait exceptionnelle, et que l'effet ordinaire de la digitale est le ralentissement des pulsations, se produisant dès le commencement de l'administration du remède.

Nous ne nous occuperons donc ici que des observateurs qui admettent le ralentissement direct. Ces auteurs se subdivisent en deux parts.

Les uns croient que la digitale, en diminuant le nombre des pulsations, ralentit le cours du sang dans les vaisseaux et diminue ainsi la force d'impulsion comme le nombre des battements du cœur. Pour ceux-ci, la digitale est un *régulateur* et un *ralentisseur* (nous empruntons ce mot au rapport de M. le professeur Bouillaud sur la digitaline) de la circulation.

Comme leur manière de voir constitue la croyance générale, et qu'elle est suffisamment connue, il serait inutile d'en parler ici.

D'autres, tout en admettant dans la digitale la même propriété de diminuer le nombre des pulsations, préten-

____

(1) On pourrait, dans cette hypothèse, comparer les nerfs régulateurs des mouvements du cœur au cocher qui, par le moyen des rênes, ralentit et régularise la marche de ses chevaux. — Un verre de vin venant stimuler ses forces, il saura mieux et plus sûrement modérer la fougue des

dent qu'alors celles-ci sont plus fortes, plus énergiques, et qu'elles ont, en définitive, pour résultat de faire circuler dans l'économie le sang du malade avec plus de vitesse et d'une manière plus en rapport avec l'état normal. Pour ces derniers, la digitale est un *régulateur* et un *accélérateur* de la circulation.

Voici comment s'exprime Kinglake :

« Le retard du pouls produit par l'action salutaire de la digitale, est le même que celui qui résulte de l'action fortifiante du quinquina, de l'opium, du vin, d'une diète nourrissante, d'un sommeil réparateur, de la tranquillité d'esprit, de la convalescence, du passage de l'enfance à la puberté, du bain chaud.

» Dans toutes ces occasions différentes, le pouls, quoique moins vite et moins fréquent, n'est pas pour cela moins fort et moins énergique ; au contraire, l'action du cœur et des artères se trouvant augmentée, il est plus plein, plus souple et mieux développé ; ses parois se rapprochent davantage à chaque systole, et s'éloignent d'autant plus à chaque diastole suivante. A ces effets sont inséparablement liées l'augmentation de la force et la lenteur de la pulsation, ainsi que la transmission d'une plus grande quantité de sang dans un temps donné, que cela ne pourrait se faire dans le cas d'action artérielle comparativement petite, faible et rapide. On peut donc conclure de là, dit-il, que la digitale, en retardant le pouls, agit comme stimulant, et qu'elle produit ses effets curatifs dans les maladies dues à la faiblesse générale, en affectant spécialement, et d'une manière particulière, la puissance motrice vitale (Kinglake, cité par Bidault de Villiers, p. 99). » .

Bidault de Villiers émet une opinion en quelque sorte mixte. Il admet l'augmentation de force des pulsations, mais sans que pour cela il y ait accélération de la circulation.

chevaux prêts à s'emporter. — Dans la théorie de M. Traube, la digitale tient lieu du verre de vin et augmente la puissance régulatrice de ces nerfs spéciaux.

« Si le remède, dit-il, a été bien administré, et qu'il n'ait pas porté trop loin son atteinte, bientôt le pouls, en diminuant de fréquence et de vitesse, augmente de force, et quitte peu à peu cette espèce de constriction qui semble caractériser l'embarras des viscères. La diminution de la chaleur morbifique suit de près cette amélioration produite dans le pouls ; et à mesure qu'il perd sa vélocité, qu'il acquièrt plus de force et de souplesse, qu'il devient plus plein et plus régulier, on le voit s'abattre et avoir moins de violence (1). »

Cet auteur ne pense pas, d'ailleurs, que cette augmentation de force qui coïncide avec la diminution de vitesse du pouls, ait pour conséquence une circulation plus rapide ; il se range, au contraire, à l'opinion des personnes qui admettent le ralentissement de la circulation dans la circonstance dont nous parlons.

M. Briquet admet que la digitale, au lieu de diminuer la force du cœur, l'augmente d'une manière notable, tout en diminuant le nombre des pulsations. Il a constaté ce fait à deux reprises à l'hémodynamomètre. Du reste, l'auteur ne dit pas si, dans sa pensée, cette circonstance a pour résultat d'augmenter la vitesse de la circulation (2).

A ceux qui paraîtraient surpris que l'on ne soit point encore d'accord sur l'effet réel et ultime que la digitale exerce sur la circulation, nous répondrions que la même incertitude se présente pour une infinité d'autres médicaments, à commencer par le quinquina, dont on ignore complétement la manière d'agir (3). On connaît la vertu antipériodique de ce remède, comme on sait que la digi-

(1) BIDAULT DE VILLIERS, *ouv. cit.*, p. 49.

(2) BRIQUET, *Traité thérapeutique du quinquina*, 1853, p. 111 et 112.

(3) Postérieurement à l'époque où ce passage a été écrit, M. Briquet a publié l'ouvrage que nous venons de citer, dans lequel il donne une théorie nouvelle du mode d'action du quinquina dans les fièvres intermittentes (p. 269, 301, 302, 304 et 305).

tale fait respirer plus librement l'anévrismatique; quant au mode d'action intime, nous disons qu'on ne le connaît dans aucun des deux cas.

Toutefois l'un de nous a essayé de jeter quelque jour sur cette obscure question, et nous ne pouvons mieux faire que de transcrire ici quelques passages du travail inséré dans le journal *l'Union médicale* (mai et juin 1851) :

« Le mot sédatif, si souvent appliqué à la digitale, ne peut être pris dans le sens général et absolu de tempérant et de calmant, car la diminution de fréquence des battements du cœur observée après l'administration de la digitale chez une personne dont cet organe fonctionne régulièrement, s'accompagne toujours d'une certaine augmentation dans leur force d'impulsion, et ne peut être assimilée à une véritable sédation. Celle-ci, pour se manifester, suppose nécessairement un mouvement désordonné, une perturbation fonctionnelle du cœur, préexistant à l'emploi de la digitale, et n'est en réalité que le retour à l'état normal.

» La digitale, administrée à dose thérapeutique, ne déprime donc pas l'action du cœur, ne fait pas baisser le diapason de sa contractilité; le ralentissement qu'elle détermine dans les mouvements de cet organe ne doit pas être pris pour synonyme de ralentissement de la circulation, et cependant nous devons faire observer que dans l'esprit d'un grand nombre de praticiens, les idées de sédation et de ralentissement de la circulation sont synonymes et corrélatives de celles de diminution de fréquence du pouls.

» La modification imprimée à la circulation par la digitale et la digitaline ne doit donc pas être considérée comme déprimante, mais plutôt comme régulatrice, et la diminution de fréquence des battements du cœur, sous l'influence de ces agents thérapeutiques, n'emporterait pas l'idée d'un ralentissement corrélatif de la circulation. »

A l'appui de cette opinion, on peut alléguer « la fréquence du pouls pendant l'agonie, dans l'asphyxie, le choléra, l'asthme et autres états pathologiques où il est de la dernière évidence que la circulation est profondément entravée; enfin nous l'avons étayée sur une observation directe. L'un de nous, en effet, ayant comparé, pour toutes les saignées pratiquées par lui en 1848-49, la vitesse d'écoulement du sang avec le nombre des pulsations, a constaté que, toutes choses égales d'ailleurs, diamètre de la veine, largeur de l'ouverture pratiquée par la lancette, degré de compression du bras, etc., le sang pouvait, avec une fréquence de 110 à 120 pulsations et au delà, présenter un écoulement lent, que les contractions musculaires du malade étaient insuffisantes à activer, et qui réclamait l'impulsion auxiliaire d'une pression exercée de bas en haut sur l'avant-bras, pour pousser le sang vers l'ouverture de la veine; tandis que, avec un pouls de 60, il lui est souvent arrivé d'obtenir un jet vigoureux, témoignage certain de la rapidité de la circulation. »

En résumé, il résulterait de cette manière de voir :

1° Que la digitale est avant tout un modificateur de l'action du cœur, un régulateur de la circulation;

2° Que c'est à l'activité imprimée à la circulation, à la régularisation de l'action du cœur troublée pathologiquement, que sont dus les principaux phénomènes consécutifs à son administration ;

3° Que l'action sédative attribuée à cet agent thérapeutique ne doit être acceptée que comme exprimant le retour à l'état normal des mouvements désordonnés du centre circulatoire.

Avons-nous besoin d'ajouter que ce n'est qu'avec la réserve commandée par le sujet que nous soumettons ces opinions aux physiologistes et aux médecins.

§ V. — OBSERVATIONS CLINIQUES SUR LES EFFETS DE LA DIGITALINE.

Examinons d'abord quelles sont les propriétés physiologiques et thérapeutiques attribuées à la digitale par les nombreux observateurs qui ont consacré à son étude des travaux plus ou moins importants.

On a reconnu à la digitale :

1° Une action éméto-cathartique, lorsqu'elle est administrée à dose élevée ;

2° Une action diurétique assez généralement observée ;

3° Enfin, une action toute spéciale et très remarquable sur la circulation.

De plus, elle provoque une légère excitation cérébrale caractérisée par des éblouissements, des vertiges, de la céphalalgie, de l'insomnie et du délire.

Enfin, comme les médicaments dits altérants, elle imprime aux sécrétions et au mouvement de résorption interstitielle une suractivité, d'où résulte l'amaigrissement.

OBSERVATION I. — *Affection puerpérale ; vomique ; — anasarque avec hématosurie ; épanchement dans les cavités splanchniques ; — administration de la digitaline ; — action régularisatrice du cœur ; — effet diurétique très marqué ; — action altérante.*

Madame M..., vingt-six ans, de bonne santé habituelle, après deux accouchements heureux, accouche pour la troisième fois le 13 mars 1841. La sortie du bras, lors de la rupture des membranes avant tout travail préalable, force de faire la version pour terminer l'accouchement. Cette manœuvre est longue et difficile, et l'enfant était mort lorsque la tête franchit la vulve ; l'accouchée n'éprouva cependant pas d'accidents immédiats. Elle avait pu même commencer de se lever et de s'occuper de son ménage, lorsque, dans les premiers jours d'avril, elle fut prise d'une bronchite générale accompagnée d'expectoration muqueuse extrêmement abondante, avec fièvre, oppression, perte de l'appétit, diarrhée. Tous ces symptômes s'aggravèrent rapidement; bientôt la dyspnée ne permit aucun repos à la malade; une expectoration séro-purulente, survenue brusquement avec une extrême abondance, fit soupçonner la fonte de tubercules ou la formation d'un abcès dans le parenchyme pulmonaire; l'auscultation laissait d'ailleurs ce dernier point douteux, un gargouillement étendu masquant tout autre signe; toutefois, les régions sous-clavières ne présentaient aucun signe stéthoscopique, et le tiers moyen du poumon gauche, en arrière, parut le siége spécial de cette affection, qui, pendant tout le mois d'avril, continua de présenter la même gravité, déroulant dans sa marche tout le cortége des symptômes propres à la dernière période de la phthisie pulmonaire : amaigrissement, fièvre hectique, diarrhée, sueurs nocturnes, expectoration purulente et quelquefois sanguinolente. Cependant, les premiers jours de mai amenèrent quelque amendement; l'appétit revint, l'expectoration diminua, les sueurs et la diarrhée cessèrent, les forces parurent renaître, et la malade put faire une ou deux promenades en voiture. Le 16 mai, une oppression très grande survenait brusquement, et le bras gauche présentait un gonflement considérable, avec endolorissement et gêne des mouvements; les pieds et les jambes enflèrent à leur tour; les séreuses splanchniques devinrent le siége d'épanchements considérables, et la dyspnée fut bientôt telle, que la malade, ne pouvant plus s'appuyer sur les oreillers, était forcée, pour obtenir quelques instants de calme, de poser en avant son front sur un coussin tendu transversalement devant elle. En même temps, les urines devenaient rares, présentaient une couleur légèrement brunâtre, louche comme un bouillon peu clair, dont elles offraient également l'odeur, et contenaient une proportion considérable d'albumine coagulable par l'ébullition. Le pouls devint petit, filiforme, d'une fréquence qui ne permettait pas de le compter ; bientôt même, l'urine contint la partie rouge du sang, que le repos laissait en partie déposer au fond du vase sous forme pulvérulente d'un rouge vif. Cet état s'aggrava encore les jours suivants sous l'influence des purgatifs drastiques conseillés par un charlatan.

Le 19 juillet, la malade n'avait pu, depuis plus de dix jours, s'appuyer sur ses oreillers, et n'avait joui que de courts instants de demi-repos ; les jambes avaient acquis un volume énorme ; la peau amincie, lisse et tendue, semblait menacée de se rompre ; la malade ne pouvait ni les soulever ni bouger. Huit piqûres furent faites aux côtés des deux jambes, au moyen d'aiguilles à acupuncture, et laissèrent écouler une sérosité limpide comme de l'eau, et tellement abondante, que, malgré les précautions prises, le lit fut complétement traversé et le plancher inondé ; en même temps, le lait d'amandes fut donné pour seule boisson ; les urines devinrent plus abondantes et moins colorées et ne gardèrent bientôt plus trace de sang ; les piqûres, renouvelées le 27 juillet et le 2 août, firent disparaître complétement l'anasarque. La malade, moins oppressée, put s'appuyer sur le côté droit, et trouva un peu de sommeil ; il restait encore une petite toux sèche, et la soif était toujours vive.

Le 4 août, les jambes indiquaient, par leur maigreur, l'écoulement complet du liquide infiltré ; des frictions huileuses sont pratiquées pour assouplir la peau, racornie et écailleuse, et l'on applique sur chaque jambe une bande roulée remontant de l'extrémité des orteils jusqu'aux genoux ; ce bandage est bien supporté et renouvelé les 6, 7, 8 et 9 août.

Le 10, le retour de l'oppression force de l'enlever. La malade accuse un point de côté à gauche en dehors de la mamelle, accompagné de battements de cœur. Il y a perte de l'appétit, avec soif vive et diarrhée, et les urines diminuent de quantité en même temps qu'elles contiennent de nouveau la partie colorante du sang en suspension. Toux, orthopnée, pouls filiforme, battements du cœur sourds et tumultueux, tellement irréguliers et fréquents, qu'il est impossible de les compter. Tout le côté gauche présente à la percussion une matité presque complète, et l'oreille perçoit de l'égophonie en arrière vers l'angle de l'omoplate; deux vésicatoires volants sont appliqués successivement à la région précordiale sans amener d'amélioration ; le pouls, toujours filiforme, ne peut être compté ; l'oppression ne permet pas à la malade de s'appuyer sur ses oreillers; les urines sont toujours rares; enfin, la région précordiale présente une matité évidente dépassant 12 centimètres de diamètre. C'est dans ces conditions que, le 12 août, la digitaline est administrée à la dose de 2 milligrammes, à renouveler trois fois dans les vingt-quatre heures.

13 août. La malade a rendu, depuis la veille, trois litres d'urine limpide ; l'orthopnée a cessé, ainsi que la diarrhée, et madame M... accuse de l'appétit; nous comptons 120 pulsations régulières.

2 milligrammes de digitaline trois fois dans la journée; le soir, le pouls est à 96, large et développé, avec quelques intermittences; les urines ont été très abondantes ; la matité est sensiblement moindre au côté gauche ; appétit, peu de soif, pas de diarrhée; quelques tiraillements d'estomac.

14 août. Le pouls est large, à 54, avec intermittences; une pulsation manque après 15 ou 16 régulières ; le décubitus est possible des deux côtés ; il y a eu du sommeil, et les urines ont été aussi abondantes, mais un peu plus colorées. — Même prescription.

15 août. L'épanchement paraît complétement résorbé; le pouls est remonté à 96 ; il y a quelques nausées.

La digitaline est prescrite à la dose de 2 milligrammes seulement, matin et soir.

16 août. 80 pulsations ; les jambes n'offrent pas de gonflement bien appréciable ; les urines contiennent un peu de matière colorante du sang. — Même prescription.

17 août. 90 pulsations ; urines moins abondantes et rouges ; deux selles avec borborygmes ; l'appétit est moindre ; on cesse la digitaline.

18 août. 90 pulsations ; diarrhée bilieuse avec coliques très douloureuses ; inappétence ; les urines ont diminué des trois quarts et contiennent toujours du sang ; somnolence.

19 août. 90 pulsations ; continuation de la diarrhée.

20 août. Cessation des coliques et retour de l'appétit ; urines plus abondantes et moins colorées. La malade peut se lever un instant et faire quelques pas dans la chambre.

21, 22 et 23 août. Les urines redeviennent sanguinolentes, le pouls est remonté à 104 ; régime lacté et émulsion d'amandes douces.

24 août. 108 pulsations ; battements du cœur réguliers ; urines moins rouges et plus abondantes. A l'auscultation, le bruit respiratoire présente une prédominance de l'expiration sur l'inspiration ; la voix n'est altérée dans aucun point de la poitrine. A partir de ce moment, la convalescence suivit une marche progressivement régulière, et madame M... revint à une santé qui s'est maintenue jusqu'à ce jour (novembre 1853) malgré une grossesse et une couche dont les suites ont été heureuses.

Cette observation est assurément une de celles où les propriétés de la digitaline se sont montrées de la manière la plus évidente et la plus heureuse : influence sur la circulation, action diurétique et altérante, tolérance assez large pour permettre une modification considérable de l'état pathologique. Le médecin serait trop heureux de rencontrer souvent des faits thérapeutiques aussi concluants.

OBSERVATION II. — *Affection du cœur ; catarrhe suffocant ; — trouble profond de la circulation ; — anasarque ; — administration de la digitaline ; — action diurétique ; — action régulatrice de la circulation.*

P..., Dominique, garçon de restaurant, âgé de cinquante ans, de constitution robuste, sujet depuis deux ans à des indispositions presque continuelles, palpitations, toux, étouffements, enflure des jambes, pour lesquelles il avait suivi plusieurs traitements, entra, le 22 février 1848, à la maison de santé du faubourg Saint-Denis, dans le service de M. Monod, pour un érysipèle très grave de la face ; il en sortit le 1er avril, conservant encore de la faiblesse, de la bouffissure et des douleurs lombaires ; il passa un mois à la campagne, revint à Paris bien portant et sans aucune enflure des extrémités. Le 7 mai il reprit ses occupations, mais dès le second jour les palpitations revenaient, ainsi que l'étouffement ; les urines étaient plus rares, et cinq jours après, l'infiltration des jambes, la toux, la dyspnée le forçaient de cesser tout travail.

Le 16 mai, il entre à la Charité, salle Saint-Michel, n° 26.

Le 17 mai, on observe l'état suivant : orthopnée, toux presque incessante ; étourdissements, trouble de la vue, tintements d'oreilles ; bouffissure de la face, qui est livide ; infiltration des cuisses et des jambes, peau froide et couverte d'une sueur visqueuse ; pouls filiforme. Le malade a été forcé de passer la nuit sur une chaise, et ne peut garder d'autre position que celle assise. La région précordiale présente une matité étendue ; les battements du cœur sont profonds, tumultueux, inégaux, irréguliers, et si fréquents qu'il est impossible de les compter. La poitrine offre des deux côtés, à la partie postérieure, des râles sibilants ou ronflants. Malgré les applications de ventouses scarifiées, puis de vésicatoires volants sur la région précordiale, l'administration de potions purgatives et de boissons variées, malgré l'influence du repos, l'orthopnée, la toux, les palpitations continuent, les urines sont toujours aussi rares, et l'infiltration n'a pas diminué.

Le 23 mai, M. Rayer prescrit trois granules d'un milligramme de digitaline, à faire prendre chaque jour en trois fois. La nuit suivante, une diurèse abondante a lieu, la dyspnée diminue ainsi que l'infiltration.

Le 26, l'amélioration est telle que le malade a pu s'appuyer sur ses oreillers et dormir quelques heures la nuit.

Le 30 mai, il peut rester levé une grande partie de la journée ; l'infiltration a presque disparu, les urines continuent d'être très abondantes. Les battements du cœur sont profonds, forts, irréguliers et inégaux ; râle ronflant à la partie postérieure de la poitrine ; pouls assez développé, encore inégal et irrégulier, battant 54 fois par minute. Les jours suivants, P... peut aider au service de la salle et descendre dans les cours ; l'appétit revient, le pouls descend à 48 ; les battements du cœur deviennent plus réguliers, et le 14 juin le malade, que nous n'avons pas perdu de vue, quitte l'hôpital pour reprendre quelques jours plus tard ses occupations, qu'il n'a pas été forcé d'interrompre depuis. Seulement, il lui faut revenir fréquemment à l'usage des granules de digitaline, et deux fois il a eu recours à la saignée, comme nous allons le dire plus loin.

Ici encore l'action de la digitaline a été telle, qu'elle n'a pu laisser le moindre doute dans l'esprit de tous ceux qui ont suivi le malade. Régularisation de l'action du cœur, qui devient plus énergique, calme correspondant de la respiration, diurèse, résorption de l'infiltration séreuse, convalescence rapide. Un médicament qui, à la dose de 3 milligrammes par jour, produit de tels résultats, ne peut être rejeté parce qu'il aura échoué dans des cas où l'indication n'aura pas été aussi bien saisie.

Suite de l'Observation II.

Ce malade vient nous voir une ou deux fois par an et

renouveler sa provision de granules de digitaline. Voici l'état de sa santé à différentes époques.

Août 1850. Sa santé se maintient toujours au moins aussi bonne. Le sang ne l'incommode pas, et il ne s'en est point fait ôter depuis l'année dernière. Il continue de faire un usage intermittent de granules de digitaline. Il procède de la manière suivante :

Lorsque l'oppression se fait sentir, qu'il vient à monter difficilement les escaliers, à ressentir de la suffocation au moindre fardeau qu'il porte, conditions dans lesquelles sa profession de garçon dans un café-restaurant de premier ordre (café de Paris) l'expose souvent, il a recours à la digitaline. Il en prend deux granules par jour pendant une dizaine de jours. Sous la seule influence de cette faible dose et dans ce court délai, il éprouve une amélioration des plus prononcées : « Je me sens, dit-il, alors dispos ; je me livre facilement à mes occupations journalières, et il me semble que j'irais n'importe où sans me fatiguer. »

Cet état de bien-être dure environ un mois ; puis l'oppression reparaît peu à peu. Dès qu'elle est prononcée, il revient à l'usage des granules pendant huit ou dix jours, et ainsi de suite.

1851. Des étourdissements très prononcés, survenus au printemps, ont déterminé P... à se faire pratiquer une saignée.

Au mois d'octobre, époque à laquelle nous le voyons, sa santé est bonne ; mais il a toujours, même en été, les extrémités et le nez froids ; celui-ci est d'un rouge bleuâtre.

Novembre 1852. Toujours même état de santé. Quand P... est un mois ou cinq semaines sans prendre de granules, il se trouve mal à l'aise, surtout si le temps est pluvieux. Il ressent alors de l'oppression précordiale, de la fatigue générale ; ses jambes faiblissent, dit-il. Il revient alors à l'usage de la digitaline, comme il est dit plus haut, et en éprouve toujours le même bien.

Août 1853. La santé de P..., au lieu de décliner, semble plutôt s'améliorer. L'expression de la figure est celle d'un homme bien portant; le nez est moins rouge. Il se sent fort, et ferme sur ses jambes, respire facilement; mais il lui faut, pour entretenir cet état, continuer l'usage intermittent des granules, sans être obligé, du reste, d'en employer plus fréquemment, ni en plus grande quantité.

Observation III. — *Hypertrophie du cœur, avec lésion des orifices; — pneumonie catarrhale; — anasarque; — administration de la digitaline à la dose de 3 milligrammes par jour; — action régulatrice de la circulation; — action sur l'encéphale.*

Reinsch, raffineur de sucre, 59, faubourg Saint-Jacques, soixante-cinq ans, d'une taille élevée, constitution des plus robustes. Cet homme, qui ne rend pas parfaitement compte de la manière dont a commencé sa maladie, est depuis trois ou quatre ans dans un état de santé qui ne lui permet pas de travail assidu; essoufflé pour le moindre exercice, il se plaint de toux, d'insomnie habituelle, mais conserve l'appétit, et son embonpoint n'a pas sensiblement diminué. Quatre fois déjà, depuis cette époque, il a dû prendre le lit pour deux et trois mois, lorsque, à ces accidents habituels, se joignait une affection pulmonaire aiguë, déterminant toujours alors l'orthopnée et l'infiltration des membres inférieurs.

Le 12 mars 1845, nous fûmes appelés à lui donner des soins; deux à trois jours avant, à la suite d'un refroidissement, il avait été pris de point de côté à gauche, un peu au-dessous et en dehors du mamelon. L'oppression est excessive; le pouls est inégal, irrégulier et petit, au point de ne pouvoir être compté; la région du cœur présente une matité très étendue, avec voussure considérable; la main, appliquée sur cette région, perçoit un frémissement très marqué et un désordre extrême dans les mouvements de l'organe ; l'oreille ne saisit qu'un bruit de souffle rude répondant au premier bruit. Râle crépitant à grosses bulles dans les deux poumons. Le malade ne peut rester couché, et a déjà passé deux nuits assis sur le bord de son lit ; les jambes sont infiltrées, et le ventre, assez volumineux, offre peu de sonorité à la partie inférieure, où l'on perçoit une fluctuation obscure.

Vésicatoires volants à la région précordiale ; laxatifs, diurétiques, kermès ; amélioration légère, quant à la toux ; retour de l'appétit ; mais la dyspnée est toujours aussi pénible ; l'anasarque augmente à cause de la nécessité où est le malade de rester assis constamment sur le bord de son lit ; les divers diurétiques employés n'ont d'ailleurs aucune influence appréciable sur la sécrétion urinaire. C'est dans ces conditions que, le 19 mars, nous prescrivons la digitaline à la dose de 1 milligramme trois fois par jour. L'auscultation, pratiquée à ce moment, fournissait les signes suivants :

Bruit de souffle tumultueux, inégal, et tellement irrégulier ou plutôt désordonné, qu'il est impossible d'y saisir un rhythme quelconque. Le pouls répond à ce désordre profond de la circulation cardiaque ; il est filiforme, sans pulsations distinctes et appréciables.

Le 20, le malade nous annonce avoir été moins oppressé ; il a uriné davantage, et nous pouvons constater dans l'état du pouls quelque chose de plus régulier. Les battements du cœur sont moins tumultueux ; mais il n'a pas encore pu mettre les jambes dans le lit.

Le 21, au matin, nous sommes étonnés des changements survenus dans la circulation ; le cœur bat à peu près régulièrement, ou tout au moins il est possible de séparer les bruits systolaires et diastolaires, bien que les premiers soient encore masqués par un bruit de souffle prolongé : nous comptons 92 pulsations assez développées ; la respiration est beaucoup plus facile, et le malade accuse un bien-être inaccoutumé.

La digitaline est continuée, et nous permettons du bouillon et un petit potage ; l'amélioration se soutient dans la journée, et le malade parvient à se coucher ; urines abondantes ; l'infiltration commence à diminuer d'une manière sensible.

Le 22, il y a du sommeil ; le pouls est régulier, à 84 ; les battements du cœur sont encore masqués par le souffle, mais réguliers et énergiques. Nous continuons la digitaline et l'alimentation est augmentée. L'amélioration fait sous tous les rapports des progrès rapides ; mais le malade se plaint d'avoir éprouvé des éblouissements, de la céphalalgie et des rêvasseries ; sa femme nous dit avoir remarqué par moments un véritable délire. On continue cependant la digitaline à la dose de 3 milligrammes ; mais les éblouissements reparaissent ainsi que la céphalalgie ; et le malade se lève dans la soirée sous l'influence d'un véritable délire.

Ne pouvant, au milieu de l'amélioration considérable observée chez le sieur R..., attribuer ces phénomènes à une autre cause qu'à l'action de la digitaline chez un sujet doué d'une impressionnabilité exceptionnelle, nous nous bornons à réduire la dose à 1 milligramme pendant trois jours, ce qui suffit pour faire cesser les accidents, puis à la reporter à 2 milligrammes par jour.

Ce traitement suivi longtemps, rendit au sieur R... la somme de santé compatible avec une hypertrophie considérable du cœur, et lui permit de faire des courses assez longues, jusqu'à l'époque de son admission à l'hospice de la Vieillesse, où nous avons appris qu'il a succombé dans le courant de l'année 1847.

La digitaline, dans le cas que nous venons de rapporter succinctement, a montré, de la manière la plus évidente, son action modificatrice sur le centre circulatoire ; en deux jours la régularité remplaçait le désordre de cette importante fonction, et consécutivement la respiration s'exécutait avec facilité, l'infiltration séreuse était rapidement résorbée et la sécrétion urinaire augmentée.

Enfin quelques phénomènes cérébraux témoignaient de
l'influence de l'agent thérapeutique sur les centres nerveux.

Cette observation est une de celles où les effets physiologiques de la digitaline nous ont paru se manifester avec
la plus grande évidence.

OBSERVATION IV. — *Perturbation profonde de la circulation
cardiaque ; — administration de la digitaline ; — action
régulatrice de la circulation.*

Madame H..., veuve sans enfants, rue Saintonge, 15 ;
a cessé d'être réglée de bonne heure ; son teint est anémique, sa santé délabrée depuis plusieurs années ; d'une faiblesse excessive, elle mène une vie très sédentaire aussi bien
par goût que par suite de cette faiblesse. Habituée au café
au lait et d'un appétit très faible, elle est constipée et dyspeptique. Madame H... a éprouvé à plusieurs époques des
phénomènes nerveux caractérisés par des troubles de la
circulation et de la respiration, palpitations, dyspnée, etc.;
chaque nuit elle est sujette aux crampes des extrémités
inférieures.

Deux fois déjà, à des intervalles de quelques mois, nous
avions été appelés auprès de cette dame pour des accidents
qu'elle voyait survenir tout à coup sous la seule influence
d'un mouvement un peu brusque, et qui se caractérisaient
par une anxiété et une gêne excessives de la respiration,
avec cyanose de la face et des extrémités, petitesse et irrégularité telles du pouls, qu'il ne peut être compté. Madame
H..., après un temps plus ou moins long, voyait disparaître
rapidement ces graves symptômes à la suite d'un mouvement qui lui semblait s'opérer dans le cœur, et presque
immédiatement la respiration se calmait, le pouls redevenait régulier et les battements du cœur ne conservaient
qu'un bruit de souffle au premier temps, qui disparaissait

lui-même après quelques jours. L'emploi des amers associés aux ferrugineux, en améliorant la santé générale, avait
éloigné ces crises, et Madame H..., familiarisée par l'habitude avec elles, ne nous appelait plus ordinairement ; mais,
le 17 mai 1849, la crise survenue la veille prit une telle
gravité, que son neveu, effrayé, nous fit prier de venir la
voir. Nous la trouvâmes assise sur son lit, sans pouvoir
même s'appuyer sur les oreillers, la face est cyanosée et
couverte d'une sueur visqueuse ; la langue, large et humide, offre une teinte violacée ; les mains, humectées de
cette même sueur froide, sont livides et les ongles bleus ; la
respiration est fréquente et anxieuse ; la parole saccadée et
difficile ; le moindre mouvement augmente la dyspnée et
provoque la toux ; le pouls n'est manifesté que par une
légère ondulation ; la main, appliquée sur la région précordiale, ne perçoit qu'un frémissement tumultueux, et
l'oreille n'y saisit qu'un bruit de souffle sans aucune espèce
de rhythme. Une potion aromatique éthérée, un lavement
purgatif et l'application de sinapismes n'ayant pas modifié
sensiblement cet état grave, nous prescrivons à notre
seconde visite la digitaline à la dose d'un milligramme réi-
téré de six heures en six heures, de manière à en administrer trois jusqu'au lendemain matin.

Le 18 mai, nous trouvons madame H... moins oppressée,
la face ne présente plus la teinte cyanosée de la veille ; le
pouls est à 104, petit et dur ; le cœur laisse entendre des
battements distincts, mais dont le premier est masqué par
un bruit de souffle prolongé. La malade n'a pas eu de sommeil, mais n'a pas éprouvé autant d'anxiété et de gêne
précordiale.

Prescription : 3 milligrammes de digitaline dans la journée, à six heures d'intervalle, infusion de feuilles d'oranger, bouillon coupé.

Le 19, le mieux est des plus marqués. La face est congestionnée et rouge, les yeux brillants, le pouls à 88 régulier, battements du cœur développés avec souffle au pre-

mier temps ; soif, urines chargées d'acide urique. Le désir des aliments commence à se manifester. Même dose de digitaline.

L'amélioration se prononce de plus en plus ; il y a du sommeil la nuit, et le 20 au matin le pouls est à 76, régulier et fort. Le cœur, sauf le bruit de souffle au premier temps, ne présente plus rien d'anormal, qu'une impulsion assez marquée. La dose de digitaline est réduite à un milligramme matin et soir, puis remplacée le 23 par une poudre composée par moitié de racine de colombo et de fer réduit par l'hydrogène.

Le cœur, ausculté ce même jour 23 mai, présente un bruit de souffle un peu rude, masquant le premier bruit, et prolongé au deuxième temps avec impulsion ; le pouls est plein et développé à 64.

Depuis cette époque, madame H... n'a pas eu de crise violente, mais a éprouvé deux ou trois fois des palpitations accompagnées d'anxiété précordiale, qui se sont dissipées spontanément au bout de quelques heures. Il y a toujours un léger bruit de souffle au premier bruit du cœur.

Sans approfondir la question de savoir si les accidents graves que nous avons observés doivent être attribués à la formation de dépôts fibrineux et polypiformes dans les cavités ventriculaires, ou à une altération des valvules aortiques, et pour nous en tenir à la question thérapeutique, il nous paraît ressortir évidemment du fait précédent, que la digitaline a régularisé avec une grande rapidité l'action désordonnée et insuffisante du cœur, et que, loin de déprimer sa force contractile, elle l'a rendue plus énergique, comme en ont témoigné l'impulsion constatée par l'application de la main sur la région précordiale et la force du pouls.

Nous aurions pu rapporter deux autres observations de palpitations nerveuses, avec perturbation grave de la circulation, chez des personnes anémiques et depuis longtemps dyspeptiques, avec résultat semblable de l'administration de la digitaline, madame B..., rue de Charonne, et madame de S..., rue des Petits-Augustins.

OBSERVATION V.—*Pleuro-pneumonie chronique avec troubles fonctionnels des viscères; — administration de la digitaline à la dose de 3 milligrammes par jour; — action diurétique très marquée.*

Amiet, rue de Grenelle-Saint-Germain, 84, carrossier, robuste, quarante-neuf ans, adonné à la boisson, eut, en 1846, une pleuro-pneumonie dont la résolution ne fut pas franche. Il resta avec de l'oppression, de la toux, de l'inappétence, et les forces ne revinrent pas.

Nous fûmes consultés par lui en février 1847, et constatâmes l'état suivant :

Le pouls est fréquent, dépressible et irrégulier; il y a souvent un mouvement fébrile.

La langue est sale, avec villosités apparentes; inappétence et constipation; ventre légèrement ballonné et présentant peu de souplesse.

Le côté droit de la poitrine présente en arrière une matité relative, étendue et non circonscrite, sans râle appréciable, mais avec une faiblesse sensible du bruit respiratoire; la toux est fréquente avec expectoration glaireuse et spumeuse, présentant quelquefois des stries de sang.

Le cœur ne présente pas de bruit anormal; les battements sont profonds, irréguliers; il n'y a pas d'impulsion.

Le kermès, administré pendant huit jours à la dose de 15 à 20 centigrammes par jour, dans un looch, diminue la toux, et le pouls descend de 92 en moyenne, à 68; mais l'appétit ne revient pas; et quand le malade essaie de rester levé ou de s'occuper un peu, la toux, l'anxiété, l'oppression reparaissent immédiatement.

Dans ces conditions, en présence de symptômes qu'il est difficile de rattacher à une lésion évidente autre qu'une ancienne pleuro-pneumonie chez un individu dont la constitution a été modifiée par un abus prolongé des spiritueux, nous nous décidons à prescrire la digitaline à titre d'altérant et de modificateur du mouvement interstitiel de nutrition ou de chimie vivante, selon l'expression de Broussais.

Le malade devra en prendre 3 milligrammes, en trois fois par jour.

25 février. Le lendemain, le malade, que nous n'avions pas prévenu de l'effet du médicament, nous dit avoir été obligé dans la nuit de vider son vase de nuit, devenu insuffisant par l'abondance extraordinaire des urines, que peut seule expliquer l'action du médicament.

Le pouls est développé et même dur, à 72 ; même prescription et même effet diurétique ; le pouls descend à 64, et le jour suivant à 56 ; mais le malade se plaint de battements de cœur qui lui retentissent jusque dans la tête et pour ainsi dire par tout le corps ; ce qui nous fait abaisser la dose de la digitaline à un milligramme matin et soir.

Sous cette influence, d'ailleurs, la santé s'améliore ; l'appétit revient ; la toux diminue assez pour permettre au malade de descendre et de faire quelques promenades à pied. Enfin, vers la fin de mars, M. A... a recouvré le sommeil et la santé.

Nous voyons, dans ce cas, la digitaline produire un effet diurétique d'autant plus remarquable, que, chez ce malade, l'absence d'infiltration du tissu cellulaire et de trouble essentiel de la circulation, éloignait l'idée que l'organisme fût dans des conditions favorables à la production de ce phénomène. La digitaline a d'ailleurs manifesté ici également son action modificatrice de la circulation, par la dureté et la plénitude que prirent rapidement les battements artériels sous son influence, en même temps qu'ils diminuaient de fréquence et tombaient à 56.

Observation VI. — *Anasarque avec albuminurie ; — digitaline à dose élevée associée au sulfate de quinine ; — action
altérante ; — disparition de l'albumine des urines.*

M. C..., veuf, âgé de cinquante-huit ans, de constitution
robuste, ayant eu une existence très active et même agitée,
habite depuis quelques années une campagne aux environs
de Fontainebleau ; il a fait, il y a dix-huit mois, une chute
sur les pieds d'un lieu élevé comme un troisième étage,
qui provoqua une certaine commotion cérébrale caractérisée par la stupeur, l'étonnement, etc.

La santé générale ne parut pas, d'ailleurs, avoir été
altérée au moins immédiatement.

En octobre 1845, il fut pris d'une dyspnée que M. Leblond, médecin à Fontainebleau, crut devoir rattacher à
une affection des centres nerveux, et qui s'accompagnait
de prostration et d'un état anémique très marqué. Un peu
de diminution dans la sonorité du côté gauche de la poitrine et quelques râles dénotaient de ce côté un léger en-
gouement pulmonaire.

Des vésicatoires promenés sur le thorax, des antispasmodiques et le sulfate de quinine eurent pour résultat de dissiper les accidents et de permettre à M. C... de retourner à
la campagne ; mais le 6 décembre il revenait à Fontainebleau dans l'état suivant :

Faiblesse extrême, pensée lourde, mémoire faible, œil
éteint et vague, engourdissement du bras gauche ; M. le
docteur Leblond, craignant une affection cérébrale grave,
engagea M. C... à venir à Paris consulter M. Chomel.

Nous voyons pour la première fois M. C... le 15 décembre,
et constatons les phénomènes mentionnés plus haut, et
l'embonpoint conservé, mais coïncidant avec un teint anémique. On observe une forme de dyspnée particulière survenant brusquement comme si l'instinct de la conservation, rappelé au sentiment du besoin de respirer, réveillait

tout à coup l'organe présidant à cette importante fonction.

Nous prescrivons un lavement purgatif et des cataplasmes sinapisés. M. Chomel devait être appelé en consultation.

18 décembre. Outre les précédents symptômes, l'empâtement des malléoles appelle l'attention de M. Chomel sur la possibilité d'une albuminurie, qui est constatée immédiatement. L'affection paraissant récente et à l'état aigu, une saignée de 300 grammes est pratiquée, puis le malade est mis à la tisane de raifort et à la teinture de cantharides à doses progressivement croissantes, en commençant par 4 gouttes matin et soir; enfin des frictions de teinture de scille et de digitale devront être faites sur les membres inférieurs. Nulle amélioration n'étant observée, une deuxième saignée de 250 grammes est pratiquée le 20, et deux purgatifs salins sont administrés.

M. Chomel voit de nouveau le malade le 26, et conseille le même traitement. Le 4 janvier 1846, M. Rayer, dont la famille a voulu prendre les avis, est appelé en consultation et prescrit de continuer le raifort, la teinture de cantharides, plus le vin de quinquina à la dose de deux cuillerées à bouche par jour. Ce traitement est suivi quatre jours encore sans changement favorable. Les urines, au contraire, deviennent plus rares sans cesser d'être albumineuses; l'anasarque fait des progrès rapides, la dyspnée est très grande et s'accompagne par moments de spasmes des muscles inspirateurs, la prostration est extrême, et les fonctions cérébrales ne paraissent s'opérer qu'avec une lenteur et une difficulté remarquables; le pouls est irrégulier à 88.

Une nouvelle consultation avec M. Richelot est provoquée le 9 janvier par la famille. Frappés du caractère en quelque sorte cérébro-spinal que semble revêtir l'affection, et conduits par les antécédents à penser que l'albuminurie pourrait n'être que consécutive à une affection des centres nerveux provoqués par la chute mentionnée plus haut, nous

conseillons le traitement suivant : cautères volants ou
moxas appliqués tous les six jours sur le trajet de la colonne vertébrale, en commençant par la nuque : frictions
sèches sur les membres; boissons acidulées avec l'acide
nitrique alcoolisé (*la langue s'étant séchée sous l'influence
de cette boisson, le médicament fut vite abandonné*) ; digitaline
associée au sulfate de quinine dans la proportion de 1 milligramme de la première pour 5 centigrammes de sulfate
de quinine; cette dose répétée trois fois par jour, puis
successivement quatre, cinq, six, sept et huit fois, cette
dernière dose de 8 milligrammes de digitaline et de
40 centigrammes de sulfate de quinine est atteinte le
16 janvier.

Le pouls est descendu progressivement à 52, mais est
irrégulier, les urines ont augmenté, et la résorption du liquide épanché dans les cavités séreuses ou le tissu cellulaire est manifeste. La quantité d'albumine diminue progressivement dans les urines, qui sont examinées chaque
jour. La dyspnée et les spasmes ont à peu près cessé, les
nuits sont bonnes et l'appétit revient. Les phénomènes cérébraux ont presque disparu, quelques piqûres pratiquées
aux jambes au moyen d'aiguilles à acupuncture déterminent un écoulement permanent de sérosité qui paraît
activer la résorption de l'anasarque; l'appétit est très prononcé.

Les doses de digitaline sont portées successivement à 9,
10, 11 et 12 milligrammes, toujours associée au sulfate
de quinine, dont la proportion seulement n'est pas augmentée. La tolérance est complète; pas un seul vomissement, pas de diarrhée. — Le 30 janvier, le troisième moxa
est appliqué et l'on met un bandage roulé autour des
membres inférieurs; l'urine louchit à peine par l'ébullition ou par l'addition d'acide nitrique. Le malade, dont
l'alimentation est un peu augmentée chaque jour, commence à se lever; les digestions se font bien, il n'y a plus
de spasmes, les nuits deviennent bonnes et l'amélioration

paraît assez grande pour que le malade, considéré comme convalescent, soit autorisé à faire de petites promenades en voiture. Mais le 27 février, M. C..., après une course en voiture découverte et par une température froide, rentre en se plaignant de frisson; un point de côté se déclare à gauche, des crachats sanguinolents sont bientôt remplacés par du sang noir, non spumeux, assez diffluent et en abondance; une saignée de 250 grammes est pratiquée dans la soirée, des sinapismes appliqués aux membres inférieurs, et un looch kermétisé à 20 centigrammes administré par cuillerées d'heure en heure.

Le 28, on constate une matité étendue dans le côté gauche et remontant d'une manière décroissante jusqu'à l'épine de l'omoplate; il y a de l'égophonie et quelques bulles de râle crépitant à la partie supérieure du poumon gauche en arrière; plus bas la respiration, de plus en plus faible, ne s'entend pas du tout vers la base de la poitrine de ce côté; un large vésicatoire est appliqué sur le côté et l'on continue le looch kermétisé.

L'expectoration reprend progressivement le caractère muqueux, et les symptômes thoraciques diminuent, mais on constate le retour des urines albumineuses, et bientôt l'infiltration du tissu cellulaire des membres n'est plus douteuse. On revient à la digitaline, mais sans obtenir de résultats satisfaisants; de nouveaux vésicatoires, des cautères et des moxas sont appliqués successivement, mais ne provoquent aucune amélioration dans l'état du malade, et ne paraissent enrayer nullement la marche de la maladie.

L'infiltration suit une marche progressive, mais irrégulière, envahissant tantôt un bras, tantôt une jambe, tantôt une des cavités séreuses splanchniques.

Les urines sont fortement chargées d'albumine.

Les spasmes thoraciques et les accès de suffocation sont revenus, la langue se sèche, l'appétit disparaît, la parole s'embarrasse, le délire survient, et le malade succombe le 3 juin, après deux mois d'une véritable agonie.

Nous avons rapporté l'observation que l'on vient de lire, parce qu'elle présente une indication nouvelle de l'emploi de la digitaline. Si en effet nous avons pu noter encore son influence modificatrice sur le cœur, c'est surtout l'action altérante de l'agent thérapeutique que nous avons à constater. Cette modification profonde imprimée au mouvement vital interstitiel s'est traduite par la résorption des liquides infiltrés et par la disparition de l'albumine des urines, en même temps que les phénomènes spasmodiques placés plus directement sous l'influence des centres nerveux s'amendaient.

Peut-être objectera-t-on que l'adjonction du sulfate de quinine ôte à cette observation toute valeur, mais on nous accordera au moins que, dans une maladie aussi rebelle à toute espèce de médication, ce n'est pas au sulfate de quinine seul, administré à une dose qui n'a pas dépassé 40 centigrammes par jour, que l'on peut faire honneur des effets remarquables obtenus, quand en même temps un médicament aussi énergique que la digitaline était donné à une dose relativement énorme, c'est-à-dire s'élevant jusqu'à 12 milligrammes par jour.

Quant à l'inefficacité complète que nous a présentée la digitaline lorsque, chez le même malade, nous avons voulu y revenir après la rechute provoquée par le froid, est-il un médicament parmi les plus éprouvés qui n'ait pas offert de semblables inégalités?

OBSERVATION VII. — *Cyanose par persistance du trou de Botal; — trouble profond de la circulation ; — la digitaline augmente les accidents.*

Un enfant du sexe masculin, âgé de six mois, bien conformé, né à Paris et allaité par sa mère, n'a eu, jusqu'au 10 juin 1844, d'autre indisposition qu'un rhume assez opiniâtre avec raucité de la toux et fièvre, pour lequel on lui fit prendre le sirop d'ipécacuanha à dose vomitive. Il avait passé six semaines à Versailles dans une maison située sur la limite de la ville et entourée d'un grand jardin. Sa bonne n'a jamais remarqué chez lui rien d'insolite, si ce n'est quelques cris survenant sans cause appréciable et cessant de même. Depuis deux mois, on a ajouté à l'allaitement des soupes ou bouillies; il est d'une fraîcheur remarquable, d'une belle carnation et habituellement très vif et très gai.

De retour à Paris, le 10 juin 1844, avec l'apparence de la plus belle santé et d'un développement régulier, il est pris tout à coup le 11, sans cause appréciable, d'une accès de suffocation convulsive accompagnée de cris ; les yeux expriment une anxiété extrême, les membres sont agités comme par le besoin d'écarter un obstacle, la face bleuit, principalement aux lèvres, aux ailes du nez, au pourtour des yeux ; puis après une minute au moins la pâleur succède brusquement à cet état, l'enfant tombe dans l'affaissement et s'endort : on croit à une indigestion. Le lendemain, tout est rentré dans l'état habituel et trois jours se passent sans accident.

Le 14 au soir, nouvel accès plus violent que le premier, cris déchirants, cyanose plus prononcée de la face et des extrémités, qui sont froides, expression d'angoisse; l'enfant, les yeux ouverts, vitreux et brillants, se tourne vers sa mère comme pour demander du soulagement, agitation des membres ; la muqueuse buccale est complétement violacée et lubrifiée par une salive abondante; la sueur inonde la tête et le tronc, le larynx et la trachée laissent entendre, vers la fin de la crise, un râle très humide qui semble annoncer l'augmentation de l'exhalation pulmonaire ou la suspension momentanée de l'absorption ; puis une pâleur mortelle accompagnée d'un profond affaissement, succède brusquement à cette crise ; quelques soupirs ou sanglots, des bâillements, des pandiculations, de la toux ont lieu et l'enfant s'endort. Bientôt survient la réaction ; la face se colore vivement, et après un sommeil d'une demi-heure il se réveille, frais et gai comme d'habitude. L'auscultation pratiquée pendant la crise, et depuis, à toute époque du jour, ou même de la nuit, pendant le sommeil et la veille, dans les moments de calme et de gaîté, aussi bien que dans ceux d'affaissement, de souffrance et de cyanose, a constamment laissé entendre un bruit de souffle unique, remplaçant le double bruit du cœur. Il n'y a ni frémissement cataire, ni impulsion à la région précordiale. Une fois ou deux on a cru retrouver les deux bruits, mais un quart d'heure après on n'entendait plus que le souffle.

On croit percevoir quelquefois simultanément le double bruit, en auscultant à gauche, en avant, et le bruit de souffle unique à droite en arrière. Il y a une très légère voussure à la région précordiale.

Les veines jugulaires ne présentent ni pouls veineux, ni développement anormal. Le pouls varie de 120 à 140, il est très régulier et modérément développé.

Depuis le 14, plusieurs accès plus ou moins violents ont eu lieu d'une manière tout à fait irrégulière, sans que jamais on ait pu les rattacher à une influence extérieure.

Souvent, sans avoir d'accès de suffocation, l'enfant devient maussade, triste, avec une certaine expression de souffrance, et l'on s'aperçoit alors que son teint est plombé, surtout au pourtour des lèvres, et que les ongles sont bleus. On observe, dans ces cas, un peu de toux, des bâillements fréquents, de l'éternument, des pandiculations, une respiration plus rapide et du ronflement pendant le sommeil. Le calomel à petites doses répétées, les frictions mercurielles, des vésicatoires volants, un cautère à la région précordiale, n'ayant eu aucune influence, on renonce, sur l'avis de M. Bouillaud, à tout traitement. Peu à peu la forme paroxystique des accidents s'effaça, et à l'âge de deux ans l'enfant était habituellement cyanosé. Ce n'était guère que le matin au réveil et avant de quitter le lit que le teint ne présentait aucune nuance vineuse et violacée.

Les doigts sont terminés en massue par le développement de la pulpe de leur extrémité.

L'enfant a l'intelligence de son âge, le caractère gai, à l'exception d'accès d'ennui et de tristesse coïncidant toujours avec un trouble plus ou moins grand de la circulation.

Le cœur présente toujours à l'auscultation les mêmes phénomènes : bruit de souffle au premier temps, couvrant et masquant presque le deuxième bruit, surtout à droite ; il n'y a pas de matité anormale ; les veines jugulaires ne sont pas très volumineuses ; le pouls est petit, dépressible et ondulant. C'est dans ces conditions que le sirop de digitaline, préparé dans la proportion de 1 milligramme pour 20 grammes, fut donné à la dose de deux cuillerées à café par jour, mais nous constatâmes, dès le deuxième jour, une augmentation du malaise et de la cyanose, qui devenait permanente avec dyspnée, anxiété, impulsion du cœur, etc. ; nous dûmes, après quelques jours de persévérance, renoncer à ce médicament.

Cette observation nous a présenté un des cas où la digitaline a une influence défavorable et qui doivent, par une étude attentive, conduire à poser les contre-indications à son emploi.

Observation VIII. — *Hypertrophie excentrique sans lésion des orifices ; — influence fâcheuse de la digitaline.*

Auguste Lau..., dix-huit ans, demeurant chez ses parents, rue de Verneuil, 6. Développement médiocre ; maigreur prononcée. Depuis dix à douze ans, sans qu'il puisse en préciser la cause, ce jeune homme a commencé de présenter quelques signes d'une maladie du cœur, qui, par ses progrès lents mais continus, l'a amené, surtout depuis deux à trois mois, à l'impossibilité de se livrer à aucun travail. Toutefois, l'appétit et le sommeil ont continué d'être bons.

Le 17 juillet 1845, après une course un peu longue, il rentre plus oppressé que d'habitude, et est pris de fièvre avec toux et crachats striés de sang.

Appelé le 18, nous trouvons le jeune malade couché, ou plutôt assis sur son lit, les épaules et le tronc appuyés sur des oreillers; la région précordiale présente une matité étendue avec voussure, impulsion très forte; bruits du cœur vibrants, mais réguliers; pouls large et plein; on trouve en arrière, dans les deux côtés, des râles mêlés de quelques crépitations fines.

On pratique immédiatement une saignée de 200 grammes; looch kermétisé; diète. Les accidents du côté des voies respiratoires s'amendent; mais la faiblesse est considérable; les battements du cœur sont très forts et pénibles pour le malade, qui ne peut se lever sans que cela provoque de la dyspnée et des palpitations.

Le 28, M. Vosseur voit le jeune homme en consultation avec nous, et propose l'application de vésicatoires volants à la région précordiale, et des calmants à l'intérieur, eau de laitue, émulsion, sirop de pavots, plus, des frictions avec la teinture de digitale.

L'état du malade ne présentant aucune amélioration, nous nous décidons à appliquer un point de caustique de Vienne à la base du cœur, et prescrivons la digitaline à la dose d'un milligramme matin et soir. Dès le lendemain, nous constatons une force et une dureté beaucoup plus grandes du pouls qui vibre comme une corde tendue sous la pression du doigt; en même temps, le malade se plaint que son cœur bat plus fort et ne lui permet pas de se livrer au moindre mouvement, même sur son lit.

La toux augmente aussi, et les crachats se strient de sang. Nous persistons deux jours dans l'administration de la digitaline; mais l'augmentation de la dyspnée, l'intensité incontestablement plus grande des accidents dépendant de l'affection du cœur, nous forcent de renoncer à cette médication. Pendant cinq semaines, ce jeune homme s'affaiblit progressivement, malgré les calmants, les analeptiques, etc., pour s'éteindre le 2 septembre.

Nous voyons, dans cette observation, la digitaline, en augmentant l'énergie des contractions du cœur, activer la marche fatale de l'affection organique. Dans un cas d'endocardite aiguë, observé avec notre confrère le docteur Tessereau, la digitaline, ayant également imprimé une activité plus grande à la maladie, a dû être abandonnée.

Notre honorable confrère, M. le docteur Charrier, aussi habile praticien que consciencieux observateur, a bien voulu nous communiquer le fait suivant :

OBSERVATION IX. — *Lésion organique du cœur (hypertrophie avec dilatation) ; — hydropisie consécutive ; — administration de la digitaline ; — action régulatrice de la circulation ; — effets diurétiques remarquables ; — guérison palliative maintenue depuis un an.*

Le 9 mars 1850, je fus appelé pour donner des soins à M. D..., limonadier, rue Notre-Dame-de-Lorette. Ce malade, âgé de trente-deux à trente-trois ans, était maintenu assis sur son lit, par des oreillers, les jambes hors du lit ; il était en proie à une dyspnée extrême, la face pâle, les yeux saillants, les lèvres bleues, les extrémités cyanosées, le ventre tendu à plein cuir, les cuisses, les jambes, les pieds, le scrotum énormément distendus et d'un froid glacial ; le pouls petit, d'une fréquence extrême et très irrégulier ; les battements du cœur sourds, précipités, accompagnés d'un bruit de souffle très marqué, et tellement irréguliers qu'il est impossible d'en saisir les temps ; les urines rares, rouges et sédimenteuses, sont presque nulles. Ce malade a déjà épuisé presque toutes les ressources de la thérapeutique ; et son état est tellement grave, que je crois devoir prévenir les parents de la probabilité d'une fin très prochaine et à peu près inévitable. Je prescris néanmoins une tisane de chiendent et de racine d'asperge nitrée et trois granules de digitaline de MM. Homolle et Quevenne. Le lendemain, contre toute prévision, je trouve le malade un peu moins mal, mais la différence avec l'état de la veille est peu marquée; seulement les urines sont moins rouges et un peu plus copieuses; le même traitement est continué. Le lendemain, 11 mai, les urines sont plus abondantes que la veille et plus claires; quelques jours après, elles coulent en très grande abondance; leur quantité, mesurée chaque jour avec soin, excède de beaucoup la quantité des boissons prises. L'ascite diminue en proportion; les battements du cœur se régularisent; le pouls se ralentit; le malade prend et digère facilement des aliments légers; la dyspnée diminue rapidement; le malade dort avec un seul oreiller. Enfin, après deux mois de traitement par les boissons tempérantes et par la digitaline, il ne reste pas trace de l'ascite, ni de l'anasarque; il n'y a de dyspnée que lorsque le malade marche trop vite ou lorsqu'il monte un escalier; son teint devient frais et rose : il serait impossible de soupçonner chez lui, en le voyant, une maladie du cœur, qui existe néanmoins, mais très amoindrie. Il y a maintenant plus d'une année que ce malade a repris les travaux de sa profession; je le vois tous les jours; sa santé se maintient relativement bonne; seulement, je lui ai imposé l'obligation de prendre un ou deux granules de digitaline par jour, d'en suspendre l'usage de temps en temps pour le reprendre ensuite; de ne boire à ses repas que du vin blanc léger, coupé d'eau; d'éviter les grandes courses à pied, et de s'abstenir avec soin de liqueurs alcooliques et de café.

Tous les moyens employés dans une pareille maladie avaient été mis à contribution, sans succès, par plusieurs médecins distingués qui avaient soigné ce malade avant moi. Je n'ai fait qu'employer comme remède principal la digitaline à la dose de 3 milligrammes par jour. Sous l'influence de cet agent et contre toute probabilité, il s'est établi une diurèse extrêmement abondante; les battements du cœur et le pouls sont devenus plus réguliers et moins fréquents; la dyspnée a disparu; et si la guérison radicale n'a pas été obtenue, et dans l'espèce elle est absolument impossible, le malade a pu recouvrer un état de santé qui lui permet de travailler et qui ne laisse même pas soupçonner le trait fatal qu'il porte avec lui.

Pour ne pas grossir ce mémoire, nous n'avons pas rapporté plusieurs observations d'épanchements pleurétiques et une de péricardite, dans lesquelles la digitaline nous a paru activer la résorption.

Application de la digitaline par la méthode endermique.

Nous avons rapporté, 2e partie, § II, division A, quelques expériences sur l'emploi de la digitaline par la méthode endermique, et conclu en raison des accidents inflammatoires graves survenus, à la nécessité de renoncer à ce mode d'administration. Cependant, en raison de la dose relativement élevée à laquelle avait été appliquée la digitaline, nous nous sommes de nouveau soumis à l'expérimentation suivante, pensant qu'à des doses très faibles, ce mode d'emploi ne serait pas impossible.

Le 8 février 1850, après avoir constaté pendant plusieurs jours, matin et soir, l'état du pouls, qui fut trouvé oscillant entre 64 et 68 pulsations, nous avons appliqué, à huit heures du soir, un vésicatoire du diamètre de 35 millimètres à la partie antérieure et interne du bras droit; le vésicatoire, levé le 9 à midi, a été saupoudré avec le mélange de 1 milligramme de digitaline et 2 centigrammes de sucre de lait. Sensation de chaleur momentanée, sans cuisson ni douleur vives; à quatre heures, on compte 62 pulsations; sentiment de faiblesse et pour ainsi dire de défaillance musculaire; nul dérangement des organes digestifs. A sept heures, application d'un deuxième milligramme de digitaline. La surface du vésicatoire est d'un rouge livide, entourée d'un cercle inflammatoire assez étendu; pas de sensation immédiatement pénible; mais dans la soirée, les mouvements du bras sont difficiles et douloureux. A huit heures, le pouls est descendu à 58. L'endolorissement et la sensibilité au toucher augmentent; le sentiment de défaillance est des plus prononcés. A dix heures et demie, dans la position horizontale, 54 pulsations très régulières, pleines, sans dureté; nuit bonne.

Le 10, au matin, application d'un troisième milligramme de digitaline sur le vésicatoire, dont la surface est rouge lie de vin, recouverte d'un mucus sanguinolent, avec une aréole douloureuse et rouge de plusieurs centimètres d'étendue. Les mouvements du bras sont roides et pénibles; nous éprouvons la même faiblesse musculaire et des éblouissements qui se reproduisent au moindre mouvement, et surtout lorsque nous nous baissons. Une espèce d'engourdissement douloureux du bras persiste toute la matinée, et augmente même au point de rendre les mouvements difficiles. A midi, le vésicatoire est pansé, sans application nouvelle de digitaline, en raison de l'aspect livide noirâtre de la plaie et des signes d'inflammation profonde de la peau et du tissu cellulaire ambiant. Pansée avec le cérat simple, cette plaie perd peu à peu ces caractères; elle sécrète, pendant les deux jours suivants, un mucus puriforme abondant, et revient progressivement à la teinte rosée d'une plaie tendant à la cicatrisation. Enfin, l'aréole inflammatoire disparaît ainsi que l'engourdissement douloureux du bras.

Chez une malade affectée de troubles considérables de la circulation, l'application de la digitaline, à la dose d'un milligramme sur un vésicatoire placé à la nuque, a déterminé une suppuration considérable avec extension de la plaie, et n'a pu être supportée qu'à la condition de ne renouveler l'application qu'une fois toutes les vingt-quatre heures. Les effets physiologiques ou thérapeutiques n'ont pas été appréciables.

Il nous paraît ressortir de ces deux nouvelles expérimentations, que l'on devra rejeter l'application de la digitaline sur le derme dénudé, comme entraînant une inflammation locale violente, dès que la dose employée est assez élevée pour produire une action physiologique évidente.

Résumé.

1° La digitaline, comme la digitale, possède la propriété de modifier profondément l'action de l'organe central de la circulation ;

2° La digitaline, comme la digitale, provoque, dans certaines conditions données, qui devront être étudiées avec soin pour bien en établir l'indication, des effets diurétiques marqués ;

3° La digitaline, comme la digitale, présente dans quelques cas, soit en raison de l'idiosyncrasie du malade, soit en raison de la dose et du mode d'administration, une action excitante sur le système nerveux.

4° La digitaline, comme la digitale, active le mouvement de résorption interstitielle qui constitue, pour le thérapeutiste, l'action altérante ;

5° La digitaline ne peut être employée par la méthode endermique, à cause de l'action irritante locale qu'elle exerce sur le derme.

§ VI. — Résumé des travaux des différents observateurs sur la digitaline au point de vue
thérapeutique.

MM. Hervieux, Strohl, Sandras, Bouillaud, Andral et Lemaistre,
L. Corvisart, Laroche, P. Duroziez, Mandl. — Considérations générales.

Après les preuves que nous avons présentées à l'appui
de l'opinion qui attribue les propriétés fondamentales de
la digitale à la digitaline (*Expériences physiologiques et observations cliniques*, §§ II, II *bis* et § V), c'est à l'observation
clinique multipliée et prolongée de saisir les nuances dif-
férentielles qui pourraient exister, quant à l'action, entre
la substance complexe offerte par la nature, et le principe
isolé par l'art; à formuler le degré d'utilité de ce principe
immédiat; à préciser, à mesure qu'on les connaîtra mieux,
les indications qu'il peut remplir, les maladies dans lesquelles il convient. Cette tâche, toute de pratique, but final
de notre travail sur la digitale et la digitaline, se résume,
quant au choix à faire entre ces deux substances, dans les
trois questions suivantes :

1° La digitaline, tout en offrant les propriétés générales
de la digitale, lui est-elle cependant inférieure dans la pratique, parce qu'elle aurait une action médicatrice moins
sûre, moins prononcée, compliquée de phénomènes étrangers à ceux qu'on cherche à produire? ou ce corps, précisément par le fait de son isolement, est-il moins apte à
produire sur nos organes l'effet désiré que lorsqu'il est as-
socié aux autres principes coexistant avec lui dans la
plante, et forme ainsi un médicament tout préparé par la
nature?

2° La digitaline seule représente-t-elle toutes les propriétés de la digitale, les autres principes qui l'accompagnent dans la plante n'ayant sur l'économie qu'un effet
insignifiant, et qui disparaît d'ailleurs absorbé par l'action
puissante de la première; ces mêmes corps étrangers

ne contribuant en rien à faciliter l'action du principe actif?

3° La digitaline, outre l'avantage de représenter exactement toutes les propriétés thérapeutiques en vue desquelles on administre la digitale, offre-t-elle la possibilité d'éviter certains inconvénients, inhérents à l'emploi de cette dernière ?

Dans le premier cas (infériorité d'action), il faut rejeter la digitaline et s'en tenir à la poudre de digitale, ou tout au plus à ses préparations pharmaceutiques.

Dans le second (égalité, similitude d'action thérapeutique), il faut donner la préférence à la digitaline, comme fournissant la possibilité d'avoir un médicament toujours identique, fixe dans son degré d'énergie, inaltérable, d'une ingestion plus facile (voy. 1re part., § IV), remplissant en un mot le but indiqué par M. Barbier dans les lignes suivantes :

« Quand nous aurons mesuré l'étendue de puissance de ces matériaux (alcalis végétaux), nous saurons quelle quantité nous devons employer pour obtenir des effets d'une intensité déterminée. Nous serons sûr de plus que ces effets auront toujours lieu ; nous n'aurons plus, comme aujourd'hui, la crainte de mettre notre confiance dans un produit inerte » (1).

Enfin, dans le troisième cas (supériorité d'action thérapeutique), il y a deux raisons pour préférer la digitaline : fixité de l'agent employé, etc.; efficacité plus grande.

Encore une fois, c'est à l'expérimentation clinique à prononcer en dernier ressort. Les travaux publiés jusqu'à présent sur l'action thérapeutique de la digitaline, aussi bien que nos propres observations, sont de nature à faire penser que la question sera résolue en faveur de celle-ci.

Le rapide aperçu que nous allons donner de ces travaux fera partager, nous l'espérons, au lecteur notre conviction à cet égard.

(1) Barbier, *Traité de matière médicale*, t. III, p. 597.

M. HERVIEUX.

1848 (1).

Cet auteur a eu surtout pour objet l'étude des effets diurétiques de la digitaline, mais en même temps il a examiné
l'action sur la circulation, ainsi que sur les autres fonctions.

Chez tous les malades le pouls a subi une modification
sensible. Il n'est pas un seul d'entre eux chez lequel on
n'ait observé un ralentissement plus ou moins marqué de
la circulation, ralentissement dont la moyenne a été de 1/4
à 1/3, le maximum de 1/2 et le minimum de 1/8 du
nombre des pulsations.

Examiné quelques minutes après l'ingestion de la digitaline, le pouls n'a généralement présenté aucune modification appréciable. Il a fallu au moins deux ou plusieurs
heures pour apercevoir une différence entre le nombre des
pulsations compté avant la prise du médicament, et le
nombre des pulsations observé après; le maximum d'effet a
été atteint cinq ou six heures après le moment de l'administration. Considéré relativement à toute la durée du traitement, le pouls n'a subi son maximum d'abaissement
qu'après un septénaire seulement et quelquefois deux. Les
qualités du pouls, dans cet état, sont extrêmement variables:
habituellement petit, il acquiert souvent, tout en conservant
sa petitesse, de la résistance et quelque dureté; plus rarement, il reprend sa souplesse et son ampleur normales.

Mais un phénomène beaucoup plus digne d'attention,
c'est l'action de la digitaline sur l'irrégularité du pouls, soit
que le médicament ingéré détermine cette irrégularité, la
modifie ou la fasse cesser (car ces trois cas peuvent se présenter). En somme, on peut dire que la digitaline, au
moins à dose thérapeutique, améliore les qualités du pouls

(1) HERVIEUX, *Archives gén. de méd.*, 4ᵉ série, t. XVI et XVII. — Voy.
aussi *Ann. de thérap.* de M. Bouchardat, 1849, p. 147.

au lieu de les altérer ; qu'en diminuant sa fréquence, elle régularise ses allures, et tend plutôt à le rapprocher qu'à l'éloigner du type normal.

Comme la fonction circulatoire, la sécrétion urinaire est influencée par la digitaline. La suractivité des fonctions rénales se reconnaît à deux circonstances distinctes: 1° Un excès dans la quantité du liquide évacué ; 2° une augmentation dans le nombre des évacuations ordinaires. Sous l'influence d'un traitement prolongé par la digitaline, à la dose de 2 à 3 milligrammes chaque jour, l'auteur a vu le chiffre des évacuations urinaires, par vingt-quatre heures, augmenter de moitié dans la majorité des cas ; plus rarement il ne s'est accru que de 1/3, 1/4 ou 1/5e ; dans quelques autres cas plus rares il a pu être quadruplé, quintuplé. En somme, il y a toujours eu un avantage en faveur du nombre des mictions sous l'influence de la digitaline.

En somme, il résulte des expériences de l'auteur, au point de vue physiologique :

1° Que, à la dose de 2 à 3 milligrammes, cette substance agit notablement sur la circulation qu'elle ralentit ; sur les fonctions urinaires qu'elle active ;

2° Qu'à la dose de 3 à 6 milligrammes, on peut voir apparaître des désordres plus ou moins graves du côté des centres nerveux et de l'appareil digestif ;

3° Qu'au delà de 6 milligrammes, l'intolérance survient presque toujours.

Au point de vue thérapeutique, que la digitaline est d'une incontestable utilité :

1° Dans les maladies du cœur, endocardite, péricardite, lésions valvulaires, hypertrophie du cœur, etc. ;

2° Dans les hydropisies anasarques, épanchements des séreuses pleurale, péricardique et péritonéale ;

3° Dans la phthisie, pour combattre la dyspnée, la céphalalgie, calmer la toux et rendre le repos ;

4° Enfin dans les palpitations nerveuses et dans tous

les accidents qui résultent d'une impulsion trop violente donnée au cours du sang.

Après avoir exposé les résultats de ses recherches, et lorsqu'il s'agit de conclure sur le choix à faire entre la digitale ou ses préparations et la digitaline, l'auteur s'exprime ainsi : « La digitaline produit les mêmes effets physiologiques, et présente les mêmes avantages thérapeutiques que les préparations de digitale, et cela d'une manière sûre et constante ; elle peut donc être employée avec succès dans tous les cas où l'on a coutume de prescrire la digitale ; elle peut, de plus, l'être avec sécurité, avantage énorme qui lui donne le pas sur celle-ci. »

La forme médicamenteuse à laquelle M. Hervieux donne la préférence est celle de granules... « Une des circonstances qui plaident le plus en faveur de la digitaline, ajoute-t-il ailleurs, est la facilité du dosage. Tandis que celui-ci ne peut avoir lieu pour les préparations de digitale qu'à une approximation extrêmement grossière, il se fait pour la digitaline avec une rigueur mathématique (1). »

M. STROHL.

Août et septembre 1849 (2).

M. Strohl, professeur agrégé à la Faculté de médecine de Strasbourg, a aussi étudié l'action de la digitaline. Le jugement de cet expérimentateur est également favorable à ce produit. Il l'a employé dans divers cas de bronchite, de tubercules pulmonaires, d'affections du cœur, etc. — Toujours il a retrouvé les mêmes effets que ceux de la digitale, et qui sont en général le ralentissement des contractions du cœur, soit que ce ralentissement survienne directement après l'administration du médicament et sans phase d'augmentation, soit qu'à un moment quelconque, il y ait un temps d'accélération.

(1) *Archives*, t. XVII, p. 182.

(2) STROHL, *Gazette méd. de Strasbourg*, août et septembre 1849, p. 294.

Sur 18 exemples fournis par 9 sujets, cités par M. Strohl il y en a eu :

3 où l'effet a été nul, quant au nombre des pulsations ;

1 où il y a eu accélération persistante ;

14 où il y a eu un ralentissement, variable pour le degré, le moment de l'apparition, la durée, etc.

D'abord l'auteur avait pu douter de l'action diurétique du médicament, mais plus tard il a rencontré un cas où cet effet a été des plus marqués.

Après avoir rappelé la grande différence d'action entre les diverses digitales suivant les causes ordinaires de variation de qualité de plantes, et avoir fait ressortir les chances d'accident qui peuvent en résulter dans la pratique, si un malade, à l'usage de ce médicament, vient à passer fortuitement d'une poudre altérée à une autre de bonne qualité, l'auteur ajoute : « C'est la constance dans sa composition qui donne à la digitaline un immense avantage sur la digitale... et lui mérite (ainsi qu'à plusieurs autres principes actifs des végétaux) une belle place dans la matière médicale. »

M. SANDRAS.

Novembre et décembre 1849 (1).

Cet auteur, que nous avons déjà cité pour ses expériences physiologiques sur la digitaline, conjointement avec M. Bouchardat (§ II *bis*), et pour un travail sur la digitale, publié en 1833 (§ I, division A), a repris l'étude de la digitaline au point de vue thérapeutique. Voici le résultat des observations qu'il a recueillies dans son service à l'hôpital Beaujon, avec l'aide de M. Réal, son interne. La digitaline a surtout été employée dans divers cas d'hypertrophie, de palpitations nerveuses, chlorotiques, etc. M. Sandras n'a eu qu'à se louer de la digitaline dans ces

______

(1) SANDRAS, *Union médicale* des 29 novembre et 1er décembre 1849 ; *Journ. des conn. méd.*, 2e série, t. III, p. 137 (1850); et *Ann. de thérap.* de M. Bouchardat, 1850, p. 115.

diverses affections. Comme M. Hervieux, il l'a toujours vue.produire le ralentissement des pulsations. Le maximum d'effet sur le pouls a eu lieu en général quelques heures après l'administration du médicament. Quant à l'effet diurétique, cet observateur est loin d'être aussi affirmatif, et lorsque cet effet a eu lieu, il se demande si cela n'a pas été dû simplement au rétablissement de l'équilibre physiologique des fonctions.

-Les palpitations nerveuses ont toujours cédé sous l'empire de ce médicament, en y associant, comme de raison, l'usage des moyens accessoires appelés à combattre, dans leur essence primitive, les accidents auxquels se liait la perturbation fonctionnelle du cœur. Quant aux affections organiques du centre circulatoire, M. Sandras croit pouvoir affirmer qu'elles ont toutes reçu au moins un notable soulagement par l'usage longtemps et méthodiquement continué de la digitaline ; et, dans quelques cas, l'amélioration a été telle, que les malades se sont regardés bientôt comme guéris.

Certainement l'usage de cet agent thérapeutique ne fait pas disparaître les altérations matérielles des orifices et des valvules, mais en rétablissant plus de calme, plus de lenteur et de régularité dans le système des mouvements du cœur, il a rendu, chez tous les malades, la circulation et la respiration plus faciles, et, par conséquent, a soulagé les souffrances, amendé les symptômes, et prolongé la vie.

En résumé, depuis que M. Sandras emploie la digitaline, il n'a rencontré aucun des inconvénients reprochés à la digitale (variation d'énergie suivant la provenance, l'âge, l'année de la récolte, la dessiccation, etc.); elle lui a toujours paru facile à prendre et à supporter, et l'effet a été parfaitement fixe et régulier, selon les doses auxquelles il la prescrivait. Il a employé les granules conseillés par les auteurs de la découverte.

Les trois observateurs dont nous venons d'analyser succinctement les travaux, ont généralement employé la digitaline à la dose de 1 à 4 milligrammes par jour. Cependant M. Sandras a préféré s'en tenir, dans presque tous les cas, à 2 milligrammes, aimant mieux produire une action médicatrice lente, mais plus facile à soutenir longtemps.

M. BOUILLAUD.

Rapport de la commission de l'Académie de médecine (1).
1850 et 1851.

Nous n'analyserons pas ici cet important travail maintenant connu du monde savant, et nous nous contenterons de rappeler les principaux faits qui en ressortent.

Le chiffre total des malades auxquels le rapporteur a fait prendre la digitaline s'élève au moins à 150 ou 200.

Or, à l'exception de trois, chez tous il a constaté un ralentissement plus ou moins considérable des battements du cœur et des artères (p. 48 du travail tiré à part).

A titre de spécimen, l'auteur donne les résultats numériques de 15 de ses observations. La moyenne du pouls, avant l'administration, était de 96. La moyenne du ralentissement a été de 41, par conséquent d'environ la moitié du nombre primitif (96).

Les chiffres représentant le minimum de ralentissement ont été de 12, 14 et 16 (page 50). (Les doses de digitaline, ordinairement administrées par M. Bouillaud, sont de 2, 3 et 4 granules) (2, 3 et 4 milligrammes).

Quant à l'action diurétique, le rapporteur ne l'a vue se manifester que chez un des malades soumis à son observation et encore est-il douteux que l'effet dût être attribué à la digitaline (p. 46).

M. Bouillaud qui avait déjà, antérieurement, constaté l'action antipériodique de la digitale (2), a voulu expéri-

---

(1) Bouillaud, *Bulletin de l'Académie*, t. XV et XVI (1850 et 1851). Commission composée de MM. Rayer, Soubeiran et Bouillaud, rapporteur.

(2) J. Bouillaud, *Clinique médicale de l'hôpital de la Charité*, t. III, p. 236-37.

menter la digitaline sous ce rapport, et il a ainsi guéri assez promptement et sans récidive six à huit malades atteints de fièvres intermittentes. Les doses ont été, dans ces cas, de 4, 6 et 7 granules par jour (pages 52 et 53).

Mais dans la fièvre continue ou inflammatoire, contre laquelle on avait aussi proposé la digitale, celle-ci ne convient nullement (p. 23).

Le rapport ne se prononce pas sur la question de savoir si l'on doit préférer, dans la pratique, la digitaline à la digitale. Toutefois, on y lit les lignes suivantes :

« Maintenant, même en admettant que la digitale, en dépit des expériences souvent répétées du rapporteur, ne possédât pas un pouvoir fébrifuge, ce qu'il y a de bien certain, c'est qu'elle jouit de la propriété de ralentir, de modérer et de régulariser les battements du cœur, et qu'elle agit ainsi, non pas d'une manière secondaire, consécutive, comme l'avaient prétendu divers expérimentateurs, mais d'une manière primitive et immédiate. Une proposition non moins certaine, d'après les recherches consignées dans le mémoire de MM. Homolle et Quevenne, et d'après celles de la Commission, c'est que la digitaline est le principe auquel la digitale doit la précieuse et admirable propriété que nous venons de rappeler, comme le quinquina doit à la quinine la propriété, assurément non moins précieuse et non moins admirable, de guérir les fièvres intermittentes. » (P. 54 des exemplaires tirés à part, et t. XVI, p. 426, du *Bulletin de l'Académie*.)

MM. ANDRAL ET LEMAISTRE.

1852 (1).

M. le professeur Andral, médecin de l'hôpital de la Charité, conjointement avec M. Lemaistre, alors interne dans son service, a voulu aussi étudier l'action de la digitaline.

______

(1) ANDRAL et LEMAISTRE, *Union médicale*, t. VI, n°^s 52 et 53, 1er et 4 mai 1852 ; *Ann. de thérap.* de M. Bouchardat, 1853, p. 124.

Voici l'analyse succincte du travail de ces observateurs :

L'action sur la circulation a été étudiée avec soin, en se mettant en garde contre les causes qui peuvent en général entacher ces essais d'inexactitude. Le pouls était compté plusieurs jours de suite avant l'administration du médicament et par la même personne à plusieurs reprises chaque fois, pour éviter l'influence morale, etc. Ces précautions prises, l'abaissement du nombre des pulsations, sous l'influence de la digitaline, a varié de 4 à 40 par minute.

Cette diminution a atteint les chiffres les plus bas, surtout dans les cas d'affection du cœur où le pouls était régularisé en même temps que ralenti.

L'influence sur la fréquence du pouls a été presque nulle dans les affections fébriles (pleurésie) ; elle a été assez marquée dans deux cas de rhumatisme.

Les auteurs n'ont jamais vu l'irrégularité du pouls produite par la digitaline, ce qui tient peut-être à ce que l'administration de ce médicament n'a pas été longtemps continuée à des doses élevées.

L'action diurétique a été constatée de la manière la plus évidente, en tenant compte de la quantité du liquide ingérée. Le nombre des émissions d'urine dans les vingt-quatre heures, aussi bien que la quantité absolue de liquide rendue pendant ce laps de temps, a augmenté dans quatorze cas sur dix-neuf. C'est surtout dans les maladies du cœur que cette augmentation a été considérable. Ainsi les urines ont été doublées, triplées, et même quadruplées dans les vingt-quatre heures, en même temps que leur densité tombait de 1016-1012 à 1008-1004 et même 1003. La diurèse ne survenait d'ailleurs que le troisième ou le quatrième jour après l'administration du médicament. Elle était bien plus abondante dans le cas d'œdème du tissu cellulaire, qui disparaissait en quelques jours, que dans les hydropisies des cavités séreuses. Dans tous les cas, l'action diurétique était toujours consécutive à l'influence sur la circulation.

19

Les effets sur les centres nerveux se sont manifestés en général lorsque la dose de digitaline s'élevait à 4, 5, ou 6 granules (4, 5, ou 6 milligrammes), ou que le médicament était continué assez longtemps. Ils consistaient en céphalalgie, troubles de la vue, lassitude ou même affaissement profond des forces, sommeil lourd, fatigant, avec rêvasseries ou même rêves effrayants et délire ; d'autres fois, agitation et insomnie. Enfin on a observé, dans d'autres circonstances, une dépression profonde du système nerveux avec tendance aux lipothymies, bouffées de chaleur montant brusquement à la face.

Les phénomènes d'intolérance gastrique ont été à peine observés. Ils consistaient en borborygmes et gonflement du ventre, tiraillements d'estomac, rarement des vomissements, coliques, diarrhée peu abondante, anorexie ; ce n'est qu'à partir de la dose de 4 ou 5 granules qu'on a rencontré ces accidents.

Principales conclusions des auteurs.

1° La digitaline doit être administrée dans les maladies chroniques du cœur, alors que le pouls est élevé et la circulation irrégulière, cette substance ayant la vertu de ramener le pouls à son type normal ;

2° Dans les cas d'hydropisie provenant, soit d'une maladie du cœur, soit d'une altération du sang comme dans l'albuminurie, la digitaline facilite la diurèse et dissipe ainsi les inflammations séreuses.

MM. Andral et Lemaistre ont observé qu'à 2 ou 3 granules par jour (2 à 3 milligrammes), on obtenait presque toujours des effets notables sur la circulation et sur les urines. Quelquefois on est allé jusqu'à 6 et 7 granules dans les vingt-quatre heures; mais presque constamment alors survenaient des accidents d'intoxication, et l'on était obligé de diminuer ou même de suspendre l'usage du remède. Cependant ils ont rencontré quelques exceptions, quant à la tolérance : un jeune malade de quinze ans n'a pu prendre 2 granules sans éprouver de vomissements, tandis que d'autres ont pu en supporter 5, 6 et 7 sans en être incommodés ; l'un d'eux même a pu prendre, pendant plusieurs jours de suite, 10 granules dans les vingt-quatre heures, et un autre en a ingéré un jour jusqu'à 12 sans inconvénients ; mais ce sont là des exceptions. Elles montrent d'ailleurs qu'il faut tâter la susceptibilité du malade dans l'emploi de ce remède. Règle générale : la dose à laquelle on obtient les effets cherchés, et que presque tous les malades peuvent supporter, est de 2 à 3 granules par jour; ce n'est qu'exceptionnellement et avec circonspection que l'on peut dépasser sensiblement cette quantité.

La forme de granules (on sait que ceux-ci sont à 1 milligramme) paraît aux auteurs le moyen le plus simple d'administrer la digitaline.

Les effets de la digitaline comparés à ceux obtenus avec la digitale, dans quelques expériences comparatives, ont été les mêmes, à la différence près d'une plus grande irritation de la muqueuse digestive par la digitale. Aussi les auteurs, en rapprochant cet inconvénient des mécomptes que cette dernière fait souvent éprouver à cause de sa qualité différente suivant la provenance, n'hésitent pas à donner la préférence à la digitaline qui réunit, sous la forme de granules, l'inaltérabilité, un dosage sûr, une administration facile.

M. L. CORVISART (1).

1853.

Digitaline contre la spermatorrhée.

Le travail dont il est ici question n'est plus relatif, comme les précédents, aux maladies contre lesquelles la digitale a été de tout temps employée ; il s'agit d'une affection bien différente, la spermatorrhée.

C'est en quelque sorte par hasard que M. le docteur

(1) L. CORVISART, *Bulletin de thérapeutique*, t. XLIV, 1853 ; et *Union médicale*, n° du 21 avril 1853.

L. Corvisart a été mis sur la voie de ce traitement nouveau de la spermatorrhée. Élève de M. Chomel, c'est en
recueillant l'observation d'un malade traité à la clinique
de ce professeur pour des palpitations de cœur, qu'il crut
reconnaître, pour la première fois, l'action de la digitale
contre le flux séminal, et depuis, deux autres faits sont
venus confirmer ce premier résultat favorable.

Dans le premier cas, il s'agit d'un jeune homme de
vingt ans dont la santé, à la suite d'orgies souvent répétées et d'excès de coït, ne tarda pas à s'altérer. Les digestions étaient devenues lentes ; anorexie, palpitations de
cœur, bouffées de chaleur au visage, éblouissements, tintements d'oreilles, accès de dyspnée la nuit, hallucinations de l'ouïe et douleur précordiale vive suivie de fièvre.
Traité d'abord par trois saignées sans grand succès pour
une prétendue endocardite, le malade entra dans le service de M. Chomel, où, soumis à l'emploi de la digitaline,
il vit rapidement diminuer le nombre des pollutions, qui
revenaient parfois le jour mais surtout la nuit, sans laisser
de traces dans son souvenir. Il quitta l'hôpital après trente-
huit jours, et dans cet espace de temps, il n'a eu que cinq
pollutions, dont une seule en vingt-deux jours.

Dans le second cas, il est question d'un jeune homme de
dix-huit ans, sujet à de fréquentes pollutions nocturnes,
chez lequel un traitement par le camphre avait été sans
succès, et qui n'avait éprouvé qu'une amélioration momentanée par les amers. Traité par la digitaline, à la dose
de 3 milligrammes par jour, les pollutions se suspendirent
après trois jours, et il resta six jours sans en avoir. Le
dix-septième jour du traitement, il eut encore une pollution, et, en somme, il n'eut que cinq pollutions en trente-
quatre jours de traitement, dont les deux dernières furent
séparées par vingt-deux jours d'intervalle. Les forces
avaient reparu et les phénomènes divers (affaiblissement
de la mémoire, douleurs dorsales, etc.), qui avaient suivi
l'apparition des pollutions, s'étaient dissipés.

Le troisième malade était un homme de trente ans, célibataire, affecté depuis l'âge de quatorze ans de pertes séminales se reproduisant par les seuls efforts de la défécation. Depuis quatre ou cinq ans, il avait vu s'affaiblir les forces musculaires, ainsi que la mémoire et la vue; les digestions étaient pénibles. On avait essayé d'abord des bains salins, des frictions sur la colonne vertébrale, plus tard des bains froids et des pilules de cantharides; la maladie avait résisté à tout. Traité par la digitaline, il resta cinq jours sans perte séminale; celles-ci se sont éloignées sous l'influence de ce remède, mais jamais elles n'ont entièrement disparu.

M. le docteur Laroche vient tout récemment de vérifier cette action de la digitaline contre la spermatorrhée. Voici l'observation recueillie par ce praticien :

M. LAROCHE (1).

1854.

Cas de pertes séminales nocturnes, traitées avec succès par l'emploi de la digitaline.

« En tête des maladies sur lesquelles les praticiens ne fixent pas assez leur attention, nous n'hésitons pas à placer les pertes séminales nocturnes. Les accidents nerveux dont souvent elles deviennent la source lui méritent cependant une étude spéciale. La pauvreté de la thérapeutique à l'égard des indications posées pour le traitement de cette maladie est sans aucun doute le principal motif de cette sorte de négligence, il importe donc par des faits répétés de ne pas laisser tomber dans un regrettable oubli les précieuses ressources signalées en ces derniers temps par ce journal (il s'agit du *Bulletin de thérapeutique*). »

OBSERVATION. — « M. X..., jeune homme de dix-huit ans, très grand, mais mince et fluet, m'est présenté il y a quelques mois par son père, pour être traité de pertes séminales nocturnes. Sa maladie, me dit-il, lui était subitement sur-

(1) *Bulletin de thérapeutique*, 1854, t. XLVI.

venue deux mois auparavant. Ce qu'il y avait de plus réel, c'est que, depuis vingt jours, les pollutions n'avaient pas fait défaut une seule nuit. La constitution de ce jeune homme en avait subi de fâcheuses conséquences; ses forces étaient anéanties, l'appétit avait complétement disparu, et le sommeil était troublé par des cauchemars pénibles.

» J'avais lu dans le *Bulletin de thérapeutique* les divers articles sur l'emploi de la digitaline et du lupulin dans les cas de pollutions nocturnes; j'éprouvais donc un certain embarras : de l'extrême pauvreté, nous étions passés à la richesse, puisque deux agents thérapeutiques se présentaient à mon choix. Je me décidai pour les granules de digitaline d'Homolle et Quevenne, que l'on rencontre plus facilement dans les officines de nos pharmaciens. Je n'ai pas eu à me repentir de cette préférence. La nuit même qui suivit l'administration des trois granules conseillés par M. Corvisart, la pollution fit défaut pour la première fois, il en survint une le douzième, puis le trentième jour, et depuis elles ont complétement disparu. Le malade a suivi son traitement pendant quarante-cinq jours.

» Depuis cinq mois, je n'ai pas revu ce jeune homme, et j'ai tout lieu de le croire guéri, car son père, qui connaissait la cause des changements fâcheux éprouvés dans l'état de santé de son fils, me l'eût ramené. L'effet du traitement avait été trop rapide pour que le doute fût possible à l'égard de l'efficacité de l'intervention de la médecine dans ce cas. » (Voy. § VIII, pour des expériences de M. Brughmans au sujet de l'action élective de la digitale sur les organes génitaux.)

M. P. DUROZIEZ (1).

1853.

L'auteur, dans un mémoire couronné par la Faculté de médecine, et dont il a reproduit plusieurs fragments dans sa thèse, avait à examiner : *Jusqu'à quel point et dans*

______
(1) P. Duroziez, *Thèse pour le doctorat.* Paris, 1853, p. 36.

quelles conditions on peut, à l'aide des diverses préparations de digitale pourprée, ralentir les battements du cœur sans porter de troubles soit dans les organes digestifs, soit dans le système nerveux ?

Les observations ont porté sur trente-trois malades atteints, pour la plupart, de maladies organiques du cœur.

Les préparations expérimentées ont été :

La poudre de digitale, l'extrait aqueux et l'extrait alcoolique de cette plante, ces trois préparations sous forme de pilules ; la teinture alcoolique et la teinture éthérée en potions. L'infusion de digitale en tisane ; la même en lavement (0,15 à 0,30 de poudre pour 200 grammes d'eau) ; la poudre de digitale sur la peau dénudée par un vésicatoire (moyen douloureux auquel on a dû renoncer); enfin la digitaline sous forme de granules.

Voici les faits les plus saillants qui ressortent du travail de M. Duroziez :

« La digitaline préparée par MM. Quevenne et Homolle, quand on peut se la procurer, doit être la seule préparation usitée, à cause de sa régularité et de son aptitude moins grande à produire les accidents. La digitaline enfin, dit l'auteur, me semble présenter au médecin les mêmes avantages que la quinine..... On peut presque toujours ralentir et régulariser le pouls d'une manière utile pour le malade, sans porter de troubles sérieux soit dans les organes digestifs, soit dans le système nerveux, en administrant la digitaline à des doses qui doivent varier de 2 à 3 milligrammes dans les vingt-quatre heures, et en s'arrêtant aussitôt qu'on atteint le chiffre normal du pouls, pour reprendre quelques jours plus tard. » (Page 43.)

Si l'on arrive à doubler les doses, ou bien on est promptement arrêté par les accidents gastriques, ou l'on observe des phénomènes d'excitation, le pouls devient irrégulier, ou bien, le pouls restant régulier et devenant très lent, il arrive souvent que le malade n'y trouve aucun profit.

Quant à la période d'excitation primitive signalée par

certains auteurs comme précédant la période de ralentissement lorsqu'on administre la digitale ou ses préparations,
M. Duroziez ne l'a observée ni sur ses malades, ni sur lui-
même, ce qui le porte à se demander si ce ne serait pas là
un effet purement accidentel.

L'auteur a étudié les effets de la digitale sur la respiration, à l'exemple des professeurs d'Alfort. (Voy. art. *Bouley
et Reynal*, § II *bis*.) Il n'est arrivé à aucun résultat dans
le sens indiqué par ceux-ci (ralentissement).

M. Duroziez ne nie pas l'action diurétique, mais il conteste que la manifestation de ce phénomène soit aussi fréquente qu'on l'a dit. Pour son compte, il n'en a pas rencontré d'exemple nettement probant.

M. MANDL.

1854.

Nous avons déjà dit (2ᵉ part., § I; voy. aussi § VIII) que
la digitale avait été appliquée en Angleterre surtout, au
traitement de la phthisie, par de nombreux praticiens, et
qu'ils en avaient retiré des avantages plus ou moins grands.

Nous avons vu que la digitaline elle-même a été employée dans des cas pareils par M. Hervieux, qui est parvenu ainsi à diminuer les souffrances des malades, à leur
rendre du repos.

De son côté, M. le docteur Mandl, dont le nom est très
connu pour ses travaux de médecine divers et surtout par
ses importantes recherches de micrographie, s'est occupé,
depuis longtemps, d'étudier les ressources que peut offrir
la digitaline dans le traitement de la phthisie. L'auteur n'a
point encore publié son travail, mais il a bien voulu nous
communiquer une note indiquant les résultats jusqu'ici
obtenus. Voici cette note :

Parmi les phénomènes si variés de l'innervation que
présentent les phthisiques, un des plus constants est,
d'après mes observations, un état particulier de sommeil
lourd accompagné par des rêves inquiétants, pénibles, de

véritables cauchemars. Sur 150 observations prises dans ma clientèle, ce symptôme s'est présenté dans plus de la moitié des cas. D'autres fois le sommeil est seulement agité et nullement réparateur, sans que le malade ait un souvenir précis des rêves pénibles qu'il a faits. Ces symptômes sont au nombre de ceux qui fatiguent le plus les malheureux phthisiques, déjà si tourmentés par le travail tuberculeux.

Pour combattre ces rêves pénibles, ces cauchemars, j'ai vainement employé les calmants et les narcotiques. Mais ayant eu recours à la digitaline, j'ai obtenu des résultats très favorables. L'emploi de un ou deux granules, pris le soir, fait disparaître comme par enchantement ces rêves inquiétants, même lorsqu'ils persistent depuis plusieurs mois.

Dans les cas où les malades étaient tourmentés par la fièvre, et lorsque celle-ci n'était pas trop violente, j'ai pu aussi, par le même moyen, leur procurer souvent, mais d'une manière moins constante, un sommeil tranquille.

Il est encore un autre genre de maladies des voies respiratoires, dans lequel j'ai tiré bon parti de la digitaline : Je veux parler de l'asthme idiopathique nerveux, ce qui exclut, par conséquent, la présence de toute lésion organique du cœur, du canal intestinal, etc. Deux symptômes principaux caractérisent cette maladie : la dyspnée et la bronchite concomitante et intermittente. Cependant, à mes yeux, l'existence de la bronchite n'est pas absolument nécessaire ; j'ai vu le même malade tantôt affecté d'accès de dyspnée avec du râle concomitant, tantôt affecté de dyspnée seule, sans que l'auscultation permît de découvrir la moindre trace de sibilance.

On sait que ces accès se manifestent de préférence la nuit, qu'alors les malades éprouvent tout d'un coup le besoin immodéré d'air frais, que les Allemands caractérisent par l'expression pittoresque de *faim d'air* (Lufthunger), et que rien n'égale le contentement du malade lorsqu'il se voit, même momentanément, soulagé de ce supplice. Ce soulagement, j'ai pu l'obtenir, dans quelques cas, par la digitaline, donnée progressivement jusqu'à la dose de six granules par jour. Mais, comme je viens de le dire, ce n'est qu'un soulagement, car le traitement radical exige une médication active dont j'exposerai bientôt le mode et les résultats.

L'auteur ajoute qu'il a employé la digitaline avec le même succès chez une jeune dame sujette à des congestions vers le cerveau, ayant le sommeil lourd et troublé par des cauchemars.

Remarque. — Les expériences de M. Hervieux, celles de M. Sandras, de M. Bouillaud, de MM. Andral et Lemaistre, de MM. Corvisart, Laroche, Duroziez, Mandl, ont été faites avec une digitaline qui a toujours été la même (granules de digitaline d'Homolle et Quevenne); par conséquent, nous sommes sûrs que les observations cliniques recueillies par ces différents expérimentateurs ont pour base un médicament identique qui les rend plus facilement comparables entre elles. (Voy., pour la question d'identité de la digitaline, 1re partie, § I, art. *Essai de la digitaline*, et § IV, *Parallèle entre la digitaline et la digitale*.)

Ces expérimentateurs se sont donc trouvés placés dans la condition signalée par Mac-Lean comme étant de la plus grande importance, condition que nous avons déjà citée 1re partie, § IV, p. 111, et qui consiste dans le fait d'avoir une préparation uniforme qui possède toutes les propriétés de la digitale sans s'altérer en aucun temps, que l'on puisse se procurer en toutes saisons. Alors, dit-il, les praticiens feront leurs expériences sur un seul et même remède.

Considérations générales.

Action diurétique.

Si, dans le cours de nos propres observations ou dans celles dont nous avons eu occasion d'être témoins, nous

n'avons vu que rarement des effets diurétiques marqués de
la digitaline, nous devons dire aussi que nous n'avons pas
été plus heureux pour la digitale. Il faut d'ailleurs rappeler
que si certains auteurs ont considéré cette plante comme
étant le diurétique le plus sûr que nous possédions (1),
comme ayant, dans certains cas *spéciaux d'infiltration,*
un effet merveilleux qui semble donner au praticien *la
puissance de commander à la nature* (2) ; — d'un autre côté
et à l'inverse, plusieurs médecins, et entre autres Lettsom,
Alibert, étaient loin d'accorder une grande confiance à ce
médicament dans le traitement des hydropisies, et n'en
ont obtenu, dans leur pratique, aucun effet heureux (3).

Au milieu de ces opinions extrêmes et opposées, et nous
appuyant d'ailleurs sur notre propre observation, nous
serions fort enclins à adopter l'opinion que Richard a
émise à ce sujet en se basant sur les expériences de Guersent père. Voici le passage dont il s'agit : « Malgré toutes
ces assertions (cas de guérison d'hydropisies), nous devons
apporter beaucoup de restrictions à ces éloges donnés à
l'emploi de la digitale dans le traitement des hydropisies.
M. Guersent, en effet, pense que l'expérience ne confirme
pas les heureux effets de la digitale dans toutes les espèces
d'hydropisies ; que ce médicament est souvent sans succès
dans l'ascite qui ne dépend pas de lésions organiques. Il
lui a toujours paru sans effet sensible dans les hydropisies
enkystées. Suivant le même praticien, le véritable triomphe
de la digitale s'observe dans les hydrothorax et les autres
hydropisies consécutives à des lésions organiques du cœur
et des gros vaisseaux, qu'elle fait temporairement disparaître (4). »

(1) Mérat et Delens, *ouv. cit.,* t. II, p. 644. Vacca Berlinghieri, cité
par Bidault de Villiers, p. 45.

(2) Barbier, *ouv. cit.,* p. 367.

(3) Citation de Mérat et Delens, et Alibert, *Eléments de thérap.,* t. I,
p. 453 (1826).

(4) Richard, *Dict. de méd.* en 21 vol., art. Digitale, t. VII, p. 62.

Telle doit être aussi la manière de voir de M. Cruveilhier, comme l'atteste le passage suivant : « Alibert a formellement nié les propriétés curatives de la digitale dans les hydropisies, et le jugement de ce praticien semble avoir été accepté généralement sans appel. Cependant il est un certain nombre de faits dans la science qui infirment cet arrêt trop absolu. » L'auteur rapporte ensuite l'observation d'un homme atteint de gêne de la respiration, de forte oppression, que la saignée, les ventouses, les vésicatoires ne soulagèrent que très peu, mais chez lequel l'usage de l'infusion de digitale produisit une diurèse abondante, puis la guérison (1).

Parmi les nombreux auteurs anglais qui se sont occupés de la digitale, il en est un, Ferriar, dont le jugement, quant à l'inconstance d'action de la digitale sur les reins, se rapproche beaucoup de celui porté par Guersent et adopté par Richard. Cet observateur considère l'effet diurétique de cette plante comme plus incertain que celui de quelques autres remèdes ; cependant il observe : Qu'il ne faut pas la négliger dans l'hydropisie. « Il y a des constitutions sur lesquelles elle exerce, dit-il, une action puissante et immédiate en augmentant le flux des urines, et ses succès sont tellement rapides, qu'ils étonnent et les malades et les assistants (2). »

Conclusion sur l'action diurétique de la digitale et de
la digitaline.

Si les citations que nous venons de faire renferment bien l'expression de la vérité, et nous sommes disposés à le croire, il faudrait admettre que la haute opinion de quelques observateurs sur l'action diurétique de la digitale tient à ce qu'ils auront rencontré une série de cas où cet effet a été très marqué. Cette plante, semblable en cela,

(1) Cruveilhier, *Bulletin de thérapeutique*, t. XXVI, p. 288 (1844).
(2) Ferriar, *Bibliothèque thérapeutique de Bayle*, t. III, p. 288.

du reste, à tous les médicaments diurétiques, ne porterait, que dans certaines conditions encore mal connues, son action sur les reins.

Rien dans notre expérience ne nous porte à croire que la digitaline soit plus inconstante, sous ce rapport, que la plante elle-même. En effet, si des praticiens ont été assez heureux pour rencontrer, d'une manière que nous croyons exceptionnelle, une série de faits propres à expliquer les merveilleux éloges qu'ils ont donnés à la digitale comme diurétique, ne pouvons-nous pas, en tenant compte du peu de temps écoulé depuis la découverte de la digitaline, mettre en parallèle les observations de M. Hervieux, celles de MM. Andral et Lemaistre, ainsi que les cas observés par nous.

Nous nous croyons donc fondés à dire que la digitaline ne le cède pas à la plante entière comme diurétique, et qu'on peut lui appliquer, dans toute leur force, les paroles de Ferriar : « il y a des constitutions (il faudrait ajouter, et des cas pathologiques) sur lesquelles elle exerce une action puissante et immédiate... »

L'état d'hydropisie paraît favorable à la manifestation de l'action diurétique.

Enfin, il faut dire encore que l'on considère généralement l'état d'infiltration comme favorable à la manifestation de l'effet diurétique.

Ainsi, Kluyskens croit que la digitale est diurétique seulement quand il y a hydropisie, et que, dans l'état de santé, elle ne l'est pas (1).

Vassal émet aussi cette opinion, d'après sa propre pratique (2).

M. Strohl fait une remarque de ce genre à la fin de son mémoire. On sait, dit-il, que l'infiltration est presque

(1) Citation de M. Sandras, *Bulletin de thérap.*, t. V, p. 165.
(2) VASSAL, *Dissertation sur la digitale*, 1809, p. 92.

nécessaire pour déterminer la puissance diurétique d'une substance (1).

L'action diurétique peut avoir lieu aussi dans l'état de santé.

On n'est pas néanmoins autorisé à admettre que l'infiltration soit absolument nécessaire pour que l'effet diurétique se produise:

Puisque Joerg, qui expérimentait la digitale sur des sujets bien portants, constate « que chez toutes les personnes soumises à l'expérience, à l'exception d'une seule, elle (la digitale) a occasionné, même à petites doses, une augmentation très marquée de la quantité d'urine (2); »

Puisque Hutchinson, expérimentant sur lui-même en bonne santé, mentionne dans trois essais différents l'action sur les reins (3).

Mais il est probable, d'après le dire des auteurs, que la digitale, tout en offrant la chance d'une action diurétique sur l'homme sain ou atteint d'une maladie sans infiltration, présente cependant plus de probabilités de succès lorsque le malade est atteint de certaines hydropisies.

(Voy., pour nos expériences physiologiques à ce sujet, § II, p. 206 et 214, art. 12 et 13; voy., pour la même action chez les chevaux, § II *bis*, art. *Bouley et Reynal, Delafond et Dupuy;* et pour les observations cliniques, § V.)

Action sur la circulation.

L'action de la digitale sur le cœur est plus marquée, suivant certains auteurs, chez les personnes affectées de maladies des organes de la circulation.

De même que certains observateurs ont pensé que la digitale avait une action diurétique plus prononcée dans certains cas de maladie, quelques auteurs ont fait la même

(1) STROHL, *loc. cit.,* p. 292.
(2) JOERG, *loc. cit.,* p. 108 (voy. 2ᵉ part., § I, div. B).
(3) HUTCHINSON, *loc. cit.*   (*ibid.*).

remarque quant à l'action sur le système circulatoire.

« Cette lenteur des mouvements artériels, dit M. Barbier en parlant de l'action de la digitale , se remarque plutôt lorsque ceux-ci ont actuellement un rhythme morbide ; elle est plus visible chez les personnes qui ont le cœur dans une disposition pathologique, qui éprouvent des palpitations (1). » Notons bien que M. Barbier ne dit pas que l'état de maladie soit une condition nécessaire et indispensable, mais seulement une circonstance favorable à la manifestation du phénomène. Il est possible, en effet, que les choses se passent ainsi ; mais dans l'état physiologique, l'abaissement du pouls peut aussi avoir lieu sous l'influence de la digitale , d'une manière prononcée , comme le prouvent nos expériences et surtout celles de Hutchinson, où l'on voit un exemple de pulsations réduites une fois de 60 à 28 (voy. p. 164).

Exemple supposé pour l'action de la digitale sur la circulation.

On conçoit, du reste, que la manifestation de l'effet de la digitale sur la circulation se fasse d'une manière très différente dans l'état morbide ou dans l'état physiologique.

Supposons un homme chez lequel le pouls , de 60 à l'état normal, ait été porté à 120 par l'effet de la maladie, et auquel on administre de la digitaline ou de la digitale. Il peut arriver alors qu'on voie tomber le nombre des pulsations à 100, 90, 80, et successivement jusqu'à 55, et cela avec un concours de circonstances tel, que cet effet doive surtout être rapporté au médicament. Eh bien ! le médecin, prenant pour point de départ le nombre des pulsations à l'état pathologique , le seul qu'il soit en général appelé à constater, verra là un abaissement de plus de moitié (65); tandis que le physiologiste , expérimentant sur la même

(1) BARBIER, *ouv. cit.*, t. III, p. 358.

personne bien portante, n'eût trouvé qu'un abaissement de 5 pulsations.

Ainsi on arrive dans ces deux cas à un chiffre d'abaissement qui, tout en restant le même, a une valeur très différente relativement au point de départ.

Nous ajouterons même que si les trois sujets sur lesquels nous avons fait nos expériences n'eussent pas été soumis à un genre de vie et à un régime des plus réguliers, s'ils fussent restés chacun dans les conditions ordinaires de sa vie, il est très probable que les causes naturelles et immanquables alors de variation dans le nombre des pulsations, eussent été plus que suffisantes pour jeter de la confusion dans nos résultats, et nous empêcher de distinguer les effets de l'agent modificateur.

Nous nous servons de moyennes pour établir nos points de comparaison.

Nous devons encore faire observer, au sujet de la disposition de nos tableaux (relatifs au § II, et qui se trouvent à la fin du mémoire) et à la manière dont nous établissons les points de comparaison, que nous ne nous appuyons que sur les moyennes, c'est-à-dire sur des nombres composés, dans les éléments desquels entrent nécessairement des chiffres plus ou moins forts qui viennent élever cette moyenne; tandis que les auteurs des observations thérapeutiques, prenant pour point de départ l'état pathologique, qui entraîne presque toujours une élévation dans le nombre des contractions du cœur, ont dû se contenter, et se sont en effet contentés souvent, de représenter les pulsations par des chiffres isolés, sans se préoccuper d'une moyenne qui n'eût pas toujours eu de signification dans les conditions où ils étaient placés. Or dans ce mode d'exposition des résultats, le lecteur est naturellement conduit, pour juger de l'abaissement, à prendre les chiffres les plus bas. Si l'on cherche ainsi les minimum trouvés par nous,

on en rencontre un à 42 (*premier tableau récapitulatif de
1ʳᵉ série*, 10 août); on en voit quelques autres à 46, 48,
et un bien plus grand nombre dans les limites de 50 à 55 :
chiffres qui concordent avec ceux que l'on trouve dans les
observations des auteurs.

*La digitale et la digitaline ne sont pas les seuls remèdes
auxquels on puisse adresser le reproche d'inconstance
d'effet.*

Si l'action de la digitale et de la digitaline sur les reins
est peu constante; si l'effet sur les organes de la circulation, quoique infiniment plus certain, trompe cependant
quelquefois l'attente du praticien, est-ce un motif pour les
rejeter du domaine de la thérapeutique?

Ne faut-il pas plutôt se rappeler que ce défaut de constance absolue, qui dépend non seulement des différences
d'âge, de tempérament, des idiosyncrasies, mais aussi des
variations dans la nature même de l'état pathologique, se
présente malheureusement pour tous les médicaments, et
qu'il n'en est pas un seul, même parmi ceux que l'expérience universelle a proclamés comme héroïques, dont
l'action ne puisse faillir par quelques unes de ces causes.

Entre les bons et les mauvais médicaments, c'est donc
toujours une question de plus ou de moins. Pour établir la
valeur d'un agent thérapeutique, il s'agit de savoir, non
pas s'il a quelquefois échoué, mais si le nombre des succès
l'emporte de beaucoup sur les cas de non-réussite.

Or, si la digitale, médicament variable dans sa constitution, a pu montrer une efficacité assez soutenue ponr qu'on
lui conserve une place honorable dans la matière médicale; si, contre une voix qui s'est élevée pour la dépré-
cier, comme le dit Bidault de Villiers (1), beaucoup se

(1) Bidault de Villiers fait allusion, dans ce passage, à Lettsom, dont
l'opposition avait pour objet l'action diurétique. Il faut remarquer, avec
le premier auteur, que cette opposition date des premiers temps de l'em-

sont fait entendre pour la préconiser (1) ; si trois quarts de
siècle après qu'elle a été introduite dans la thérapeutique (2), on a pu encore la qualifier des noms de « merveilleux médicament (3), de remède héroïque (4) ; » à plus
forte raison pensons-nous que la digitaline, principe que
l'on peut, avec des soins convenables, obtenir identique et
dans un état de fixité toujours le même, subira avec avantage cette épreuve du temps.

ploi de la plante en médecine (1788), alors que l'on n'en connaissait encore
d'une manière positive ni les doses, ni les indications. (BIDAULT DE VIL-
LIERS, p. 15, 106 et 112.)

Il y a eu depuis, Alibert, qui a mis en état de grande suspicion cette
même vertu diurétique, comme nous l'avons déjà dit, et quelques autres
observateurs qui n'ont eu qu'une confiance très limitée dans la vertu de
la digitale comme modérateur de la circulation. Laënnec se trouve au
nombre de ces derniers. (*Rapport de M. Bouillaud sur la digitaline,*
p. 15 ; et *Traité des maladies du cœur,* du même auteur, 2ᵉ édition, t. II,
p. 591.) Nous avons déjà parlé de ces circonstances p. 149.

(1) La digitale a même eu les honneurs de la poésie. Ainsi Darwin
exprime dans les vers suivants le secours apporté par la déesse Hygie à
un malade atteint d'hydropisie :

> A ces cris déchirants parvenus jusqu'aux cieux,
> Hygie à l'instant quitte et son trône et les dieux ;
> Et, de la digitale empruntant la parure,
> Les deux joues de rubis, le cou blanc, la coiffure,
> Elle accourt. . . . .
> . . . . et sur son teint flétri
> Répand de la santé le brillant coloris ;
> A son corps monstrueux rend les formes humaines.

>   (DARWIN's, *Botanic garden,* part. II, cant. II, p. 107 of
>   the IVth ed. — Traduction de Bidault de Villiers, *ouv.
>   cit.,* p. VII.)

(2) Nous comptons seulement de l'époque où l'on a découvert ses propriétés diurétique et sédative, ce qui eut lieu de 1770 à 1775. (Voy. *Historique,* 2ᵉ part., § I.)

(3) BOUILLAUD, *Traité de nosographie médicale,* t. III, p. 473.

(4) DEBREYNE, *Bulletin de thérapeutique,* t. XXIII, 1842, p. 414.

Le nombre des pulsations n'est pas la seule chose à considérer.

Dans les considérations qui précèdent, nous avons surtout parlé du nombre des pulsations; nous avons insisté (2e part., §I, div. B) sur cette question de savoir si la digitale produit ou non un effet primitif d'accélération, parce qu'il nous a semblé que la confusion qui règne à ce sujet ne contribuait pas peu à jeter de l'incertitude et de l'hésitation dans l'esprit des praticiens relativement aux indications que ce médicament est propre à remplir.

Mais il ne faudrait pas supposer que nous avons pensé que là fût toute la question; il y a à examiner, outre le nombre des pulsations, leur rhythme, leur degré de force, leur régularité, etc.; circonstances dont le concours réuni détermine la manière dont se fait la circulation du sang.

D'ailleurs, outre la circulation et la sécrétion urinaire, qui sont les deux principales fonctions en vue desquelles on administre ordinairement la digitale; outre l'action sur les centres nerveux, dont nous n'avons dit que quelques mots, il y a aussi à examiner l'action altérante ou de résorption interstitielle, qui paraît jouer un grand rôle dans les effets de ce médicament; l'action sur les sécrétions autres que l'urine, comme la sueur, la salive peut-être, derniers genres d'action d'une faible importance sans doute, mais que l'on trouve mentionnés à propos de la digitale.

C'est probablement à ces influences sur d'autres fonctions que la circulation et la sécrétion urinaire, qu'il faut rapporter ces soulagements, *quelquefois prompts et notables*, que l'on a de temps à autre l'occasion d'observer pendant l'administration de la digitale, bien que l'on ne puisse constater aucun changement appréciable dans le pouls, et que celui-ci paraisse, comme le dit Debreyne (1), aussi irrégulier, aussi inégal et intermittent qu'avant le

<hr>

(1) DEBREYNE, *Bulletin de thérapeutique*, t. XXIII, p. 416.

traitement. Enfin il y a, comme nous l'avons dit, à préciser les indications et les contre-indications de son emploi.

Résumé.

1° Les expériences de MM. Hervieux, Strohl, Sandras, Andral et Lemaistre, P. Duroziez, celles de la commission de l'Académie, confirmatives des nôtres, permettent de conclure que l'action thérapeutique de la digitaline est de même nature que celle de la digitale.

2° La digitaline n'est pas seulement égale à la digitale, elle lui est préférable, à cause de sa tendance moins grande à produire des vomissements, et cela indépendamment des considérations relatives à l'identité, à la fixité, développées § IV de 1re partie.

3° Il ressort des considérations que nous venons de présenter que si l'action de la digitale et de la digitaline sur la circulation est évidente, la puissance modératrice de ces agents n'est pas telle, qu'on puisse toujours et quand même voir tomber considérablement le nombre des pulsations, et qu'il ne faut pas dédaigner d'emprunter le secours du repos de corps et d'esprit, d'un régime sévère, d'une alimentation choisie et des autres moyens appropriés à l'état du sujet en traitement.

4° Il est d'ailleurs juste d'observer que dans nos expériences physiologiques (§ II), nous avons pris des moyennes pour base de notre appréciation, tandis que les auteurs des observations thérapeutiques ne donnant souvent que des chiffres isolés, le lecteur est naturellement conduit à prendre les nombres les plus bas pour point de comparaison. Or, si l'on recherche ainsi le minimum sur nos tableaux, placés à la fin du mémoire, on en trouve de 55, 50, 48, 46, 42, et qui sont dès lors comparables à ceux des auteurs.

5° Il est utile d'établir, quant à l'action de la digitale sur la circulation, comme quelques auteurs l'ont fait pour l'action diurétique, une distinction entre l'état physiologique et celui de maladie, distinction admise, d'ailleurs, pour la plupart des médicaments.

Toutefois, il est prouvé par l'expérience que, dans l'état physiologique, le nombre des pulsations peut s'abaisser fortement sous l'influence de la digitale. On en a un exemple frappant dans les expériences de Hutchinson, où il a été amené de 60 à 28 (p. 164).

6° Les observations de M. Hervieux, de MM. Andral et Lemaistre, les nôtres à nous-mêmes, tendent à prouver que la digitaline, envisagée comme agent diurétique, présente autant de chances de succès que la digitale, laquelle offre une action quelquefois très prononcée, mais incertaine, comme du reste tous les diurétiques jusqu'ici connus.

Il est probable que certains états pathologiques sont favorables à la manifestation de ce phénomène, mais on ne peut pas admettre que ce soit une condition absolument nécessaire, les annales de la science fournissant des exemples d'effet diurétique constaté à l'état physiologique par des auteurs divers.

§ VII. — ACTION DE LA DIGITALE ET DE LA DIGITALINE SUR DIVERS ORGANES OU FONCTIONS, ENVISAGÉE AU POINT DE VUE THÉRAPEUTIQUE ET PRATIQUE.

Nous avons vu que les organes sur lesquels se font particulièrement sentir les effets de la digitale et de la digitaline sont : 1° ceux de la circulation ; 2° ceux de la digestion ; 3° les reins ; 4° les centres nerveux.

En considérant isolément chacun de ces effets, on est conduit à préciser avec plus de certitude les applications thérapeutiques qui en découlent.

Action sur la circulation.

L'action que la digitale et la digitaline exercent sur les organes de la circulation est la plus remarquable et la plus importante de toutes. Elle est aussi la plus constante. Il est rare, en effet, qu'un malade, mis à l'usage de l'une de ces préparations, à dose convenable, n'en ressente pas bientôt les effets sous ce rapport.

Souvent, dès le lendemain de l'administration, le pouls est déjà influencé, et les jours suivants il le devient davantage. Le maximum d'effet est en général atteint après huit, dix ou quinze jours. M. Hervieux (1) estime aussi que ce maximum est atteint au bout de un ou deux septénaires.

Cette action se traduit ordinairement par une diminution dans le nombre des contractions du cœur et des pulsations artérielles ; rarement, avons-nous dit, il y a de l'accélération, et celle-ci, alors qu'elle a lieu, ne persiste pas ordinairement : elle est plus ou moins promptement suivie du ralentissement des pulsations, qui sont amenées, comme dans le premier cas, au-dessous du chiffre normal.

Quant aux autres caractères du pouls, comme le degré de force, la régularité, la dureté, la souplesse, etc.., on trouve beaucoup de variations à cet égard.

L'action de la digitale sur la circulation se continue non seulement pendant tout le temps de l'administration du remède, mais persiste au delà du terme de celle-ci, ou même quelquefois devient plus prononcée à partir de ce moment. Cette persistance, dont nous ne pourrions pour 'instant assigner au juste la durée, peut se faire sentir plus de dix jours encore après qu'on a cessé l'usage du remède. Ayant déjà parlé longuement de cette circonstance (2e part., § II), nous n'en dirons rien de plus ici.

L'économie ne paraît pas susceptible de s'accoutumer à

____

(1) *Loc. cit.*, t. XVII, p. 168.

cet effet de la digitale, et celle-ci continue d'exercer son action sans qu'il soit besoin, comme pour beaucoup d'autres médicaments, d'en augmenter la dose lorsqu'on en prolonge l'usage chez un malade. Bidault de Villiers (p. 52) admet même que l'action de la digitale, considérée en général, va en augmentant, et que l'organisme, loin de s'y habituer, devient au contraire plus impressionnable par l'usage longtemps continué de ce remède.

Tout ce que nous avons vu par nous-mêmes pour la digitaline, nous autorise à croire qu'il n'y a sous ce rapport ni augmentation ni diminution : son action sur l'économie persiste toujours au même degré, à la condition de ménager convenablement les doses, sans aller jusqu'à provoquer l'irritation gastro-intestinale, cas dans lequel on comprend que la susceptibilité organique soit pervertie.

Ainsi qu'on a pu le voir (§ II *bis*), d'après les expériences de MM. Bouley et Reynal, la digitale à dose toxique provoque chez les chevaux des phénomènes primitifs d'excitation et l'accélération des contractions du cœur, tandis que, à dose thérapeutique, elle ne détermine que des effets de sédation.

L'action sur la circulation proprement dite nous paraît être la même dans la digitaline et dans la digitale, administrées à doses correspondantes.

Les doses de digitaline nécessaires pour agir sur la circulation sans irriter les voies digestives sont généralement de 1 à 4 milligr. Il est rare de rencontrer des personnes qui ne puissent supporter facilement ces quantités : il s'en trouverait plutôt chez lesquelles on pourrait les dépasser.

Action sur l'estomac et les intestins.

La digitale et la digitaline, surtout lorsqu'on les administre à dose un peu élevée, ont une grande tendance à produire des signes d'irritation sur les voies digestives, comme tiraillements d'estomac, nausées, coliques ; et même, si l'on force les doses, des vomissements et quelquefois de la diarrhée : c'est-à-dire un effet *émétique* ou *éméto-cathartique*. Il ne paraît pas que cette action soit uniquement locale, comme quelques auteurs l'ont pensé (1), puisque l'infusion de digitale, la solution de digitaline, déposées dans le tissu cellulaire ou injectées dans les veines (v. § II *bis*, expériences de MM. Bouchardat et Sandras et de M. Stannius), peuvent aussi produire des vomissements ou des selles (voir aussi à ce sujet Orfila, *Traité de toxicologie*, 4ᵉ édit., t. III, p. 410).

Cette propriété, on ne peut se le dissimuler, constitue un grand inconvénient attaché à l'usage de ce médicament : inconvénient que l'on peut cependant, hâtons-nous de le dire, éviter chez certaines personnes et diminuer considérablement chez d'autres, en graduant les doses avec beaucoup de soin, surveillant attentivement l'usage du remède, et s'arrêtant au moment où les signes d'*intolérance* viendraient à se montrer.

Du reste, cette action nuisible nous a semblé plus facile à éviter avec la digitaline qu'avec la digitale ; telle est aussi l'opinion de MM. Andral et Lemaistre (voy, § VI). Ceci nous paraît tenir à deux causes : 1° à la fixité plus grande du médicament qui en rend le dosage plus sûr, et permet de mieux le graduer suivant les exigences de chaque jour ; 2° à l'absence de principes nauséeux (huile essentielle, acide antirrhinique), de sorte que les malades mis à l'usage de la digitaline, n'éprouvent pas la répulsion que la digitale et ses préparations pharmaceutiques exercent à des degrés divers, par l'intermédiaire des sens, sur l'organe digestif. En effet, l'odeur et le goût de celle-ci, nous l'avons maintes fois éprouvé sur nous-mêmes, ont une grande tendance à faire apparaître les vomissements lorsque l'estomac commence à être fatigué de ces médicaments ; tandis que si l'on emploie la digitaline, cet effet

____

(1) Mérat et Delens, *Dict. de mat. méd.*, t. II, p. 641.

sympathique ou plutôt de répulsion est absolument nul.

Cet avantage offert par la digitaline est d'autant plus important, que fort souvent c'est au moment où les phénomènes d'intolérance sont sur le point d'apparaître que l'action sur la circulation est plus marquée. De sorte que l'on pourrait poser comme précepte, dans l'administration de ce remède, d'élever les doses jusqu'à ce que l'effet d'irritation des voies digestives soit sur le point d'apparaître, mais en ayant grand soin de s'arrêter avant qu'il soit survenu ; c'est un écueil qu'il faut sans cesse côtoyer, sinon sans le toucher, du moins sans s'y heurter trop fortement. Avec un peu d'habitude, on parvient généralement à saisir cette juste limite, d'après les indices fournis par les signes précurseurs, dont nous indiquerons l'ensemble § IX.

L'accoutumance ne nous paraît guère plus exister pour cette propriété de la digitale, que pour l'action sur la circulation. En effet, nos chiens, sur lesquels nous avons longuement expérimenté, comme on l'a vu, ne nous ont pas semblé avoir moins de tendance à vomir à la fin qu'au commencement de nos essais. Il est vrai que c'est peut-être là un de ces cas où il n'y a pas lieu de conclure de l'animal à l'homme. On sait, en effet, avec quelle facilité ces animaux vomissent : à la moindre cause irritante, au moindre embarras éprouvé par l'estomac, celui-ci se débarrasse de son contenu. L'homme vomit moins facilement, il faut chez lui des causes plus puissantes pour provoquer ce phénomène, et il ne serait pas impossible, par suite, qu'il eût plus de disposition à l'accoutumance en fait de vomitifs.

Si nous invoquons le témoignage de notre propre expérience au sujet de cette action de la digitaline sur l'homme, il ne peut guère nous éclairer à ce sujet, attendu que depuis bien des années, l'habitude que nous avons acquise de graduer convenablement les doses, et de toujours les maintenir au-dessous de la limite où se produirait l'irrita-

tion gastro-intestinale ne devait pas nous mettre à même
de suivre ce phénomène chez les malades; et quant à la
personne qui fait le sujet de notre première série de tableaux (fin du mémoire), elle paraît avoir toujours conservé
le même degré de susceptibilité gastrique, qui est remar-
quablement développé chez elle.

Généralement, si dans l'administration de la digitaline,
on dépasse 4 ou 5 milligrammes, et qu'on l'élève à 6, 8
ou 10, on ne tarde pas à voir apparaître les vomissements
et les selles ou des phénomènes nerveux. On ne rencontre
que peu de sujets qui puissent supporter ces dernières
doses sans inconvénient, et il faut mettre d'autant plus de
circonspection à les prescrire que l'on voit quelquefois
l'action éméto-cathartique, et surtout les vomissements
survenir brusquement, d'une manière en quelque sorte
explosive, et sans avoir été annoncés par les signes précurseurs ordinaires. On n'a presque jamais à redouter
pareil inconvénient en ne dépassant pas 4 milligrammes,
du moins nous n'en avons vu jusqu'ici aucun exemple
par nous-mêmes.

Mais nous devons dire cependant que l'on rencontre
parfois des sujets chez lesquels les phénomènes d'intolérance ou d'intoxication apparaissent à de bien plus faibles
doses.

Ainsi Vassal (XVIII° obs., p. 90 de l'ouv. cité) rapporte
l'exemple d'un homme âgé de cinquante-deux ans, mis à
l'usage de la poudre de digitale à la dose de 0,15 par vingt-
quatre heures (équivalant à environ 1 1/2 milligramme de
digitaline). Dès le troisième jour il s'était produit des accidents, et comme on n'en continua pas moins d'administrer
le médicament, ceux-ci ne firent que s'accroître; il y eut
de fréquents vomissements, du délire, des illusions d'op-
tique extraordinaires. La suppression du médicament,
l'usage des toniques ne tardèrent pas à rétablir le calme.

M. Bataille a rencontré une femme qui ne pouvait
prendre à la fois un milligramme de digitaline plusieurs

jours de suite sans voir apparaître des phénomènes d'intolérance, et ce n'est qu'en administrant la dose de 1 milligramme en deux fois chaque jour que le médicament put être supporté. La malade en éprouva d'ailleurs un grand bien (*Ann. de thérap.* de M. Bouchardat, 1850, p. 118, et communication à la Société médico-pratique).

De ce fait que l'économie est réfractaire à l'accoutumance relativement à la digitale et à la digitaline, il ressort deux conclusions au point de vue pratique.

1° On a peu à craindre de voir l'efficacité du remède s'affaiblir, s'user promptement, comme pour l'opium par exemple.

2° On n'a pas besoin, après quelque temps d'usage du remède, d'en élever les doses.

3° Il est rationnel, cependant, de rendre l'usage du remède intermittent, par suite de cette considération que l'action de la digitale et de la digitaline persiste, s'accroît même après le temps de l'administration (§ II), et que dès lors il y a tout avantage à laisser des temps de repos au malade.

Quand les phénomènes d'irritation ou d'intoxication causés par la digitale ou la digitaline ont été portés à un haut degré, ils peuvent persister longtemps, et il est possible que l'économie s'en ressente encore huit ou dix jours après l'accident, comme le 5ᵉ tableau récapitulatif de la 1ʳᵉ série (fin du mémoire) nous en offre un exemple, ou même davantage. (Voy. aussi expériences de Hutchinson, 2ᵉ part., § I, div. B, et observations de M. Leroux, § II, div. B, art. *Action éméto-cathartique, remarques*) (1). Aussi ne peut-on trop recommander la circonspection lorsqu'il s'agit d'administrer de fortes doses de ce remède.

Ajoutons d'ailleurs que depuis que le dosage de la digitaline est bien connu, les exemples d'intolérance ou d'ac-

____

(1) Voyez aussi l'exemple d'intoxication publié par M. Oulmont, et rapporté un peu plus loin dans ce paragraphe, p. 321.

tion éméto-cathartique, etc., sont devenus très rares. Nous venons de dire (voy. aussi § II, art. *Action éméto-cathart.*) que depuis des années, l'habitude par nous acquise de ce dosage nous avait pour ainsi dire privés de l'occasion d'observer ces accidents. Aujourd'hui et par la même raison, on n'en voit pas plus d'exemples dans les hôpitaux. Ainsi, chez MM. Bouillaud, Andral, Cruveilhier, Rayer, Briquet, etc., chefs de service qui prescrivent fréquemment la digitaline, et à la visite desquels nous avons souvent assisté, les accidents survenus à la suite de l'administration de ce médicament sont tout aussi inconnus. Si par hasard il se présente un malade offrant quelques signes précurseurs d'intolérance, on diminue la dose ou l'on suspend l'usage du remède, et le malade revient promptement à son état antérieur.

Action sur la respiration.

Nous avons dit (§ II *bis*) que MM. Bouley et Reynal, Delafond et Dupuy, avaient observé chez les chevaux un ralentissement notable de la respiration sous l'influence de la digitale administrée à dose thérapeutique. Dans l'observation rapportée par les deux premiers auteurs (p. 122 et suiv.), on voit les mouvements respiratoires descendre de 16 à 13, 10 et jusqu'à 6.

Mais il ne paraît pas que cette action soit aussi manifeste, à beaucoup près, sur l'homme. En effet, M. Joret, qui a essayé de se rendre compte des effets de la digitale sous ce rapport (2e part., § I, div. B), a observé quelquefois de l'accélération, plus souvent un léger ralentissement ; en somme, l'influence sur la respiration ne semble pas avoir été très clairement démontrée à l'auteur.

M. Duroziez (1) a examiné cette action, dans ces derniers temps, sur des sujets atteints de maladies organiques du cœur ; il n'est arrivé à aucun résultat dans le sens des professeurs d'Alfort (voy. § VI).

(1) Durozier, *ouv. cit.*, p. 44.

De ces observations diverses, il nous paraît résulter que l'action de la digitale sur la respiration n'est point aussi prononcée chez l'homme que chez certains animaux.

Du reste, il est naturel de penser qu'à la suite du ralentissement des battements du cœur par la digitale ou la digitaline, il puisse y avoir une diminution dans le nombre des respirations, mais alors ce serait un effet secondaire de la modification imprimée à la circulation.

Action diurétique et action élective sur les organes génitaux.

Nous avons dit que l'action diurétique n'est constante ni dans la digitale ni dans la digitaline.

La science présente aujourd'hui un assez grand nombre d'exemples très authentiques de diurèse abondante survenue sous l'influence de l'administration de la digitaline. Celle-ci serait donc tout aussi efficace sous ce rapport, que la digitale.

En général, l'action diurétique, si elle doit avoir lieu, ne se fait guère attendre, et on la voit apparaître dès les premiers jours de l'administration de la digitale, rarement au delà du huitième (1).

Avec la digitaline, nous avons vu pareillement les effets se produire les 1er, 2e, 3e, 4e ou 5e jours, sous l'influence de doses portées seulement à 3 et 4 milligr. (Voy. § V, 2e et 5e obs., et § VI, art. de M. Hervieux et de MM. Andral et Lemaistre.)

Quelques personnes ont émis l'opinion que la digitale ne possède point, par elle-même, d'action sur les reins, et que les effets diurétiques qui peuvent suivre son administration ne sont que le résultat du rétablissement de l'équilibre dans les fonctions sous l'influence du médicament, rétablissement à la faveur duquel les liquides reprendraient leur cours naturel. Nous avons dit que Joerg et

____

(1) Vassal, p. 16 et 86.

Hutchinson ayant constaté un effet diurétique de la digitale sur eux-mêmes et sur d'autres personnes dans l'état de bonne santé, force est bien d'admettre une action diurétique spéciale dans cette plante, tant que la valeur de ces faits n'aura pas été annulée par des expériences négatives suffisamment répétées. (Voy. § I, div. B, les articles consacrés à ces deux auteurs, et § VI, art. *Considérations générales.*)

Lorsqu'une fois il a été prouvé, par un premier essai, que l'action diurétique peut avoir lieu chez un hydropique, il semble que ce même malade sera toujours apte à éprouver les effets du remède, du moins on est porté à le croire d'après plusieurs exemples d'action réitérée du médicament consignés dans les ouvrages. Entre autres exemples de ce genre, on trouve, dans Vassal, l'histoire d'une femme de quarante-trois ans atteinte d'hydrothorax, chez laquelle l'hydropisie s'étant renouvelée sept fois en quatorze mois, la digitale fut toujours employée avec le même succès et réussit constamment à évacuer les eaux en six ou huit jours. Pendant l'usage de ce médicament, qui était administré en poudre à la dose de 15 à 50 centig. par jour, la malade rendit une fois jusqu'à 11 litres d'urine en 24 heures (1).

D'après les observations de M. L. Corvisart, de M. Laroche, rapportées § VI, et celles de M. Brughmans, qui se trouvent au § VIII, la digitaline et la digitale exercent une action spéciale sur les organes génitaux.

Chacun des expérimentateurs a guéri, à l'aide de ces médicaments, des malades affectés de pertes séminales.

Selon M. Brughmans, il faudrait considérer la digitale comme ayant une action élective hyposthénisante sur les organes génitaux, action très prononcée et qui trouverait son application dans les cas où il y a phlogose vers ces parties (voy. § VIII).

(1) Vassal, XIVᵉ observation, p. 74.

Cette action de la digitale et de la digitaline, soit contre les pertes séminales, soit comme hyposthénisante des organes génitaux, se produirait aux doses ordinaires de ces médicaments, c'est-à-dire à 0,30 ou 0,40 pour la digitale, et à 3 ou 4 milligrammes pour la digitaline (3 ou 4 granules).

Action sur les centres nerveux.

L'action de la digitale sur les centres nerveux doit se diviser en deux ordres très différents, quant aux résultats thérapeutiques.

1° Dans quelques cas très rares et mal déterminés jusqu'ici, la digitale produit un effet calmant, agit à la manière d'un somnifère.

Kluyskens en a parlé dans ce sens.

On observe, chez certains malades, un sommeil invincible, dit Vassal, à propos des divers genres d'action de la digitale (1).

M. Sandras, dans son travail cité § I, div. A, note un cas où il a observé de l'assoupissement.

Plusieurs autres observateurs indiquent aussi la propension au sommeil parmi les effets possibles de la digitale.

Sans doute il ne faut attendre de pareils effets (sommeil calme) que sous l'influence de petites doses du médicament.

2° D'autres fois, au contraire, les effets de la digitale sur les centres nerveux s'annoncent par de la surexcitation.

Ce genre d'action, qui n'est pas constant, se range parmi les effets nuisibles de cette plante, quant aux affections du cœur ; mais cette action peut devenir la source d'indications nouvelles de l'emploi de la digitale et de la digitaline dans la folie, l'épilepsie. Elle consiste en maux de tête, bourdonnements d'oreilles, vertiges, éblouissements, troubles de la vue, fatigue, prostration générale ; et même si

____
(1) Vassal, *ouv. cit.,* p. 17.

320   ARCHIVES DE PHYSIOLOGIE, ETC.

les doses étaient poussées trop loin, on pourrait voir apparaître une sorte d'ivresse, un affaiblissement des facultés intellectuelles, les hallucinations, la perversion de la vue, le délire : ce serait alors une véritable intoxication.

M. Bouillaud a observé un délire violent, semblable à celui de la manie aiguë, chez un malade qui avait pris pendant assez longtemps une dose ordinaire de digitaline, et qui avait offert de la céphalalgie quelques jours avant l'explosion de l'accident indiqué.

Antérieurement le même auteur avait observé un fait semblable chez un malade auquel on avait administré pendant plusieurs jours de la teinture de digitale, dont la dose fut graduellement portée à 65 gouttes. Il y eut délire aigu maniaque avec hallucinations et cris (1).

M. Cazenave a publié un remarquable exemple d'accidents cérébraux survenus à la suite de l'administration de la digitale. Il s'agissait d'une femme de trente ans qui prit une potion contenant 20 grains d'extrait de digitale, lesquels, par erreur, avaient été mis à la place de 20 gouttes de teinture éthérée (2).

On trouve aussi dans Vassal, XVIe obs. (3), l'exemple d'une femme de quarante-quatre ans, chez laquelle la digitale, à la dose de 2 centigr. 1/2 à la fois, ce qui équivaut à environ 1/4 de milligr. de digitaline (v. table des équivalents, à la fin du mémoire), ne pouvait être continuée sans produire une hilarité voisine de l'ivresse, avec affaissement.

A la fin de l'article : *Action sur l'estomac et les intestins*, nous avons rapporté une observation du même auteur, où il y a eu pareillement une action très prononcée sur les centres nerveux.

Enfin M. Oulmont a rapporté dans ces dernières années

(1) Bouillaud, *Rapport sur la digitaline*, p. 46, 2e note.
(2) Cazenave, *Journ. hebd. de méd.*, t. VII, p. 42.
(3) Vassal, *ouv. cit.*, p. 79.

un exemple non moins remarquable d'intoxication par la digitale (1).

Il s'agit d'une jeune fille de vingt-deux ans, qui faisait usage depuis plusieurs jours de teinture de digitale, et qui en prit une fois, par mégarde, une dose trop forte (une petite cuillerée à café, à peu près).

Il y eut une action des plus prononcées, à la fois sur les organes digestifs, sur les centres nerveux, la vue, l'appareil locomoteur, la circulation. Les vomissements furent très fréquents et opiniâtres (plus de cinquante le premier jour, suivant le dire de la malade), se reproduisant par la moindre ingestion de liquide ; anxiété précordiale extrême, soif vive, appétence de boissons froides, langue sans enduit, abdomen douloureux. Il y eut des vertiges, des bourdonnements d'oreilles, de la céphalalgie par intervalles ; l'intelligence resta nette pendant le jour ; durant les nuits, il y eut insomnie et même délire. La vue était trouble, les pupilles dilatées les premiers jours seulement. L'affaissement fut considérable.

Le pouls devint irrégulier, roide et fort, et s'abaissa jusqu'à 38, de 80, qui paraissait être l'état normal chez cette jeune fille.

Il y eut d'abord de la constipation, puis après six ou huit jours, diarrhée.

Les urines furent au commencement presque suspendues, plus tard elles semblèrent un peu plus abondantes que dans l'état normal.

Les vomissements cessèrent le troisième jour. Le huitième il y avait amélioration très marquée, et la malade demandait à manger.

Après dix-huit jours, elle entrait en convalescence.

Eau de Seltz, glace dans la bouche, infusion de thé, cataplasmes, lavements purgatifs : tels sont les remèdes qui réussirent le mieux à soulager la malade.

____

(1) OULMONT, *Union médicale* du 20 septembre 1851.

Contrairement à ce qui a lieu pour les effets sur la circulation et sur le tube digestif, il paraît, *suivant le dire des auteurs*, que l'accoutumance peut s'établir relativement à l'action dont nous parlons (évidemment il ne peut s'agir que des cas où cette action est légère). Ainsi, à propos « des scintillements dans les yeux, des éblouissements, du sentiment de vague douleur dans la région sus-orbitaire, etc., » M. Barbier ajoute : « Souvent ces effets, très prononcés après la première prise de digitale, deviennent ensuite moins apparents, si l'on n'augmente pas la dose de substance médicamenteuse (1). »

Comte a fait aussi une remarque du même genre : « Ces inconvénients, dit-il (vertiges, éblouissements), se dissipent d'eux-mêmes à mesure que l'économie s'habitue à l'impression de la digitale (2). »

Les accidents dont nous parlons paraissent moins prononcés avec la digitaline qu'avec la digitale, et ils se montrent d'ailleurs fort rarement si l'on ne dépasse pas les doses auxquelles on doit administrer la digitaline pour agir sur la circulation (1 à 4 milligr.).

En résumé, et quant à ce qui est de l'accoutumance de l'économie par rapport aux effets de la digitale et de la digitaline, voici ce qui résulte de ce que nous venons d'exposer.

1° L'accoutumance ne peut s'établir relativement à l'action de la digitale et de la digitaline sur la circulation. Il y a en cela avantage, puisque cette action restant la même sans s'affaiblir, on peut produire toujours la même somme d'effet pendant l'usage longtemps continué du médicament, sans augmentation de dose.

2° L'irritation causée par les mêmes agents sur les organes digestifs ne paraît guère plus susceptible de s'émousser par l'usage.

(1) BARBIER, *ouv. cit.*, p. 361.
(2) COMTE, *De l'hydropisie de poitrine et des palpitations*, p. 6 et 51.

Cependant cet inconvénient, surtout en ce qui concerne les nausées, semble moins prononcé et plus facile à éviter avec la digitaline qu'avec la digitale : circonstance qui paraît dépendre de la sûreté du dosage et de l'absence de propriétés organoleptiques répulsives dans la première, surtout lorsqu'elle est sous forme de granules.

3° Mais, *suivant certains auteurs*, l'accoutumance peut s'établir pour l'action sur les centres nerveux (vertiges, éblouissements, etc., sans doute quand ces accidents sont légers), et l'on voit ordinairement ces inconvénients disparaître après quelques jours de l'usage de la digitale.

Tableau mnémonique sur l'action comparative de la digitale et de la digitaline.

Circulation. • Sécrétion urinaire.	Même nature d'action avec la digitale et la digitaline.
Fonctions digestives.	Avec la digitaline, nul effet nauséeux, répulsif au moment de l'ingestion, et par conséquent nulle prédisposition sympathique aux vomissements.

§ VIII. — MALADIES CONTRE LESQUELLES LA DIGITALE ET LA DIGITALINE ONT ÉTÉ EMPLOYÉES.

Nécessité de s'en tenir à des doses faibles à la fin des maladies graves.

Ici viendrait se ranger l'exposition historique des maladies autres que les affections du cœur ou les hydropisies, contre lesquelles la digitale a été employée, comme :

La phthisie, qui a été l'objet de nombreux essais de traitement par la digitale en Angleterre surtout, de la part de Magennis, Beddoes, Mac-Lean, Drake, Fowler, Darwin, etc. (1);

(1) *Bibliothèque thérapeutique* de Bayle, t. III, p. 363 et autres.

Les scrofules (Haller, Murray, Ray, Hulse (1), Schiemann, Hufeland (2);

La manie, l'épilepsie (Withering, Parkinson, Swediaur, Thomas, Scot, Willis,· Jones, Currie, Fanzago, Masson-Cox (3), et dans des temps plus rapprochés, les docteurs Corrigan, Sharkcy, Crampton, Neligan en Irlande, et Rasori en Italie (4);

Les fièvres intermittentes (J. Davy, Graffenauer (5), Girard (6), et surtout M. Bouillaud, qui a traité avec succès dans son service quarante à cinquante cas de fièvres intermittentes par la digitale (7).

La digitale a aussi été proposée contre les fièvres inflammatoires (Currie, Thomas, Rasori (8), et contre la fièvre continue (Clutterbuck).

L'expérience a définitivement prononcé contre les tentatives d'application de la digitale au traitement de ces dernières maladies (Bouillaud, *Rapport sur la digitaline*, p. 23).

La digitale a encore été employée dans d'autres cas pathologiques pour remplir des indications spéciales ; mais un exposé détaillé de toutes ces expériences diverses, avec leur appréciation, nous entraînerait trop loin, et nous écarterait d'ailleurs du principe dont nous nous sommes fait une loi dans la rédaction de ce travail, principe qui consiste à ne parler avec détail que des faits sur lesquels nous avons pu nous-même expérimenter d'une manière

(1) *Encyclopédie méthodique*, médecine, t. V, p. 455.

(2) *Bibliothèque thérapeutique* de Bayle, t. III, p. 316.

(3) Mérat et Delens, *Dict. de mat. méd.*, t. II, p. 645-47.

(4) *Annales de thérapeutique* de M. Rognetta, 1845, p. 194 à 196.

(5) Mérat et Delens, *Dict. de mat. méd.*, t. II, p. 645-47.

(6) Thèse de Montpellier, 1823.

(7) *Clinique médicale de l'hôpital de la Charité*, t. III, p. 236 (1847). — Voy. aussi le *Rapport sur la digitaline*, *Bulletin de l'Académie de médecine*, 4 février 1851, t. XVI, — ou tirage à part, p. 23. — Le même rapport de M. Bouillaud constate que la propriété antipériodique de la digitale se retrouve dans la digitaline (§ VI, p. 287 et 288).

(8) Citation de Bidault de Villiers, p. 18 et 20.

plus ou moins étendue. Or, on comprendra que pour se prononcer, en connaissance de cause, sur l'action de la digitale dans les maladies dont il s'agit, il faudrait des observations cliniques bien autrement nombreuses que celles que nous pourrions fournir actuellement.

Cependant nous présenterons de courtes considérations relativement au traitement de l'épilepsie par la digitale, en les accompagnant de la citation de quelques faits qui nous semblent généralement peu connus en France, et d'observations de pratique qui nous sont propres.

Nous y joindrons l'analyse d'un travail récent qui montre la digitale comme susceptible de nouvelles applications thérapeutiques dans le traitement de certaines affections des organes génitaux.

Épilepsie.

L'action, parfois très marquée, de la digitale sur le cerveau nous paraît devoir mériter quelque attention pour le traitement de l'épilepsie et des affections mentales.

Quand il y a pénurie de remèdes efficaces pour des maladies aussi désespérantes par leur nature et leur persistance, on est porté à tout essayer dans les limites commandées par la prudence, surtout lorsque des succès antérieurs, quelque rares qu'ils puissent être d'ailleurs, autorisent une espérance. Or, c'est le cas pour la digitale.

L'indication à remplir dans ces circonstances paraît être, *théoriquement parlant*, de donner la digitale ou la digitaline à fortes doses, de manière à produire, sur le système nerveux, des effets physiologiques marqués, lesquels sont presque immanquablement accompagnés d'une action dérivative sur le canal digestif.

En effet, Parkinson, qui assure que la digitale est efficace contre l'épilepsie, la donnait à la dose de deux poignées, avec 4 onces (125 grammes) de polypode de chêne, bouillie dans suffisante quantité de bière. On faisait boire deux fois la semaine cette décoction. Des personnes atteintes de cette maladie depuis dix et vingt ans, et qui avaient deux ou trois attaques par mois, ont été, dit-il, entièrement guéries par l'usage de cette décoction (1).

Le précepte indiqué par la théorie touchant les fortes doses dans les cas d'épilepsie semble encore justifié par une vieille pratique suivie dans les campagnes d'Irlande, où les *fairy women* (fées ou guérisseuses du pays) ont parfois fait disparaître cette maladie en administrant l'infusion de feuilles de cette plante jusqu'à l'apparition des vomissements.

La formule la plus en usage était celle-ci : feuilles fraîches de digitale, 120 grammes (représentant 20 à 30 grammes de plante sèche, ou en moyenne, 25 grammes), pilées et infusées dans une pinte de bière (567 grammes). On donnait tous les trois jours 120 grammes de ce liquide, ce qui équivalait à environ 4,72 de digitale.

Suivant un autre mode de traitement, cette dose était répétée toutes les trois heures jusqu'à vomissement. En 1828, le docteur sir P. Crampton a été témoin de l'administration du remède dans quatre cas, dont trois suivis de guérison ; mais on n'avait pas osé aller au delà de la première dose, tant les effets produits avaient été violents. Il y avait eu des vomissements avec efforts continus, comme ceux qu'on éprouve par le mal de mer ; pendant vingt-quatre heures le pouls était demeuré faible, et irrégulier durant plusieurs semaines.

En 1831, le docteur Sharkey, de Cork, rappela l'attention sur ce remède et donna la même formule.

Le docteur Corrigan, ayant expérimenté cette médication, l'a pareillement vue déterminer des vomissements très violents, accompagnés de sueur froide, de faiblesse, et d'irrégularité du pouls, avec irritation gastrique, prostration et vision double pendant plusieurs jours ; le médica-

_____
(1) PARKINSON, *Traité de mat. méd.* de Geoffroy, 1743, t. VI, p. 205.

ment avait été donné à dix heures du matin ; à midi, le pouls était tombé de 86 à 56, avec céphalalgie légère et nausées. Ce ne fut qu'à huit heures du soir que les symptômes graves dont nous venons de parler apparurent.

D'après la violence de ces effets, le docteur Corrigan ne crut pas devoir, ultérieurement, donner la digitale à des doses si élevées. Voici le mode d'administration adopté par lui :

Chaque soir au moment de se coucher, 30 grammes d'infusion de digitale de la pharmacopée de Dublin (1); la seconde semaine on donne 45 grammes, et la troisième 60 grammes.

Cette dernière dose est continuée jusqu'à ce que l'estomac témoigne de la souffrance, ou que l'on observe une dilatation des pupilles. Alors on revient à la dose de 15 ou 30 grammes, pour remonter ensuite à la dose maxima, dont l'usage, une fois toléré, devra être continué pendant deux ou trois mois. Le malade peut continuer de se livrer à ses occupations ordinaires.

La guérison fut obtenue dans un cas après cinq mois de ce traitement, et les accès ne s'étaient pas renouvelés pendant un laps de quatre ans (2).

Le docteur Neligan, de Dublin, a aussi été témoin, conjointement avec M. Corrigan, de cas de guérison rapide d'épilepsie par la digitale. Voici son mode de traitement : 60 grammes d'infusion de digitale (faite avec 1 gramme de celle-ci), chaque soir au lit, jusqu'à effet physiologique marqué, ce qui a ordinairement lieu à la quatrième ou cinquième dose; suspendre pendant deux ou trois jours, suivant les circonstances, puis revenir à l'emploi du même remède.

(1) Ce qui représente 0,50 de plante, la pharmacopée de Dublin mettant 1 gram. pour 250 gram. d'eau.

(2) CORRIGAN, *Annales de thérapeutique* du docteur Rognetta, août 1845, p. 194; et *London and Edinburgh journal of medical sciences*, 15 mai 1845.

Bientôt le nombre des accès diminue, et en persistant dans ce plan de traitement pendant un court espace de temps, leur retour cesse complétement.

L'auteur recommande de surveiller le malade avec le plus grand soin pendant cette médication, de le visiter au moins une fois par jour, et de lui interdire tout exercice actif (1).

Épilepsie accidentelle guérie par la digitaline.

Nous avons eu une seule fois l'occasion d'administrer la digitaline dans un cas d'épilepsie. C'était chez un enfant de onze ans et demi, P..., rue du Dragon, 14. Les accès convulsifs, dont le caractère épileptique ne pouvait laisser le moindre doute, se déclarèrent chez lui en mars 1847, à la suite d'une vive frayeur, et se reproduisaient quatre et cinq fois par jour. Les émissions sanguines, les purgatifs, les révulsifs cutanés, la valériane associée au sulfate de quinine, n'ayant pas eu d'influence marquée sur le nombre et la force des crises, nous eûmes recours à la digitaline, dont l'administration, continuée six semaines à la dose de 3, puis de 2, puis enfin 1 granule d'un milligramme par jour, fit disparaître les phénomènes convulsifs, qui ne s'étaient pas reproduits après deux ans.

Nous ne nous dissimulons pas que ce succès ne peut avoir une grande valeur en raison du début si récent de la maladie et de son développement tout accidentel; il nous a paru toutefois utile de le rappeler comme encouragement à de nouveaux essais.

Délire maniaque rapidement calmé par la digitaline à haute dose.

Nous croyons devoir citer également une observation

(1) J. Moore Neligan, *Medicines, their uses and mode of administration*, 3ᵉ édition. Dublin, 1851, p. 311.

de manie aiguë qui fut modifiée rapidement par l'administration de la digitaline à haute dose.

En avril 1850, M. D..., qui avait déjà antérieurement été affecté d'aliénation mentale pour laquelle un séjour de quelques mois dans un établissement spécial avait été nécessaire, étant momentanément à Paris chez son fils, fut pris, après quelques jours de prodromes, de délire maniaque accompagné d'une complète insomnie et d'une agitation incessante. Cet état présenta bientôt une violence telle qu'il devint de toute impossibilité de garder le malade près de sa famille. Médecins, parents, étrangers, avaient perdu toute autorité sur lui : ses cris, ses violences, ses tentatives de suicide, ne laissaient pas une minute de calme et de sécurité.

C'est dans ces conditions, après avoir vu échouer les émissions sanguines générales et locales, les bains frais, les révulsifs, les purgatifs et les narcotiques, qu'on eut recours à la digitaline. Celle-ci fut administrée en granules de 1 milligramme d'heure en heure. Dès le quatrième, l'agitation avait sensiblement diminué, et le malade écoutait mieux les observations ; plus de cris, plus de tentatives pour s'élancer par les croisées. En même temps le pouls, qui présentait auparavant une fréquence et une petitesse extrêmes, prit du développement et de la souplesse en diminuant considérablement de vitesse. Cet effet, quoique non constaté numériquement, était de la plus grande évidence. En même temps la face devenait moins congestionnée, les yeux moins brillants, le regard moins mobile et hagard, la bouche cessa d'écumer. Bref, le malade, après le huitième milligramme, était assez calme pour qu'on pût le conduire en voiture, de son plein gré, et sans trace ostensible d'agitation, à la maison d'Ivry, dirigée par MM. Baillarger et Moreau, où le retour de la santé eut lieu progressivement et par l'emploi de moyens variés. La guérison s'est maintenue jusqu'à ce jour. Nous n'avons, du reste, voulu signaler que l'influence si rapide et si remarquable exercée par la digitaline dans un cas de délire maniaque suraigu.

Action de la digitale sur les organes génitaux, par *M. Brughmans* (1).

Nous avons fait connaître (§ VI), les effets que M. L. Corvisart et M. Laroche ont obtenus de la digitaline dans des cas de pertes séminales.

De son côté, voici ce qu'a observé M. Brughmans, qui ne paraît point avoir connu le travail de M. Corvisart. (Celui de M. Laroche est postérieur.)

« Chacun peut se convaincre de cette action (de la digitale sur les organes génitaux), dit ce médecin, en faisant usage, pendant cinq ou six jours, de 0,30 à 0,40 centigr. de poudre de feuilles de digitale. Les organes génitaux se réduisent alors à un état d'hyposthénie, de flaccidité telles, qu'on se sent porté à douter de leur existence : plus de chaleur, plus de tension, plus de congestion de ces parties, plus d'érections, plus de sensations voluptueuses, plus de désirs. » De là des indications thérapeutiques et des applications nouvelles.

M. Brughmans rapporte huit observations à l'appui des bons résultats que les praticiens peuvent attendre de l'emploi de ce médicament dans les affections des organes génitaux.

Dans les six premières, l'action de la digitale a été appelée à seconder les moyens dirigés contre des accidents syphilitiques.

Les résultats obtenus ont été la disparition de la congestion, de l'éréthisme, de l'irritation causée par des chancres, des blennorrhagies, etc. Selon l'auteur, la digitale agit alors en détruisant les éléments du travail inflammatoire, en modifiant les sécrétions.

(1) Brughmans, *Bulletin de thérapeutique*, t. XLV, 1853, p. 424.

Dans la septième observation il s'agit d'un malade affecté de blennorrhée chronique, accompagnée de pertes séminales. Depuis un an il a considérablement maigri. Son teint est sec et hâve. Il se plaint d'inappétence, de gastralgie, de palpitations, de bourdonnements d'oreilles, d'étourdissements passagers, qui lui viennent surtout après un effort de défécation ou d'émission d'urine. On pratique le cathétérisme : dès que la sonde arrive à la portion prostatique du canal, elle provoque une douleur si vive qu'elle force à suspendre l'exploration. Le toucher périnéal ne fait constater la présence d'aucune tumeur, tandis que l'examen microscopique de l'écoulement y signale l'existence de spermatozoaires.

On essaya l'emploi de la digitale, à la dose de 0,30, aidé d'un régime substantiel. Après huit jours de cette médication, le malade éprouve un certain bien-être ; les étourdissements ont disparu, les palpitations ont diminué, la sécrétion urétrale est devenue moins filante et plus rare. La dose de digitale, réduite à 0,20, est continuée encore pendant quinze jours et suffit pour achever la guérison. Depuis lors le malade a changé à vue d'œil, au physique comme au moral : il a repris des forces et de la gaieté.

Le huitième cas est celui d'un jeune homme tourmenté de pollutions nocturnes, contre lesquelles on avait essayé en vain les ferrugineux, le quinquina, les bains et les lavements froids. M. Brughmans lui prescrit la digitale à la dose de 0,40 le premier jour, 0,35 le deuxième jour, 0,30 le troisième jour ; aucune pollution ne survient. Le médicament est continué à cette dose pendant quinze jours. Six jours après la cessation de la digitale une pollution eut lieu ; en conséquence, l'usage du médicament fut repris et continué pendant un mois. Depuis cette époque les accidents n'ont pas reparu.

« Ces faits, ajoute M. Debout, rédacteur du *Bulletin de thérapeutique*, » joints à ceux déjà observés par M. L. Cor-

visart, « ne peuvent laisser aucun doute sur l'action élective de la digitale sur les organes génitaux. »

Il nous paraît difficile, en effet, après la lecture des
observations de ces deux expérimentateurs, qui ont écrit à
l'insu l'un de l'autre (1), de refuser à la digitale et à la digitaline une action élective sur les organes génitaux. A la
vérité, nous sommes disposés à croire qu'il y a quelque
peu d'exagération dans les appréciations de M. Brughmans
relativement à l'action dont il s'agit. Voici sur quoi nous
nous fondons : Lorsque nous avons expérimenté la digitale ou la digitaline, ce qui nous est souvent arrivé,
comme on a pu le voir dans le cours de ce mémoire, nous
n'avons rien observé sous ce rapport. Est-ce parce que,
à cette époque qui est déjà éloignée, notre attention n'étant
point appelée de ce côté, et étant au contraire fortement
tendue sur d'autres points, ce genre d'action nous aurait
échappé ? Ou bien n'y a-t-il eu, en effet, chez nous, aucune influence de cette nature ? — Nous ne savons.

Mais fallût-il accorder une petite part à l'exagération
dans les déductions de M. Brughmans, et les espérances
qu'elles peuvent donner, nous sommes persuadés, avec
M. Debout, qu'il y a là un sujet d'études digne d'intérêt et
d'où peuvent naître des applications importantes pour la
thérapeutique.

Aujourd'hui la digitaline a été essayée dans la plupart
des maladies où l'on avait employé la digitale ou ses
préparations. Les propriétés ont été trouvées les mêmes
(voy. § VI).

Nécessité de s'en tenir à des doses faibles à la fin des ma-
ladies graves qui ont épuisé les forces du malade.

. Nous avons vu des accidents survenir chez des personnes
qui avaient pris des doses plus ou moins élevées de digitale

(1) Il faut y joindre maintenant l'observation de M. Laroche.

ou de digitaline (voy. § II et *cinquième tableau récapitulatif de la fin du mémoire*, — même paragraphe, obs. de M. Leroux, — § I, art. HUTCHINSON, — et § VII, obs. de M. Oulmont) ; ces accidents, plus ou moins pénibles, qui s'étaient produits chez des personnes bien portantes ou peu gravement malades, n'ont jamais eu de suites fâcheuses et n'en auraient sans doute que bien rarement en pareil cas (1).

Mais l'action toxique de ces agents paraît surtout redoutable chez les personnes dont la santé a été profondément détériorée par les progrès de maladies graves, comme la phthisie, les affections du cœur arrivées à leur dernier terme, et auxquelles une violente secousse peut être fatale.

Nous citerons comme preuve à l'appui de cette opinion

(1) Nous pourrions encore citer, à l'appui de ce que nous disons ici, un exemple d'intoxication rapporté par M. Lemsurieu, de Morlaix, où un jeune prêtre de vingt-six ans prit par erreur 2 gros (8 gram.) de digitale en poudre, au lieu de 2 grains (0,10), dose prescrite.

Quelques heures après il survint des vomissements qui se répétèrent plus ou moins souvent, et ne disparurent entièrement que le cinquième jour. Il y eut suppression d'urines, constipation. Pas de trouble de la vue ni de l'ouïe, pupilles naturelles. Plus tard il y eut des maux de tête, du délire.

On employa les lavements purgatifs, les vésicatoires sur la région précordiale, et la saignée quand survinrent les maux de tête et le délire.

Une dizaine de jours après l'accident, le malade était rétabli (1).

C'est aussi le cas de citer l'exemple publié il y a peu de jours par M. le docteur Ach. Ghéreau (2). Une dame de forte constitution avale brusquement, et dans le but de s'empoisonner, une quantité de granules de digitaline que l'on a estimée à 40 au moins. Cet événement eut lieu une heure après le dîner.

Une demi-heure après l'ingestion des granules, administration de 0,15 de tartre stibié qui, joints à la titillation de l'arrière-gorge, produisirent, seulement après une heure, des vomissements très abondants qui entraînèrent la digitaline non encore absorbée.

Pour combattre les effets de la partie absorbée on recourut au café additionné d'eau-de-vie, aux lavements purgatifs, aux sinapismes. Dans

(1) LEMSURIEU, *Ann. d'hygiène*, t. XXXIX, 1848, p. 452.
2) ACH. CHEREAU, *Union médicale* du 10 janvier 1854.

la troisième observation de M. Strohl (1), où l'on voit que
5 milligr. de digitaline chez une tuberculeuse d'une constitution détériorée et très amaigrie, ont produit des
vomissements et des vertiges. Une mort prompte s'en est
suivie.

Nous citerons aussi le cas rapporté par M. Forget (2), où
la teinture de digitale fut pareillement administrée chez
une phthisique au dernier degré d'épuisement, à dose
d'abord faible, puis, vu l'absence de signes inquiétants,
élevée successivement jusqu'à 100 gouttes ; mais alors le
médicament ayant produit les effets d'intolérance d'une
manière explosive, une terminaison fatale est arrivée.

Sans doute l'état grave et désespéré de ces deux malades était tout à fait au-dessus des ressources de l'art,
comme le remarquent eux-mêmes les auteurs de ces observations; mais enfin, tournant ces faits au profit de la
science, nous croyons pouvoir dire que dans des circonstances pareilles, il ne faut administrer les substances dont
il s'agit qu'avec une grande réserve, et que l'on doit considérer alors comme un précepte indispensable de ne les
employer qu'à très faibles doses (1 ou 2, ou tout au plus
3 milligr. de digitaline), ou l'équivalent en préparations
pharmaceutiques de digitale, afin d'être sûr d'éviter la plus

la nuit et le lendemain matin, le pouls descendit de 72 à 60, 58, et jusqu'à 52. Il y eut de la céphalalgie, des bouffées de chaleur à la face, de
l'affaissement. L'emploi du café additionné d'eau-de-vie fut continué pendant la journée et poussé jusqu'à l'ivresse. Réaction ; la malade s'endor-
mit vers le soir. Dès le lendemain les accidents avaient cessé.

Le peu de gravité des accidents ici survenus doit être attribué à trois
causes :

1° La promptitude des secours donnés ;

2° L'état de plénitude de l'estomac au moment de l'ingestion, ce qui
aura empâté les granules et absorbé la solution de ceux-ci à mesure
qu'elle avait lieu ;

3° La forte constitution de la malade.

(1) *Gazette médicale de Strasbourg*, août et septembre 1849, p. 294.

(2) *Bulletin de thérapeutique*, t. XXXV, p. 327.

légère secousse ; or, l'expérience de tous les jours prouve qu'à ces doses, quel que puisse être l'état du malade, il n'arrive jamais rien de fâcheux.

Mais à part ces cas graves où la vie est près de s'éteindre, dans les conditions pathologiques ordinaires, où l'on prescrit la digitaline, elle est si peu dangereuse, qu'il paraîtra peut-être superflu aux praticiens nombreux qui ont contracté l'habitude de la prescrire, d'insister sur ce sujet. Il suffit, en effet, généralement et à part quelques rares idiosyncrasies, de suspendre l'usage du médicament aux premiers signes d'intolérance un peu prononcés pour voir les accidents se dissiper d'eux-mêmes plus ou moins promptement.

Bidault de Villiers (pages 40 et 47), Vassal (page 89), émettent une opinion semblable pour la digitale.

Et lors même que l'intoxication surviendrait dans les conditions que nous venons de préciser, c'est-à-dire, en faisant abstraction des cas de débilitation et d'épuisement extrême annonçant une mort prochaine, en exceptant aussi les cas où, par suite de méprise ou de témérité, il y aurait eu ingestion d'une dose *très exagérée* du médicament, les accidents se borneraient à des malaises, à des souffrances, pénibles assurément, mais d'une durée limitée, et ne laissant aucune trace après leur disparition. (Voy. § VII, art. *Action sur l'estomac et les intestins*, et les renvois divers consignés dans cet article.)

§ IX. — INTOLÉRANCE, INTOXICATION. TRAITEMENT DES ACCIDENTS.

Intolérance.

Signes précurseurs. — Sentiment de défaillances épigastriques, vague disposition à vomir ; prostration ; vue obscurcie, tête lourde, sorte de tension au-dessus des orbites ; répugnance extrême à prendre le médicament ; surtout si celui-ci offre l'odeur et la saveur de la digitale.

Traitement. — Il suffit presque toujours de diminuer la dose du médicament pour voir se dissiper d'eux-mêmes ces légers accidents. Cependant, si les nausées étaient prononcées, il faudrait suspendre l'usage de l'agent médicamenteux.

Quelques stimulants, comme une gorgée d'un liquide spiritueux (rhum, kirsch, eau-de-vie, anisette, ou telle autre liqueur agréable au malade), pur ou étendu d'eau ou sur du sucre, suivant les circonstances pathologiques ou le goût de la personne, sont en général un bon moyen de faire cesser cette disposition aux nausées.

La distraction, l'exercice, contribueront aussi à dissiper cette disposition.

Effet émétique ou émeto-cathartique. — Cet effet peut se présenter lorsqu'on dépasse, chez les adultes, la dose de 5 milligrammes de digitaline dans les vingt-quatre heures, soit que l'on n'ait pas tenu compte des signes précurseurs dont nous venons de parler, soit, ce qui arrive quelquefois, que l'intolérance ait lieu tout à coup et d'une manière que l'on peut appeler explosive.

Souvent il y a des vomissements seulement, d'autres fois des vomissements et des selles, plus rarement des selles sans les premiers : le tout généralement accompagné de quelques accidents cérébraux, comme maux de tête, étourdissements, vue trouble ; souvent aussi il y a de la prostration, et parfois une sensation de froid par tout le corps.

Rarement ces effets se produisent lorsqu'on ne dépasse pas 4 milligrammes de digitaline (voy au § VII).

Traitement. — Suspednre l'usage du médicament ; prendre de petites quantités d'une boisson acidulée ou gazeuse à la glace, d'une potion éthérée, et garder le repos : tels sont les moyens qui suffisent souvent pour que le malade se rétablisse dans un intervalle de un à trois jours. — Sinon, il faudrait recourir aux moyens indiqués pour la période suivante.

Intoxication proprement dite.

Les vomissements, qui manquent rarement, ont quelquefois une persistance extrême, se reproduisent dès que l'on veut ingérer au delà de quelques cuillerées de boisson à la fois, et fatiguent horriblement le malade déjà accablé par l'effet même de l'agent toxique. Ces vomissements peuvent persister, un, deux, ou un plus grand nombre de jours, et l'estomac rester quelque temps encore après que les vomissements ont cessé, réfractaire aux aliments, surtout s'ils sont solides (1).

Les centres nerveux deviennent le siége d'accidents plus ou moins graves : céphalalgie, vertiges, délire, prostration extrême, anxiété précordiale ; perturbation profonde de la circulation ; refroidissement des extrémités.

Dans l'intoxication par la digitale, on a noté souvent la diminution (2), quelquefois l'augmentation des urines (3). Dans certains cas il y a des déjections alvines (4), d'autres fois constipation (5). Les pupilles sont quelquefois dilatées, d'autres fois contractées, le plus souvent elles restent dans leur état naturel.

Traitement. — Les vomissements produits par l'effet même du médicament suffisent ordinairement pour débarrasser l'estomac de l'excès de la substance qui pourrait encore s'y trouver ; si ce résultat n'avait point eu lieu ou

(1) Voy. notre 5e tableau récapitulatif de la 1re série, à la fin du mémoire, et 2e partie, § II, div. B. — Voy. aussi l'observation de M. Oulmont, § VII.

(2) Voy. HUTCHINSON (§ I, div. B, et notre 5e tableau ci-dessus cité. —Voy. aussi l'observation de M. Leroux rapportée § II, div. B, art. *Action éméto-cathartique et toxique, Remarques* ; et RICHARD, *Dict. de méd. en 30 vol.*, t. X, p. 373.

(3) BOUVIER, *Bulletin de thérapeutique*, t. XXXV, 1848, p. 418.

(4) HUTCHINSON, § I, div. B.

(5) BOUVIER, *Bulletin de thérapeutique*, t. XXXV, p. 421 ; et note du 5e tableau déjà cité.

n'avait été produit que d'une manière insuffisante, on devra le favoriser par un vomitif.

Combattre les accidents gastriques par des boissons acidulées ou gazeuses en très petite quantité à la fois (quelques cuillerées), des tranches d'oranges à sucer, des fragments de glace dans la bouche, etc. ; passer plus tard, si besoin est, aux boissons émollientes.

Combattre les coliques par des lavements émollients, des cataplasmes, et les autres moyens usités en pareilles circonstances; en cas de constipation, lavements laxatifs et même purgatifs.

Les accidents cérébraux, s'ils sont très marqués, nécessitent des sinapismes, des lavements d'eau salée, des purgatifs, des émissions sanguines.

Lorsque la période d'acuité est passée, qu'il n'y a plus de tendance aux vomissements, donner du bouillon, plus tard des potages, et ne revenir que lentement et avec circonspection aux aliments solides.

On a indiqué, dans les cas d'empoisonnement par la digitale, l'usage du café, du thé. Ces moyens paraissent rationnels, comme pouvant diminuer l'action du principe toxique, par la tendance des matières astringentes à former avec lui un précipité insoluble, et aussi par leur propriété stimulante. Nous n'avons employé ni vu employer ces moyens, et quand nous avons été nous-mêmes sous l'influence de l'intoxication digitalique, nous nous sommes contentés de boissons gazeuses et de tranches d'oranges. (Voy. § II et 5ᵉ *tableau récapitulatif*, à la fin du mémoire.)

On a aussi recommandé l'opium.

On a encore proposé, contre les vomissements, les antispasmodiques, tels que le sous-nitrate de bismuth, l'oxyde de zinc (1), le colombo (2).

Nous n'avons employé aucune de ces substances.

(1) LOMBARD, de Genève, *Bulletin de thérapeutique*, t. XI, p. 310.
(2) BIDAULT DE VILLIERS, p. 40.

On voit en résumé, d'après tout ce qui précède, que la digitale et la digitaline présentent, dans leur action, trois ordres de phénomènes qui sont en rapport avec les doses.

A. — *Modification de la circulation et de la sécrétion urinaire.*

Ces modifications ont lieu chez l'homme à de faibles doses : ordinairement de 1 à 4 milligrammes de digitaline par vingt-quatre heures.

Les personnes qui peuvent supporter de plus fortes doses sans que les phénomènes du second ordre surviennent font exception.

B. — *Action éméto-cathartique (Intolérance).*

Ce mode d'action est généralement annoncé par des signes précurseurs, comme : Tiraillements d'estomac, nausées, sentiment de lassitude générale, défaillances. — Quelquefois cependant l'action éméto-cathartique se manifeste brusquement sans avoir été précédée d'aucun de ces signes.

En général, les phénomènes précurseurs dont nous parlons surviennent lorsqu'on dépasse, chez les adultes, la dose de 4 à 5 milligrammes.

Très rarement l'on rencontre des prédispositions individuelles qui ne permettent pas de s'élever à plus de 1 à 2 milligrammes de digitaline sans voir apparaître le phénomène d'intolérance.

C. — *Action toxique.*

Elle résulte de l'absorption à haute dose de l'agent médicamenteux.

On l'a produite en injectant, dans les veines d'un chien, de la digitaline *bien préparée*, à la dose de 1 centigramme.

Mais lorsque l'administration a lieu par l'estomac, cette

action ne paraît pas aussi redoutable qu'on est généralement disposé à le croire, en raison même de l'intolérance qui détermine l'expulsion de la substance ingérée.

Toutefois, l'énergie même du médicament indique qu'il doit être dosé avec précision et son emploi surveillé avec soin.

CONCLUSIONS GÉNÉRALES

DE TOUT LE TRAVAIL.

1°

La digitaline représente toutes les propriétés thérapeutiques de la digitale : action modificatrice du système circulatoire, action diurétique et altérante, action sur le cerveau.

2°

L'intolérance de la digitaline paraît moindre, à dose correspondante, que celle de la digitale et de ses préparations.

3°

L'ingestion de la digitaline est plus facile, son effet est plus sûr, et la durée de sa conservation indéfinie.

4°

Appliquée sur le derme dénudé, même à la faible dose de 1 milligramme renouvelé à intervalles de huit ou dix heures, la digitaline provoque une vive inflammation, avec gonflement, rougeur et engourdissement douloureux des parties voisines, et ne peut, en conséquence, pas plus que la digitale, être employée avantageusement par la méthode endermique.

5°

Les autres principes isolés de la digitale (digitalose,

digitalin, digitalide) ne possèdent aucune action physiologique appréciable.

En conséquence,

Nous pensons que la digitaline est destinée à remplacer, dans la pratique, la poudre de digitale et les diverses préparations pharmaceutiques qui en dérivent.

———

Les expériences et les faits exposés dans ce mémoire, les notions auxquelles ils nous ont conduits, — l'application de celles-ci, — sont le fruit de dix années de travail; et cependant nous sommes loin d'avoir résolu toutes les questions qui touchent à la digitale ou à la digitaline; aussi invoquons-nous le bénéfice de l'adage : *Ars longa, vita brevis.*

D'ailleurs, le progrès dans les connaissances humaines nécessite le concours de nombreux expérimentateurs, dont chacun fournit un contingent proportionné aux conditions dans lesquelles la nature ou les circonstances l'ont placé.

Pour nous, en isolant la digitaline, en étudiant plusieurs points de son action physiologique et thérapeutique, en essayant de jeter quelque jour sur la question controversée du ralentissement et de l'accélération des contractions du cœur, nous avons apporté notre pierre, nous avons donné notre journée de travail. Reste maintenant aux architectes à élever l'édifice à la construction duquel nous essaierons toujours de coopérer dans la limite de nos forces.

FIN.

TABLE DES ÉQUIVALENTS THÉRAPEUTIQUES.

Digitaline. . . . .   0,001 milligr.
Poudre de digitale de qualité ordinaire. . . .   0,10   centigr.
   —   —   de qualité supérieure . . .   0,07 à 8 centigr.
Teinture alcoolique du Codex (env. 18 gtt.). .   0,53   centigr.
   —   éthérique du Codex (env. 30 gtt.). .   0,80   centigr.
Extrait aqueux . . . .   0,045 milligr.
   —   alcoolique . . . .   0,050 milligr.
   —   éthérique. . . . .   0,012 milligr.

Nota. — L'équivalent de la digitaline et celui de la poudre de
digitale ayant été déterminés par des expériences physiologiques
et thérapeutiques ont toute la certitude dont ce genre d'expérimentation est susceptible.

Mais ceux des teintures et des extraits n'ont été estimés que
d'après la quantité de produit obtenue et la saveur de celui-ci
déterminée par la méthode de dilution. Or, cette méthode n'est,
avons-nous dit, qu'approximative lorsqu'il s'agit de substances
complexes; dès lors les chiffres se rapportant ici aux teintures
et aux extraits ne peuvent être eux-mêmes que des à peu près.

MÉMORIAL THÉRAPEUTIQUE.

La digitaline l'emporte sur la digitale en ce qu'elle est fixe dans sa composition (p. 126), et qu'elle est moins sujette à produire des vomissements (p. 323).

La digitaline est à peu près cent fois plus active que la poudre de digitale de qualité moyenne, p. 119.

En conséquence, *un milligramme* de digitaline correspond à environ *dix centigrammes* de cette poudre.

Doses. — La dose ordinaire de la digitaline, chez les adultes, est de 1 à 4 milligrammes, 339.

Très rarement on rencontre des sujets qui ne peuvent en prendre plus de 1 à 2 milligrammes sans en être incommodés, 290, 314; — on en trouverait plutôt qui en supportent de plus fortes doses, comme 5 à 6 et 7 milligrammes, 291; mais ceci doit toujours être considéré comme une exception, et le malade exige alors une surveillance spéciale de la part du médecin.

Moment de l'administration. — Deux à trois heures après le repas, et au moins une demi-heure, ou mieux, une à trois heures avant un nouveau repas, 206.

Observations générales. — Le maximum d'effet se produit de quatre à six heures après chaque ingestion, mais l'action s'étend d'ailleurs à toutes les heures suivantes de la journée, 212, art. 3.

Le maximum d'effet, quant à la durée du traitement, a lieu après dix ou quinze jours, 310.

L'action se prolonge au delà du temps de l'administration du remède, et même alors elle s'accroît, 212, article 5°.

D'après cela, il paraît rationnel de laisser à l'économie des temps de repos (315, 189), d'administrer la digitaline pendant quinze ou vingt jours par exemple, de suspendre une dizaine de jours, puis de recommencer l'usage du remède.

Ces périodes d'altération subordonnées, quant à la durée

et au nombre, aux conditions pathologiques, aux idiosyncrasies.

Traitement des accidents, 335 et suivantes.

APPENDICE.

Schiemann.—Une dissertation sur la digitale pourprée, soutenue à Goë-
tingen en 1786, par le docteur Schiemann, et dont le *Dictionnaire des
sciences médicales,* t. IX, p. 456, a cité seulement l'expérience sur une
poule, contient quelques autres faits intéressants que nous n'avons pu
dans notre travail, déjà livré à l'impression quand nous avons pu nous la
procurer.

Cette thèse, sans rien ajouter aux données historiques réunies dans
notre mémoire , mérite d'être mentionnée. On y trouve l'exposé de
quatre expériences faites avec l'infusion, l'extrait, l'eau distillée (celle-ci
s'est montrée sans action) et la poudre de digitale, sur deux chiens, un chat
et une poule.

Les phénomènes observés ont été, chez les chiens et le chat : Vomissements, selles liquides, perte de l'appétit, prostration, tristesse, amaigrissement, titubation, convulsion, mort.

Deux fois l'auteur mentionne, à l'autopsie, une rétraction considérable
de la vessie urinaire.

Chez la poule, l'effet de la digitale fut peu marqué ; elle en avait pris
12 onces en quarante-six jours, sans qu'il en résultât autre chose que la
perte d'appétit, du tremblement, de la tristesse, et la chute d'une partie
des plumes.

Le docteur Schiemann donne l'énumération assez complète des maladies contre lesquelles était, à cette époque, employée la digitale. Il fait
connaître ses diverses préparations pharmaceutiques, et donne, entre autres,
la formule d'un onguent de digitale employé, dit-il, avec succès, contre
les ulcères scrofuleux.

Bien que l'explication qu'il donne de l'action de la digitale soit en rapport avec les idées d'*obstruction* alors dominantes, les appréciations qu'il
présente des circonstances qui se rapportent à cette action témoignent
d'un sage esprit d'observation.

Il établit parfaitement, après Withering, que la vertu diurétique de la
digitale est indépendante des vomissements qu'elle peut provoquer, et
cesse même souvent quand ceux-ci surviennent, surtout si le médicament
est donné à trop haute dose.

Il donne la préférence aux feuilles sur les autres parties de la plante
(les fleurs, graines et racines provoquent également les vomissements)
et conseille de ne pas trop rapprocher les doses et de cesser dès qu'apparaissent les effets sur l'estomac, etc.

Il nous a paru d'autant plus juste de rappeler les expériences de cet
observateur attentif que son nom est à peine cité dans les divers travaux
qui ont été faits sur la digitale.

TABLEAUX.

Observations relatives aux tableaux.

Les tableaux récapitulatifs qui résumaient nos expériences où le pouls a été compté à l'état physiologique (voy. 2ᵉ partie, § II) étaient groupés en trois séries :

La première série comprenait les tableaux relatifs à l'*homme ;*

La deuxième série se rapportait au *chien appelé Digitalin ;*

La troisième série au *chien nommé Mars.*

Nous n'avons pas cru qu'il y eût grande utilité à faire imprimer tous ces tableaux, très longs d'ailleurs, et l'on s'est contenté d'en résumer les moyennes sur trois tableaux synoptiques, dont l'un se rapporte à l'homme et les deux autres aux chiens.

On a cependant donné, à titre de spécimen, quatre des tableaux récapitulatifs de la première série (homme) : *Le premier*, comme offrant le chiffre des pulsations le plus bas (42) observé sur cette personne ; *le troisième*, comme particulièrement propre à offrir un exemple de ralentissement de pulsations plus prononcé *après* que pendant l'administration de la digitaline ; *le cinquième* parce qu'il y a eu intoxication ; et enfin *le septième*, parce qu'il se rapporte au sirop de digitaline et non aux granules, et aussi par la raison que les expériences qui s'y trouvent consignées étant postérieures à la rédaction des tableaux synoptiques, les résultats n'ont point été compris dans les chiffres de ceux-ci.

Les mots *moyenne par heure, moyenne par jour,* qui se trouvent sur les tableaux, doivent s'entendre de la manière suivante : A chacune des heures, à chacun des jours indiqués, le nombre des pulsations était de ... par minute.

Sur tous les tableaux, l'heure indiquée pour les repas doit s'entendre de la fin de ceux-ci. Ces repas ont toujours été légers, et sans boissons excitantes autres que l'eau rougie.

PREMIER TABLEAU RÉCAPITULATIF DE LA PREMIÈRE SÉRIE (HOMME).

GRANULES DE DIGITALINE.

9 h. déjeuner. — 6 h. 1/2 dîner. — Granules de digitaline, à 1 milligramme, pris à 11 h. du matin et à 10 h. du soir. — Genre de vie très uniforme, peu d'exercice, repos sur le lit par intervalles dans l'après-midi.

AVANT.

ORDRE DES JOURS	DATE	MÉDICAMENT EMPLOYÉ	8 h. m.	1 h.	3 h.	6 h.	10 h. s.	Moyenne par jour
	1843							
1er jour	24 juill.	»	60	57	59	58	58	58,40
2e —	25 —	»	59	62	60	59	59	59,80
3e —	26 —	»	60	58	56	56	59	57,80
4e —	27 —	»	61	58	60	59	59	59,40
5e —	28 —	»	59	»	64	60	58	60,25
6e —	29 —	»	61	62	60	67	59	61,80
7e —	30 —	»	61	60	58	59	52	58,80
8e —	31 —	»	59	62	57	58	56	58,40
9e —	1er août	»	60	60	62	58	56	59,20
Totaux . . .			549	479	536	534	546	
Moyenne par heure.			60,00	59,87	59,55	59,33	57,33	

Moyenne générale. 59,21

Maximum . . . . 67 } Différence = 15
Minimum . . . . 52 }

PENDANT.

ORDRE DES JOURS	DATE	MÉDICAMENT EMPLOYÉ	8 h. m.	1 h.	3 h.	6 h.	10 h. s.	Moyenne par jour	OBSERVATIONS
1er jour	2 août	Digitali. 4 mill.	59	56	53	54	54	54,60	Léger sentiment de plénitude générale; pouls un peu dur.
2e —	3 —	4 —	56	58	52	54	55	55,00	Comme hier.
3e —	4 —	4 —	57	55	49	52	59	54,40	Point de sentiment de plénitude générale, pouls toujours dur; légers tiraillements d'estomac.
4e —	5 —	4 —	50	52	46	49	56	50,60	Point de tiraillements d'estomac; le reste comme hier.
5e —	6 —	4 —	54	54	54	53	54	53,20	Forts tiraillements d'estomac; pouls dur.
6e —	7 —	4 —	54	57	52	53	57	54,60	Quelques tiraillements d'estomac; pouls dur; les urines semblent un peu plus abondantes.
7e —	8 —	4 —	50	53	50	48	53	50,80	Tiraillements d'estomac; pouls dur; prostration générale.
8e —	9 —	4 —	52	52	52	49	52	51,40	Comme hier.
9e —	10 —	6 —	49	53	50	51	42	49,00	Comme hier et avant-hier; quelques coliques.
Totaux . . .			478	490	458	463	479		
Moyenne par heure.			53,11	54,44	50,88	54,44	53,22		

Moyenne générale . . 52,64

Maximum . . . . 59 } Différence = 17
Minimum . . . . 42 }

APRÈS.

ORDRE DES JOURS	DATE	MÉDICAMENT EMPLOYÉ	8 h. m.	1 h.	3 h.	6 h.	10 h. s.	Moyenne par jour	OBSERVATIONS
1er jour	11 août	»	58	60	62	55	54	57,80	Dans la nuit passée, quelques coliques; le matin, efforts pour vomir; deux selles dans la matinée; tiraillements d'estomac; prostration.
2e —	12 —	»	62	»	»	»	60	64,00	Dans la nuit, le matin et la journée, quelques coliques, tiraillements d'estomac; prostration.
3e —	13 —	»	61	62	60	60	49	58,40	Encore quelques coliques, trois selles dans la matinée; quelques nausées, douleurs d'estomac.
4e —	14 —	»	61	57	56	53	5	56,80	De temps à autre quelques coliques; quelques nausées; deux selles.
5e —	15 —	»	54	57	56	56	62	57,00	Coliques, tiraillements et nausées considérablement diminués.
6e —	16 —	»	52	62	56	56	60	57,20	Plus de coliques, ni nausées, ni tiraillements.
7e —	17 —	»	55	50	»	»	54	54,50	Idem.
8e —	18 —	»	53	»	»	»	60	56,50	Idem.
9e —	19 —	»	54	»	»	»	52	53,00	Idem.
10 —	20 —	»	56	»	»	»	59	57,50	Idem.
Totaux . . .			566	298	290	282	565		
Moyenne par heure.			56,60	59,75	58,00	56,40	56,50		

Moyenne générale . . 57,45

Maximum . . . . 62 } Différence = 10
Minimum . . . . 52 }

Résultats généraux.

Abaissement moyen pendant l'essai 6,60
Id. id. persistant après 1,76
Minimum de l'abaissement durant l'ensemble de l'expérimentation. { Moyenne de l'état normal. . . 59,21 / Minimum (pendant) . . . . . 42,00 / Différence 17,21

Phénomènes généraux.

Action prononcée sur le pouls, qui reste régulier, mais un peu dur pendant tout le temps de l'administration de la digitaline, et même après.

L'action sur la circulation atteint son maximum pendant la période d'administration du médicament.

Cette action se prolonge pendant plus de dix jours après la cessation de la digitaline.

Pendant l'usage du médicament, tiraillements d'estomac; immédiatement après la dernière dose, nausées, coliques et selles; le tout se prolongeant pendant cinq à six jours.

TROISIEME TABLEAU RECAPITULATIF DE LA PREMIÈRE SÉRIE (HOMME).
GRANULES DE DIGITALINE.

9 h. déjeuner. — 5 h. 1/2 dîner. — Granules de digitaline pris à midi et à 10 h. s. Pour le reste, comme il est dit sur le premier tableau.

AVANT.

ORDRE DES JOURS.	DATE.	MÉDICAMENT EMPLOYÉ.	NOMBRE DE PULSATIONS.				Moyenne par jour.
			8h.m.	1 h.	4 h.	10 h. s.	
	1853.						
1er jour.	13 mars.	»	65	69	63	72	66,85
2e —	14 —	»	64	62	62	65	63,25
3e —	15 —	»	68	64	65	74	65,75
4e —	16 —	»	63	66	60	65	63,50
5e —	17 —	»	65	»	»	64	64,50
6e —	18 —	»	66	60	59	64	64,50
7e —	19 —	»	62	»	60	68	63,33
8e —	20 —	»	68	63	60	73	66,00
9e —	21 —	»	72	66	65	68	67,75
10e —	22 —	»	69	66	68	72	68,75
11e —	23 —	»	68	64	63	70	65,75
12e —	24 —	»	59	58	64	68	64,75
13e —	25 —	»	60	64	63	69	64,00
14e —	26 —	»	65	58	63	70	63,75
15e —	27 —	»	67	65	66	71	67,25
16e —	28 —	»	68	63	60	65	62,75
17e —	29 —	»	65	64	59	71	64,75
18e —	30 —	»	64	63	57	67	62,00
19e —	31 —	»	61	58	»	69	62,66
20e —	1er avril.	»	66	65	70	67	67,25
21e —	2 —	»	62	»	»	70	66,00
22e —	3 —	»	72	71	60	64	66,75
Totaux....			1437	1207	1186	1500	
Moyenne par heure...			65,32	63,52	62,44	68,18	
Moyenne générale....			64,85				

Maximum...... 73
Minimum...... 57 } Différence = 16

PENDANT.

ORDRE DES JOURS.	DATE.	MÉDICAMENT EMPLOYÉ.	NOMBRE DE PULSATIONS.				Moyenne par jour.
			8 h.	1 h.	4 h.	10 h.	
1er jour.	4 avril.	Digitaline 4 mill.	63	63	57	68	62,75
2e —	5 —	4 —	63	61	56	63	60,75
3e —	6 —	4 —	58	58	57	66	59,75
4e —	7 —	4	57	55	57	58	56,75
5e —	8 —	»	62	61	58	55	58,50
6e —	9 —	4	61	56	55	58	57,00
Totaux....			364	354	336	363	
Moyenne par heure...			59,66	59,00	56,00	61,33	
Moyenne générale....			59,25				

Maximum...... 68
Minimum...... 53 } Différence = 15

APRÈS.

ORDRE DES JOURS.	DATE.	MÉDICAMENT EMPLOYÉ.	NOMBRE DE PULSATIONS.				Moyenne par jour.
			8 h.	1 h.	4 h.	10 h.	
1er jour.	10 avril.	»	55	56	54	61	55,75
2e —	11 —	»	54	60	54	57	56,25
3e —	12 —	»	55	58	52	51	54,00
4e —	13 —	»	56	»	»	58	57,00
5e —	14 —	»	53	»	»	50	54,00
6e —	15 —	»	57	63	»	52	57,33
Totaux....			335	237	157	329	
Moyenne par heure...			55,83	59,25	52,33	54,66	
Moyenne générale....			55,52				

Maximum...... 63
Minimum...... 50 } Différence = 13

OBSERVATIONS.

(PENDANT)

Tiraillement d'estomac; tendance aux nausées.

Quelque tendance aux nausées le matin, et légères douleurs d'estomac; pouls dur; sentiment de plénitude générale.

Tiraillement d'estomac sans disposition aux nausées; sentiment de plénitude générale; prostration.

Douleurs d'estomac; forte tendance aux nausées; à cause de cela on ne prend pas de granules aujourd'hui; prostration.

Ni tiraillements d'estomac, ni tendance aux nausées.

(APRÈS)

Légère tendance aux nausées.

Rien de remarquable dans les fonctions ni dans les sensations.

Résultats généraux.

Abaissement moyen *pendant* l'essai................ 5,60
Id.   id.   *après*.................. 9,33
Minimum de l'abaissement durant } Moyenne de l'état normal.... 64,85
l'ensemble de l'expérimentation. } Minimum (*après*)......... 50,00

Différence...... 14,85

Phénomènes généraux.

Action très marquée sur le pouls, qui reste régulier et devient un peu dur.

Cette action se prolonge au delà de la durée de l'administration de la digitaline, et devient même plus prononcée quant à l'abaissement du nombre des pulsations.

Tiraillements d'estomac, tendance aux nausées.

Rien d'appréciable du côté des reins.

CINQUIÈME TABLEAU RÉCAPITULATIF DE LA PREMIÈRE SÉRIE (homme).

DIGITALE DE QUALITÉ SUPÉRIEURE. — INTOXICATION.

8 h. 1/2 déjeuner. —1 h. goûter. —7 h. dîner. —Pilules de poudre de digitale A , de 0,10 (voir pour cette qualité de digitale les §§ III et IV de la 1re partie). On prend ces pilules d'une seule fois, le soir à 11 heures en se couchant, comme on avait déjà fait de la digitaline pour les expériences du quatrième tableau.

AVANT.

ORDRE DES JOURS.	DATE.	MÉDICAMENT EMPLOYÉ.	NOMBRE DE PULSATIONS. 7 h. m.	11 h. s.	Moyenne par jour.
	1847.				
1er jour	16 déc.	»	71	68	69,50
2e —	17 —	»	71	66	68,50
3e —	18 —	»	67	68	67,50
4e —	19 —	»	69	62	65,50
5e —	20 —	»	71	63	67,00
6e —	21 —	»	68	72	70,00
7e —	22 —	»	72	64	68,00
8e —	23 —	»	73	72	72,50
9e —	24 —	»	70	66	68,00
10e —	25 —	»	64	64	64,00
11e —	26 —	»	64	70	67,00
12e —	27 —	»	66	69	67,50
13e —	28 —	»	69	70	69,50
14e —	29 —	»	66	70	68,00
15e —	30 —	»	68	69	68,50
16e —	31 —	»	64	65	64,50
	1848.				
17e —	1er janv	»	71	71	71,00
18e —	2 —	»	69	64	66,50
19e —	3 —	»	69	64	66,50
20e —	4 —	»	66	70	68,00
21e —	5 —	»	73	68	70,50
22e —	6 —	»	70	70	70,00
23e —	7 —	»	70	»	70,00
Totaux. . . .			1581	1485	
Moyenne par heure.			68, 74	67, 50	

Moyenne générale. . 68,12

Maximum. . 73 } Minimum. . 62 } Différence = 11

PENDANT.

ORDRE DES JOURS.	DATE.	MÉDICAMENT EMPLOYÉ. Digitale.	7 h. m.	11 h. s.	Moyenne par jour.	OBSERVATIONS.
1er jour	8 janv.	0,20	»	66	66,00	
2e —	9 —	0,20	70	64	67,00	Pouls régulier , moyennement fort.
3e —	10 —	0,20	68	64	66.00	Id.
4e —	11 —	0,30	64	63	63,50	Id.
5e —	12 —	0,30	69	65	67,00	Id.
6e —	13 —	0,30	65	63	64,00	Id.
7e —	14 —	0,30	64	63	63,50	Id.
8e —	15 —	0,30	64	63	63,50	Maux d'estomac, digestion pénible, sans qu'il y ait cependant de véritables nausées
9e —	16 —	»	66	»	66,00	Aussitôt levé , vomissements muqueux , puis bilieux , sans aliments ; grande prostration ; on est obligé de se remettre au lit. Plusieurs autres vomissements ont lieu dans la journée.
Totaux. . . .			530	511		
Moyenne par heure.			66,25	63,87		

Moyenne générale. . 65,06

Maximum . 70 } Minimum . 63 } Différence = 7

INTOXICATION.

ORDRE DES JOURS.	DATE.	MÉDICAMENT EMPLOYÉ.	NOMBRE DE PULSATIONS. 7 h. m.	11 h. s.	Moyenne par jour.	OBSERVATIONS.
1er jour	16 janv	»	66	65	65,50	(1) Voy. le renvoi au bas du tableau.
2e —	17 —	»	72	68	70,00	Les vomissements s'arrêtent dans la journée.
3e —	18 —	»	66	59	62,50	On essaie de prendre du bouillon, mais il est encore vomi.
4e —	19 —	»	64	56	60,00	Le bouillon est supporté.
5e —	20 —	»	66	54	60,00	On essaie d'une petite rôtelette, mais elle est vomie ; plus tard, un potage est supporté.
6e —	21 —	»	56	54	55,00	Lavement laxatif pour vaincre la constipation qui existe depuis le 16 ; vue trouble , pupilles dilatées.
7e —	22 —	»	54	53	53,50	On essaie de nouveau les aliments solides ; une aile de poulet passe très bien.
8e —	23 —	»	53	57	55,00	Convalescence ; pouls resté moyennement fort ; régulier.
9e —	24 —	»	57	65	61,00	
10e —	25 —	»	57	70	63,50	
Totaux. . . .			611	601		
Moyenne par heure.			60,55	60,10		

Moyenne générale. . 60,32

Maximum. . 72 } Minimum.. 53 } Différence = 19

APRÈS INTOXICATION.

ORDRE DES JOURS.	DATE.	MÉDICAMENT EMPLOYÉ.	7 h. m.	11 h. s.	Moyenne par jour.
1er jour	26 janv	»	55	64	59,50
2e —	27 —	»	55	67	61,00
3e —	28 —	»	61	67	64,00
4e —	29 —	»	62	68	65,00
5e —	30 —	»	60	65	62,50
6e —	31 —	»	59	62	60,50
7e —	1er fév.	»	57	62	59,50
8e —	2 —	»	57	65	61,00
9e —	3 —	»	59	66	62,50
10e —	4 —	»	62	68	65,00
11e —	5 —	»	65	66	65,50
12e —	6 —	»	64	65	64,50
13e —	7 —	»	64	72	68,00
14e —	8 —	»	67	61	64,00
15e —	9 —	»	62	59	61,50
16e —	10 —	»	60	59	59,50
17e —	11 —	»	64	62	63,00
18e —	12 —	»	64	67	65,50
19e —	13 —	»	62	64	63,00
20e —	14 —	»	67	65	66,00
21e —	15 —	»	65	68	66,50
22e —	16 —	»	68	64	66,00
23e —	17 —	»	66	66	66,00
24e —	18 —	»	69	69	69,00
Totaux. . . .			1494	1561	
Moyenne par heure.			62,33	65,04	

Moyenne générale. . 63,68

Maximum. . 72 } Minimum. . 55 } Différence = 17

Résultats généraux.

Abaissement moyen *pendant* l'essai. 2,52
Id.   id.   *pendant* l'intoxication 7,80
Id.   id.   *après*   id. 4,44
Minimum de l'abaissement durant } Moyenne de l'état normal. 68,12
l'ensemble de l'expérimentation. { Minimum *après intox.* . 55.00   **(2)**

Différence. 13,12

Phénomènes généraux.

Pouls moyennement fort, régulier, pendant toute l'expérimentation. La persistance d'action sur les pulsations, y compris le temps de l'intoxication , a été d'environ un mois. — Les vomissements, survenus pour ainsi dire sans signes précurseurs, ont duré un jour et demi , et l'estomac n'a pu supporter d'aliments solides qu'à partir du sixième jour. — Constipation ; urines presque supprimées. — Vue trouble ; pupilles légèrement dilatées ; grande prostration. — Entrée en pleine convalescence après dix jours.

(1) Traitement : Eau de Seltz par gorgées dans la journée (si l'on en prend une plus grande quantité à la fois, elle est vomie), quelques tranches d'orange sucrées ; le soir, on essaie de prendre un peu de bouillon , il est vomi ; quelques légères coliques sourdes ; urines supprimées ; pas de douleurs de tête ; toujours une grande prostration.

(2) On a cru devoir laisser de côté la période d'intoxication pour calculer le minimum d'abaissement momentané durant l'ensemble de l'expérimentation, et ne comparer entre eux que les trois autres.

Dépendance du 7ᵉ tableau récapitulatif de la première série.

Si , pour la période intitulée *pendant* , on additionne séparément les quatre premiers jours et les quatre derniers,
on a une légère accélération du pouls correspondant aux
premiers jours ; c'est ce qu'indiquent les chiffres suivants :

PENDANT.

	6 h. 1/2 matin.	1 h.	2 h.	4 h.	10 h. s.
	Quatre premiers jours.				
Totaux.	269	293	272	259	276
Moyenne par heure.	67,25	73,25	68,00	64,75	69,00
Moyenne générale.	68,45 (1)				
	Quatre derniers jours.				
Totaux.	250	350	235	230	252
Moyenne par heure.	62,50	62,50	58,75	57,50	63,00
Moyenne générale.	60,85 (1)				

(1) Nous avons vu, sur le tableau complet, que la moyenne générale normale était de 67,47.

SEPTIÈME TABLEAU RÉCAPITULATIF DE LA PREMIÈRE SÉRIE (Homme).

Sirop de digitaline. — 8 h. 1/2 déjeuner. — 5 h. 1/2 dîner. — Sirop de digitaline à 4 milligr. par 20 grammes, pris la moitié de la dose à 11 h. 1/2 du matin et le reste à 9 h. 1/2 du soir.

AVANT.

ORDRE DES JOURS.	DATE.	MÉDICAMENT EMPLOYÉ.	NOMBRE DE PULSATIONS.					Moyenne par jour.	OBSERVATIONS.
	1850		6 h. 1/2 mat.	1 h.	9 h.	4 h.	10 h. s.		
1er jour	29 oct.	»	72	71	61	67	67	67,60	
2e —	30 —	»	67	72	68	68	70	69,00	
3e —	31 —	»	68	73	64	71	68	68,66	
4e —	1er nov.	»	67	68	66	63	67	66,33	
5e —	2 —	»	64	72	65	66	66	66,60	
6e —	3 —	»	68	68	64	66	58	66,66	
Totaux. . .			406	424	388	404	406		
Moyenne par heure.			67,66	70,66	64,66	66,83	67,66		

Moyenne générale. . 67,49
Maximum 73
Minimum . . . . 61 } Différence = 13

PENDANT.

ORDRE DES JOURS.	DATE.	MÉDICAMENT EMPLOYÉ.	6 h. 1/2 mat.	1 h.	9 h.	4 h.	10 h. s.	Moyenne par jour.	OBSERVATIONS.
1er jour	4 nov.	Digitali. 4 mill.	67	72	63	64	64	66,00	Pouls un peu plein.
2e —	5 —	4 —	65	74	68	68	67	68,40	Id.
3e —	6 —	4 —	68	74	70	66	72	70,00	Pouls plein, régulier; défaillance épigastrique; vue un peu obscurcie.
4e —	7 —	4 —	69	73	74	64	73	69,40	Pouls toujours plein; défaillance d'estomac sans aller jusqu'aux nausées; vue fortement obscurcie; appétit diminué.
5e —	8 —	2 —	65	65	62	60	63	63,00	Le matin, défaillance d'estomac très prononcée; vague disposition à vomir; prostration; vue obscurcie, tête lourde, tension au-dessus des orbites. — Une gorgée de rhum fait disparaître les dispositions aux nausées.
6e —	9 —	4 —	62	64	64	62	62	62,20	Pouls touj. plein; pas de défaillance d'estom.
7e —	10 —	5 —	62	61	58	54	61	59,40	Pouls ayant quelque chose de dur et de sec, profond, régulier comme les jours précédents; quelques tiraillements d'estomac.
8e —	11 —	6 —	61	60	54	54	62	59,00	Pouls moyennement fort, un peu dur; malaise général, prostration; vue légèrement troublée; quelques tiraillements d'estomac simulant un besoin de manger.
Totaux. . .			509	543	507	489	528		
Moyenne par heure.			64,87	67,87	63,37	61,12	66,00		

Moyenne générale. . 64,64
Maximum 74
Minimum . . . . 54 } Différence = 20

APRÈS (1er temps).

ORDRE DES JOURS.	DATE.	MÉDICAMENT EMPLOYÉ.	6 h. 1/2 mat.	1 h.	9 h.	4 h.	10 h. s.	Moyenne par jour.	OBSERVATIONS.
	1850								
1er jour	12 nov.	»	61	60	58	65	62	61,20	Aussitôt levé, défaillance d'estomac, presque des nausées; vue toujours trouble.
2e —	13 —	»	62	64	55	54	62	59,40	Le matin, douleurs et tiraillements d'estomac, légères nausées; étourdissements.
3e —	14 —	»	62	58	59	55	66	60,00	Plus d'étourdiss.; quelques défaill. d'estomac.
4e —	15 —	»	58	61	58	55	68	60,00	Encore quelques tirail. ou défail. d'estomac.
5e —	16 —	»	63	63	56	54	68	60,80	Plus de tiraillements d'estomac.
6e —	17 —	»	62	59	55	53	59	55,80	Quelques nausées le matin seulement.
7e —	18 —	»	56	56	57	57	62	57,60	Plus rien d'anormal, à partir d'aujourd'hui; le pouls, qui était resté plein les quatre premiers jours, a maintenant sa force ordinaire.
8e —	19 —	»	62	61	55	52	66	59,20	
9e —	20 —	»	62	58	54	61	66	60,20	
10e —	21 —	»	64	62	55	70	72	64,60	De 2 à 4 h. on fait une longue course.
Totaux. . .			612	593	562	576	651		
Moyenne par heure.			64,20	59,30	56,20	57,60	65,10		

Moyenne générale. . 59,88
Maximum 72
Minimum . . . . 50 } Différence = 22

APRÈS (2e temps).

ORDRE DES JOURS.	DATE.	MÉDICAMENT EMPLOYÉ.	6 h. 1/2 mat.	1 h.	9 h.	4 h.	10 h. s.	Moyenne par jour.
1er jour	22 nov.	»	70	68	67	67	66	67,60
2e —	23 —	»	68	66	67	62	66	65,40
3e —	24 —	»	69	67	66	65	67	66,80
4e —	25 —	»	68	69	68	65	67	67,20
5e —	26 —	»	66	69	63	69	64	65,60
6e —	27 —	»	69	70	67	72	70	70,80
7e —	28 —	»	74	70	68	70	68	63,60
8e —	29 —	»	70	76	68	68	72	70,80
9e —	30 —	»	65	67	67	65	72	67,20
10e —	1er déc.	»	75	67	62	64	68	66,50
Totaux. . .			692	689	661	684	682	
Moyenne par heure.			69,20	68,90	66,10	66,40	68,20	

Moyenne générale. . 67,76
Maximum 76
Minimum . . . . 64 } Différence = 15

Résultats généraux.

Abaissement moyen *pendant* l'essai. 2,83
Id.   id.   persistant après (1er *temps*) 7,59
Au 2e temps, après l'essai, les pulsations reviennent à leur nombre primitif.

Minimum de l'abaissement durant l'ensemble de l'expérimentation . . . . { Moyenne de l'état normal. . . . . . 67,47 / Minimum *après* (1er *temps*). . . . . 50,00 / Différence 17,47

Noter que le pouls est brusquement revenu à l'état normal ou à peu près à la suite d'une longue course faite le dixième jour après la cessation de la digitaline (21 novembre). Il n'est plus redescendu ensuite, bien que l'on ait repris le genre de vie calme des jours précédents.

Phénomènes généraux.

Action sur le pouls, non seulement prolongée, mais encore accrue au delà de la durée de l'administration de la digitaline, même en prenant pour point de comparaison les quatre derniers jours de l'usage de celle-ci. (Voy. le petit tableau additionnel ci-après.)

Le pouls reste régulier et généralement plein pendant tout le temps de l'administration; quatre jours après il revient à son état de force ordinaire. — Plutôt des défaillances que des tiraillements d'estomac: en général pas d'augmentation d'appétit. — Légers troubles de la vue. — Rien d'appréciable du côté des reins.

PREMIER TABLEAU SYNOPTIQUE OU RÉSUMÉ DE LA PREMIÈRE SÉRIE DE TABLEAUX RÉCAPITULATIFS (HOMME).

PREMIÈRE DIVISION.

AVANT.

		Le matin au lit.	12 à 1 h.	2 à 3 h.	4 à 6 h.	Le soir en se couch.	Moyenne génér. par tableau
1er tableau récap. Digitaline (1).	24 juill. au 1er août 1842.	60,00	59,87	59,55	59,33	57,33	59,21
2e — — Digitale (2)..	7 au 10 septembre 1842.	58,50	64,75	56,50	56,75	56,50	58,00
3e — — Digitaline (3).	13 mars au 3 avril 1843.	65,32	63,52	»	62,41	68,13	64,85
4e — — — (4).	14 octob. au 13 nov. 1847.	66,74	»	»	»	65,00	65,85
5e — — Digitale (5)..	16 déc. 1847 au 8 janv. 1848.	68,74	»	»	»	67,50	68,12
6e — — Digitaline (6).	14 au 17 juin . . . 1850.	76,25	75,25	75,50	75,25	74,00	75,25
Totaux. . .		395,52	260.39	191,55	253,74	388,46	
Moyenne par heure.		65,92	65,10	63,85	63,56	64,74	
Moyenne générale. .				64,63			

PENDANT.

		Le matin au lit.	12 à 1 h.	2 à 3 h.	4 à 6 h.	Le soir en se couch.	Moyenne génér. par tableau
1er tableau récapitul. Digitaline.	2 au 10 août	53,11	54,44	50,88	54,44	53,22	52,61
2e — — Digitale. .	11 au 18 septembre	55,00	56,75	53,87	54,75	54,50	54,96
3e — — Digitaline.	4 au 9 avril	60,66	59,00	»	56,00	61,33	59,25
4e — — —	14 au 26 novembre	63,23	»	»	»	62,54	62,88
5e — — Digitale. .	8 au 16 janvier	66.25	»	»	»	63,87	65,60
6e — — Digitaline.	18 au 24 juin	74,28	73,00	74,60	72,60	70,72	72,44
Totaux. . .		372,53	243,19	176,35	234,79		
Moyenne par heure.		62,09	60,80	58,78	58,70		
Moyenne générale. .				60,28			

APRÈS.

		Le matin au lit.	12 à 1 h.	2 à 3 h.	4 à 6 h.	Le soir en se couch.	Moyenne génér. par tableau
1er tableau récapitul. Digitaline.	11 au 20 août	56,60	59,75	58,00	56,40	56,50	57,45
2e — — Digitale. .	19 au 24 septembre. . . .	53,16	53,00	54,16	52,66	50,66	52,72
3e — — Digitaline.	10 ou 15 avril	55,83	59,25	»	52,33	54,66	55,52
4e — — —	26 novembre au 6 décemb.	60,70	»	»	»	61,60	61,15
5e — — Digitale. .	26 janvier au 18 février . .	62,33	»	»	»	65,04	63,68
6e — — Digitaline.	25 au 30 juin	71,60	70,60	69,16	71,00	73,83	74,24
Totaux. .		360,22	242,60	181,32	232,39	362,29	
Moyenne par heure.		60,03	60,65	60,44	58,40	60,36	
Moyenne générale. .				59,94			

DEUXIÈME DIVISION.

Tableau représentant seulement la moyenne générale de chaque période des expérimentations (avant, pendant et après), et le chiffre d'abaissement des pulsations pendant et après l'administration du médicament.

	Moyenne générale de chaque période.	Différence entre les 1re et 2e périodes, ou abaissem. PENDANT l'adm. du médicam.	Différence entre les 1re et 3e périodes, ou abaissement après l'adm. du médicam.
1842.			
1er TAB. RÉCAP. (digitaline). 1re période . . 24 juillet au 1er août. .	59,24	5,60	1,76
2e — . . 2 au 10 août. . . .	52,64		
3e — . . 11 au 26 août. . .	57,45		
2e TAB. RÉCAP. (digitale). 1re période . . 7 au 10 septembre. .	58,00	3,04	5,28
2e — . . 14 au 18 id.	54,96		
3e — . . 19 au 24 id.	52,72		
1843.			
3e TAB. RÉCAP. (digitaline). 1re période . . 13 mars au 3 avril . .	64,85	5,60	9,33
2e — . . 4 au 9 avril	59,25		
3e — . . 10 au 15 id.	55,52		
1847.			
4e TAB. RÉCAP. (digitaline). 1re période . . 14 octobre au 13 nov.	65,85	2,97	4,70
2e — . . 14 au 26 nov. . .	62,88		
3e — . . 27 nov. au 6 décemb.	61,15		
1848.			
5e TAB. RÉCAP. (digitale). 1re période . . 16 décemb. au 8 janv.	68,12	3,06	4,44
2e — . . 8 au 16 janv. . . .	65,06		
3e — . . 26 janv. au 18 février.	63,68		
1850.			
6e TAB. RÉCAP. (digitaline). 1re période . . 14 au 17 juin. . . .	75,25	3,21	4,01
2e — . . 18 au 24 id. . . .	72,44		
3e — . . 25 au 30 juin. . .	71,24		
Totaux		24,48	29,52

(1) 4 granules de digitaline chacun des huit premiers jours, 6 le neuvième. — (2) 0,20 poudre de digitale, de qualité ordinaire, en pilules, chacun des quatre premiers jours ; 0,30 le cinquième et le sixième; 0,40 le septième et le huitième (chaque jour). — (3) 4 granules de digitaline chaque jour, excepté le cinquième où l'on n'en a pas pris du tout. — (4) 2 granules chacun des trois premiers jours ; 3 id. chacun des jours suivants. — (5) 0,20 poudre de digitale, de qualité supérieure, en pilules, chacun des trois premiers jours ; 0,30 chacun des jours suivants. — (6) 4 granules chacun des trois premiers jours ; 5 les quatrième et cinquième ; 6 les sixième et septième.

NOTA. — Presque toutes les expérimentations n'ayant eu lieu, comme on le voit par les dates, qu'à des époques très éloignées les unes des autres ; il n'y avait pas possibilité d'obtenir des effets accumulés , comme pour les séries d'expériences sur les chiens, qui ont été faites à intervalles très rapprochés ; et pour apprécier les effets du médicament , il faut se contenter de comparer les trois moyennes appartenant à chaque tableau récapitulatif. — Cette comparaison est surtout facile avec la deuxième division du tableau.

DEUXIÈME TABLEAU SYNOPTIQUE OU RÉSUMÉ DE LA 2ᵉ SÉRIE DE TABLEAUX RÉCAPITULATIFS (CHIEN APPELÉ *Digitalin*).

PREMIÈRE DIVISION.

AVANT.

		8 h. m.	2 h.	6 h. s.	Moyenne génér. par tableau.
1er tableau récapitulatif (1) . .	3 au 9 mai 1849	58,83	60,60	61,00	59,94
2e — — (2) . . .	17 au 27 —	55,25	55,20	55,27	55,18
3e — — (3) . . .	8 au 12 juin	59,80	60,40	62,40	60,85
4 — — (4) . . .	30 juin au 5 juillet	54,83	58,50	58,33	57,22
5e — — (5) . . .	17 au 22 juillet	55,33	56,33	56,83	56,16
6e — — (6) . . .	13 au 22 août	56,40	52,20	57,40	55,35
Totaux. . .		340,44	342,63	351,23	
Moyenne par heure.		56,74	57,40	56,54	
Moyenne générale. .			56,79		

PENDANT.

		8 h. m.	2 h.	6 h. s.	Moyenne génér. par tableau.
1er tableau récapitulatif	10 ou 16 mai	55,56	56,71	55,43	55,90
2e — —	28 mai au 7 juin	59,54	58,90	60,36	59,60
3e — —	13 au 21 juin	56,55	54,44	56,44	56,47
4e — —	6 au 15 juillet	58,20	59,90	58,60	58,90
5e — —	23 juillet au 7 août	56,06	57,20	55,20	56,45
6 — —	23 août au 3 septembre. . .	55,83	49,00	55,60	53,47
Moyenne. . .		343,74	336,15	344,63	
Moyenne par heure.		56,79	56,02	56,94	
Moyenne générale. .			56,58		

APRÈS.

		8 h. m.	2 h.	6 h. s.	Moyenne génér. par tableau.
1er tableau récapitulatif	17 au 27 mai	55,25	55,20	55,27	55,18
2e — —	8 au 12 juin	59,80	60,40	62,40	60,85
3e — —	22 ou 29 —	55,37	55,87	55,42	55,46
4e — —	17 au 22 juillet	55,33	56,33	56,83	56,16
5e — —	8 au 12 août	54,20	54,60	56,40	55,04
6 — —	4 au 9 septembre	53,66	47,60	52,40	51,22
Totaux. . .		333,61	330,00	338,42	
Moyenne par heure.		55,60	55,00	56,40	
Moyenne générale. .			55,66		

DEUXIÈME DIVISION.

Tableau représentant la moyenne générale de chaque période (avant, pendant et après), et le chiffre de l'abaissement total, du commencement à la fin des expérimentations.

			Moyenne générale de chaque période.	Chiffre des pulsations du commencement et de la fin. Abaiss. final.
		1849		
1er TABLEAU RÉCAPITULATIF	1re période	3 au 9 mai	59,94	59,94
	2e —	10 au 16 —	55,90	
	3e —	17 au 27 —	55,18	
2e TABLEAU RÉCAPITULATIF.	1re période	17 au 27 mai	55,48	
	2e —	28 mai au 7 juin	59,60	
	3e —	8 au 12 juin	60,85	
3e TABLEAU RÉCAPITULATIF.	1re période	8 au 12 juin	60,85	
	2e —	13 au 21 —	56,47	
	3e —	22 au 29 —	55,46	
4e TABLEAU RÉCAPITULATIF.	1re période	30 juin au 5 juillet . . .	57,22	
	2e —	6 au 15 juillet	58,90	
	3e —	17 au 22 —	56,16	
5e TABLEAU RÉCAPITULATIF.	1re période	17 au 22 juillet	56,16	
	2e —	23 juillet au 7 août . . .	56,15	
	3e —	8 au 12 août	55,04	
6e TABLEAU RÉCAPITULATIF.	1re période	13 au 22 août	55,33	
	2e —	23 août au 3 septembre.	53,47	
	3e —	4 au 9 septembre	51,22	51,22
Abaissement final.				8,72

Ce dernier chiffre représente les effets accumulés de la digitaline après une administration intermittente de celle-ci pendant quatre mois, le chien en ayant pris pendant toutes les deuxièmes périodes ci-dessus.

(1) 5 granules de digitaline chacun des deux premiers jours, 6 le troisième et le quatrième jour (chaque jour), 7 chacun des deux jours suivants, et 8 le septième jour. (Administré les granules 4 heures après le déjeuner.)

(2) 2 granules chaque des trois premiers jours, 3 le quatrième et le cinquième, 4 le sixième et le septième, 5 le huitième et le neuvième, 6 le dixième et le onzième. (Administré les granules à jeun.)

(3) 3 granules chacun des deux premiers jours, 4 le troisième et le quatrième, 5 le cinquième et le sixième, 6 les septième et huitième, 7 le neuvième. (Granules immédiatement avant le déjeuner, qui se composait d'une bouillie de lait et de fécule. — Pour les expériences consignées sur les autres tableaux récapitulatifs, le chien était nourri avec une pâtée composée de pain, viande et bouillon.)

(4) 3 granules chacun des deux premiers jours, 4 les troisième et quatrième, 5 les cinquième et sixième, 6 les septième et huitième, 7 les neuvième et dixième. (Granules immédiatement avant le déjeuner.)

(5) 3 granules chacun des deux premiers jours, 4 les troisième et quatrième, 5 les cinquième et sixième, 6 les septième et huitième, 7 les neuvième et dixième, 8 les onzième et douzième, 9 les treizième et quatorzième, 10 les quinzième et seizième. (Donné les granules deux heures après le déjeuner.)

(6) 2 granules chacun des trois premiers jours, 3 les quatrième et cinquième, 4 les sixième et septième, 5 les huitième et neuvième, 6 les dixième et onzième, 7 le douzième. (Administré les granules à jeun.)

NOTA. — Lorsqu'il n'y a pas ou de première période proprement dite dans une expérimentation, et que c'est la troisième de l'expérimentation précédente qui en a tenu lieu, on a répété, pour la commodité du lecteur, le chiffre de cette troisième période, ce qu'indiquent du reste les dates correspondantes.

TROISIÈME TABLEAU SYNOPTIQUE OU RÉSUMÉ DE LA 3ᵉ SÉRIE DE TABLEAUX RÉCAPITULATIFS (CHIEN APPELÉ *Mars*).

PREMIÈRE DIVISION.

AVANT.

		8 h. m.	2 h.	6 h. s.	Moyenne générale par tableau.
1ᵉʳ tableau récapitulatif (1). . .	3 au 12 juin 1849.	90,20	86,00	85,70	87,30
2ᵉ — — (2). . .	30 juin au 5 juillet.	90,00	83,16	78,66	83,94
3ᵉ — — (3). . .	18 au 22 juillet	82,00	78,80	76,00	79,13
4ᵉ — — (4). . .	13 au 22 août	83,50	70,90	72,10	74,50
	Totaux. . .	345,70	318,86	343,06	
	Moyenne par heure.	86,82	79,74	78,26	
	Moyenne générale. .		81,59		

PENDANT.

		8 h. m.	2 h.	6 h. s.	Moyenne générale par tableau.
1ᵉʳ tableau récapitulatif	13 au 26 juin	89,44	84,28	82,28	86,55
2ᵉ — —	6 au 17 juillet.	86,41	79,16	77,25	80,94
3ᵉ — —	23 juillet au 9 août. . . .	84,16	80,33	74,38	79,62
4ᵉ — —	23 août au 8 septembre . . .	78,75	62,82	68,23	69,93
	Totaux. . .	388,46	306,59	302,44	
	Moyenne par heure.	84,61	76,65	75,53	
	Moyenne générale. .		78,93		

APRÈS.

		8 h. m.	2 h.	6 h. s.	Moyenne générale par tableau.
1ᵉʳ tableau récapitulatif. . . .	27 au 29 juin	90,00	77,00	66,33	77,77
2ᵉ — —	18 au 22 juillet	82,00	78,80	76,60	79,13
3ᵉ — —	11 au 12 août.	80,00	75,00	73,33	76,44
4ᵉ — —	— —	»	»	»	
	Totaux. . .	252,00	230,80	216,26	
	Moyenne par heure.	84,0 0	76,93	72,10	
	Moyenne générale. .		77,67		

DEUXIÈME DIVISION.

Tableau représentant seulement la moyenne générale de chaque période (avant, pendant et après), et le chiffre de l'abaissement total, du commencement à la fin de toutes les expérimentations.

			Moyenne générale de chaque période.	Chiffre des points du commencement et de la fin. Abaissement final.
		1849.		
1ᵉʳ TABLEAU RÉCAPITULATIF.	1ʳᵉ période.	3 au 12 juin	87,30	87,30
	2ᵉ —	13 au 26 —	86,56	
	3ᵉ —	27 au 29 —	77,77	
2ᵉ TABLEAU RÉCAPITULATIF.	1ʳᵉ période. . . .	30 juin au 5 juillet. . . .	83,94	
	2ᵉ —	6 au 17 juillet	80,94	
	3ᵉ —	18 au 22 —	79,13	
3ᵉ TABLEAU RÉCAPITULATIF.	1ʳᵉ période. . . .	18 au 22 juillet	79,13	
	2ᵉ —	23 juillet au 9 août . . .	79,62	
	3ᵉ —	11 au 12 août.	76,11	
4ᵉ TABLEAU RÉCAPITULATIF.	1ʳᵉ période	13 au 22 août.	75,50	69,93
	2ᵉ —	23 août au 8 septembre. .	69,93	
	3ᵉ —	— — . .	»	»
	Abaissement final..			17,37

Le dernier chiffre représente les effets accumulés de la digitaline, après une administration intermittente de celle-ci pendant trois mois (le chien en avait pris pendant toutes les deuxièmes périodes ci-dessus).

(1) 3 granules de digitaline chacun des deux premiers jours, 4 les troisième et quatrième (chaque jour), 5 les cinquième et sixième, 6 les septième et huitième, 7 les neuvième et dixième, 8 les onzième et douzième, 9 les treizième et quatorzième. (Donné les granules avant le déjeuner, lequel était composé d'une bouillie de lait et fécule.)
(2) 3 granules chacun des deux premiers jours, 4 les troisième et quatrième, 5 les cinquième et sixième, 6 les septième et huitième, 7 les neuvième et dixième, 8 les onzième et douzième. (Donné les granules avant le déjeuner qui se composait d'une pâtée de pain, viande et bouillon.)
(3) Comme pour le premier tableau jusqu'au quatorzième jour, 10 granules les quinzième et seizième, 14 les dix-septième et dix-huitième. (Administrés deux heures après le déjeuner, composé de pain, viande et bouillon.)
(4) 5 granules chacun des trois premiers jours, 3 les quatrième et cinquième, 4 les sixième et septième, 5 les huitième et neuvième, 6 les dixième et onzième, 7 les douzième et treizième, 8 les quatorzième et quinzième, 9 les seizième et dix-septième, 10 le dix-huitième. (Administrés à jeun.)

NOTA. — Lire l'explication correspondante sur le *deuxième tableau synoptique*.

TABLE

ALPHABÉTIQUE ET ANALYTIQUE

DES MATIÈRES.

A

au sujet de la même action, 141, 144 à 148, 156, 159, 161, 208, 209, 214, 228, 250, 254, 256, 265, 275, 279, 282, 286, 287, 289, 296 339.

ACTION ÉMÉTO-CATHARTIQUE, voy. *Intolérance*.

— SUR LA CIRCULATION, voy. ce dernier mot.

— SUR LES ORGANES DIGESTIFS, voy. *Intolérance*.

— SUR LES ORGANES GÉNITAUX, voy. ces mots.

— SUR LES YEUX, voy. ce mot.

— TOXIQUE, voy. *Intoxication*.

AFFECTIONS AIGUES, voy. *Maladies inflammatoires*.

ALBUMINE, 61.

ALBUMINURIE. Digitale employée dans des maladies où l'urine était coagulable par la chaleur, 147. — Digitaline à haute dose dans l'anasarque avec albuminurie, 266.

ALCALIS, sur Digitaline, 26, 29.

ALCOOL. Son action sur la digitaline, 24. — Traitement de la digitale par l'alcool après l'eau, 62, 75. — Epuise bien plus promptement et plus complétement la digitale que ne le fait l'eau, 80, 98. — Les premières portions d'alcool passées sur la digitale sont les plus amères, et par conséquent les plus chargées de digitaline ; les dernières le sont très peu : c'est donc le contraire de ce qui a lieu avec l'eau, 80 à 83, 97. — L'alcool à 96 fournit une proportion d'extrait un peu moindre que l'alcool à un degré moins élevé, mais il est plus amer, 82, 97, 109, n° 7. — L'alcool employé pour l'analyse des granules de digitaline, 133, 135. — Pour le reste, voy. *Teinture et extraits alcooliques*.

ALCOOLATURE DE DIGITALE. Ses avantages et ses inconvénients, 105, 107.

ALCOOLÉ DE DIGITALINE. Ses inconvénients, 37. — Expériences physiologiques avec cette préparation, 194 à 195.

ALIMENTS. Absorbent la digitaline, 29. — Recherches de la digitaline mêlée aux aliments, 127 et suiv. — Chair musculaire, fibrine, caséum, etc., sur digitaline, 28, 204, 214, art. 14°.

AMAIGRISSEMENT. Voy. *Nutrition générale* et *Résorption interstitielle*.

AMERTUME. De la digitaline, 23, 31. — De la strychnine, 23. — Du sulfate de quinine, 32. — Du sulfate de cinchonine, 32. — De la salicine, 33.

ASTHME. Digitaline employée contre, 297.

B

BIBLIOGRAPHIE, au point de vue médical, 138.

BILE. Renferme un principe qui colore l'acide chlorhydrique en vert, 20, 129, 131, 132, 136.

BLENNORRHAGIE. En quoi la digitale peut contribuer à sa guérison, 330, 331.

C

CALICES DE DIGITALE. Essai d'extraction de la digitaline, 20.

CALORIFICATION. Action de la digitale sur la calorification, 145, 236, 237. — Chez les chevaux, 219.

CAPSULES DE DIGITALE. Essai d'extraction de la digitaline, 20.

CHAIR MUSCULAIRE. Voy. *Aliments.*

CHALEUR. Action de la chaleur sur la digitaline, 23, 29. — Sur le même principe dans les extraits de digitale, 77.

CHANCRES. En quoi la digitale peut contribuer à leur guérison, 330.

CHARBON ANIMAL. Absorbe la digitaline, 28. — Proposé pour l'extraction de la digitaline, 28 (1). — Plusieurs modes opératoires possibles, 28.

CHATS. Action de la digitale et de la digitaline sur les chats, 230 et suiv., 344.

CHEVAUX. Action de la digitale sur les chevaux, 215, 237.

CHIENS. Action de la digitale et de la digitaline sur ces animaux, 178, 179, 182, 226, 233, 344. — Somme de l'abaissement du nombre des pulsations produit chez eux, 193.

CHLOROFORME. Dissout la digitaline, 24. — Essai d'application à l'extraction de la digitaline, 19. — Il n'en faut que 10 fois le poids de la plante pour enlever toute la digitaline, 93, 106, art. 6°. — Matière jaunâtre amère ou espèce de digitaline brute obtenue par l'action directe du chloroforme sur la digitale, 93, 94, 96, 101. — C'est un produit très actif, 106, art. 6° et 109, art. 17. — Propriétés de cette matière, 94, 95. — Employé à extraire la digitaline des granules, 135. — Il doit être préféré pour cette analyse, 136. — Dissout à peine une trace de sucre, 135.

CHLOROPHYLLE, 26, 128, 132, 136. — La matière verte précipitée de l'extrait éthérique, par l'alcool ne peut plus ensuite reproduire la belle couleur verte primitive, 89. — Colore l'acide chlorhydrique en vert, 26, 132, 136.

CIRCULATION. Action de la digitale et de la digitaline sur la circulation, ou **ACTION SÉDATIVE,** 310. — Cullen paraît être un des premiers qui aient constaté cette action de la digitale, 141. — Cette action est la plus importante et la plus constante parmi les effets de la digitale, 310. — Ralentissements exceptionnels sous l'influence de la digitale, 175 à 177. — Les chiffres d'abaissement obtenus par nous sont généralement plus faibles que ceux de beaucoup d'autres expérimentateurs, pourquoi, 304, 308, art. 4°. — Il faut d'ailleurs observer que nos expériences ont été faites à l'état physiologique; or, dans cette dernière circonstance, s'il est incontestable que l'effet peut se produire (164, art. 1°), il est notoire aussi que le phénomène est moins marqué ou moins apparent, tandis que, chez les personnes affectées de maladies des centres circulatoires, il est au contraire plus prononcé et plus apparent, 302 à 304 et 309. — Action chez les chevaux, 217, 220. — Influence de la position de l'individu sur la circulation, 143, 180, 181.

---

(1) Nous devons dire, dans l'intérêt de la vérité historique, que le procédé de M. Lebourdais, dont il s'agit ici, pour l'extraction des alcalis végétaux par le noir animal, a été l'objet d'une réclamation de la part de M. Tilloy, qui l'avait appliqué antérieurement à l'analyse de la scille et à l'extraction de la strychnine. (*Journ. de pharm. et de chim.,* 1853. t. XXIII, p. 406.)

D

E

F

T

TABLE DES AUTEURS

CITÉS DANS LE MÉMOIRE.

ERRATA.

P. 54, avant-dernière ligne, *au lieu de* : précisité, *lisez* : précipité.
55, ligne 2, *au lieu de* : de l'extraire, *lisez* : de les extraire.
56, ligne 29, *au lieu de* : ustifierait, *lisez* : justifierait.
62, ligne 20, *au lieu de* : ainsi-privé, *lisez* : ainsi débarrassé.
107, ligne 7, *au lieu de* : son évaporisation, *lisez* : son évaporation.
111, ligne 19, *au lieu de* : cas d'observations, *lisez* : observations.
127, ligne 1, *au lieu de* : aveur, *lisez* : faveur.
156, ligne 25, *au lieu de* : contre toutes, *lisez* : toutes.
161, ligne 1 de note, *au lieu de* : quatre, *lisez* : sept (vingt-sept).
188, ligne 8, *au lieu de* : ses, *lisez* : ces.
198, ligne 17, *au lieu de* : émético-cathartique, *lisez* : éméto-cathartique.
244, art. 13, ligne 1, *au lieu de* : digitaline, *lisez* : digitalide.
231, ligne 16, *au lieu de* : digitale, *lisez* : digitaline.
241, titre, *au lieu de* : § IV, *lisez* : § III.
232, ligne 4, *au lieu de* : sang entier, *lisez* : sang.
336, ligne 30, *au lieu de* : suspednre, *lisez* : suspendre.

Nota. — Lorsque les degrés de l'alcool ou de la température ont été indiqués sans spécification d'instrument, il s'agit toujours :

Pour l'alcool, des degrés centésimaux ;

Pour la température, des degrés centigrades.

Lorsqu'on s'est servi des mots *teinture de digitale*, sans spécification, c'est de la teinture alcoolique dont il s'agit et non de celle avec l'éther.

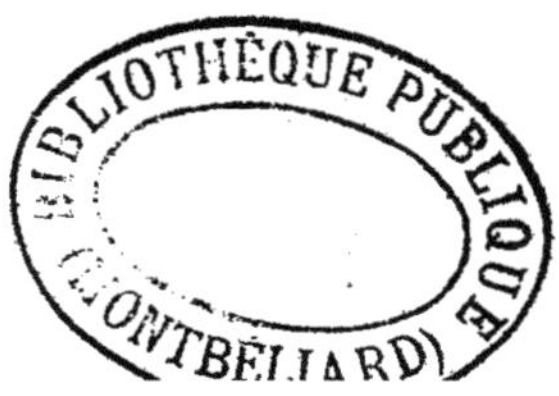

Mode de publication.

Les *Archives de physiologie, de thérapeutique et d'hygiène* sont publiées par numéros de 10 à 20 feuilles (150 à 300 pages) in-8°, paraissant tous les quatre mois.

Le prix de l'abonnement est de :

9 fr. pour Paris,
11 fr. pour les départements.

Chaque numéro, constituant un mémoire spécial avec sa table, se vendra séparément :

4 fr. pour Paris.   5 fr. pour les départements

Le deuxième numéro contiendra un Mémoire de M. Quevenne sur l'action physiologique et thérapeutique des préparations ferrugineuses.

Le troisième numéro renfermera un travail sur la physiologie, la thérapeutique ou l'hygiène, par M. Bouchardat.

PUBLICATIONS DE MM. HOMOLLE ET QUEVENNE.

ÉTUDE MICROSCOPIQUE ET CHIMIQUE DU FERMENT, suivie d'expériences sur la fermentation alcoolique, par T.-A. Quevenne, Brochure in-8, 1838.   1 fr. 50 c.

MÉMOIRE SUR LE LAIT. Essai du lait; falsification de ce liquide; considérations sur sa composition chimique et sa constitution organique, par T.-A. Quevenne. Trois mémoires réunis en une seule brochure in-8, 1841.   5 fr.

RAPPORT SUR L'HUILE DE FOIE DE MORUE, et son usage en médecine (question de prix proposée par la Société médico-pratique pour 1852), par E. Homolle, D.-M.-P., brochure in-8, 1852.   4 fr. 50 c.

EXPÉRIENCES PHYSIOLOGIQUES SUR L'ABSORPTION par le tégument externe chez l'homme dans le bain, par E. Homolle, D. M.-P., brochure in-8, 1853.   4 fr. 50 c.

DU DIABÈTE SUCRÉ OU GLUCOSURIE, son traitement hygiénique, par M. Bouchardat, brochure in-4 de 116 pages, 1851.   4 fr. 50 c.

Par

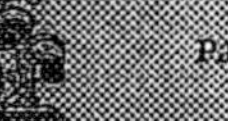